मध्य प्रदेश

जनरल नर्सिंग

प्रशिक्षण चयन परीक्षा 2014

GNTST & PNST

(General Nursing Training Selection Test & Pre-Nursing Selection Test)

10 प्रैक्टिस सेट्स

हल प्रश्न-पत्र 2012 सहित

G K Publications (P) Ltd
gateway to knowledge

Published by

CL Media (P) Ltd.
KH No. 1027, Ramnagar, Salempur,
Rajputana, Roorkee (U.K.)-247667

Marketed by

G.K. Publications (P) Ltd.
H-205, Sector-63
NOIDA - 201307 (U.P.)
☎ (0120) - 4267181, 82, 84 Telefax : 4267183
email : gkp@gkpublications.com
website : www.gkpublications.com

Edition : 2014

Printed at : D.D. Offset Printing Press, Noida

विषय-सूची

SYLLABUS

PHYSICS

- Units and dimensions, Dimensional analysis, S.I. Units, motion in two dimensions. Cases of uniform velocity and uniform acceleration. General relation among position and velocity, uniform circular motion. Force and inertia, Newton's laws of motion, Conservation of momentum and energy. Static and kinetic friction. Work energy and power, Elastic collisions. Potential energy, gravitation potential energy and its angular conversion to kinetic energy. Potential energy of a spring. Rigid body rotation and conservation of its momentum, Moment of inertia, theorems of parallel and perpendicular axis, Moment of inertia of uniform ring, disc. thin rod and cylinder only.
- Acceleration due to gravity and its variation. Universal law of gravitation, geostationery satellites, ascape velocity.
- Hooke's law, Young's modulus, shear and bulk modulus, surface energy and surface tension, kinetic theory of gases, gas laws, kinetic energy and temperature.
- Specific heats as constant volume and constant pressure. Mechanical equivalent of heat, isothermal and adiabatic processes.
- Heat conduction in one dimension, convection and radiation. Stafan's law and Newton's law of cooling Periodic motion, simple harmonic motion. Oscillations due to spring. Wave motion principle of superposition, Progressive and stationary waves, beats and Doppler's effect.
- Wave nature of light, Interference, Young's double slit experiment, velocity of light and Doppler's effect in light.
- Reflection, Refraction, total internal reflection, curved mirrors, lenses, mirror and lens formulae. Dispersion in prism, absorption and emission spectra.
- The human eye, defects of vision, magnification and resolving power of telescope microscope 'e' and 'e / m' for an electron, Einstein's photoelectric, photocells.
- Bohr model of the atom, Hydrogen spectrum, Composition of nucleus, atomic masses and isotopes, radioactivity, laws of radioactive decay, decay constant, half life and mean life, Mass-energy, relation, fission, X-Ray : Properties and uses.
- Elementary ideas of conductor, semi-conductor and insulator, intrinsic and extrinsic semi-conductors, p-n junction as a rectifier.
- Bar magnet, lines of force, torque on a bar magnet due to magnetic field, earth's magnetic field tangent galvanometer, vibration magnetometer.
- Coulomb's law of electrostatics, dielectric constant, electric field and potential due to a point charge, dipole field. Guass's law in simple geometrics.

- Electrostatic potential, capacitance, parallel plate and spherical capacitors, capacitors in series and parallel, energy of capacitor.
- Electric current, Ohm's law, Krichoff's laws, resistances in series and parallel temperature dependance of resistance. Wheatstone bridge, potentiometer.
- Measurement of voltages as currents.
- Electric power heating effects of currents, chemical effects and law of electrolysis, thermoelectricity Biot-Sevart's law. Magnetic field due to a straight wire, circular loop and solenoid.
- Force on a moving charge in a magnetic field (Lorentz force), Magnetic moment of a current loop, effect of a uniform magnetic field of a current loop, forces between two currents, moving galvanometer, ammeter and voltmeter.
- Electromagnetic induction induced emf. Faraday's law, self and mutual inductance. Alternating currents impedance and reactance, growth and decay of current in L-R circuit, elementary idea of dynamo and transformer.

CHEMISTRY

General and Physical Chemistry

- Structure of Atom : Constitution of nucleus : Bohr's atom model : quantum numbers Aufbau principle, electronic configuration of elements (upto-Kr) : De Broglie's relation, shapes of orbitals.
- Chemical bond : Electrovalent, covalent and co-ordinate bonds, hybridisation (sp) hydrogen bond : shapes of molecules (VSEPR theory) : bond polarity resonance, Elements of VBT and MOT.
- Solution : Modes of expressing concentrations of solutions : Types of solutions, Raoult's law of colligative properties, non-ideal solution, abnormal molecular weights.
- Solid State : Crystal lattices, unit cells, Structure of ionic compounds : close packed structure ionic radii, imperfections (Point defects) : Properties of Solids.
- Nuclear chemistry : Radioactive radiations : Half-life, radioactive decay, group displacement law, Structure and properties of nucleus : nuclear, reactions, disintegration series, artificial transmutation : isotopes and their uses : Radiocarbondating.
- Chemical equilibrium : Chemical equilibrium, Law of mass action : Kp and Kc : Le Chatelier principle and its applications.
- Ionic Equilibria in Solubility product, common ion effect, theories of acids and base hydrolysis of salts : pH : buffers.
- Thermochemistry and Thermodynamics : Energy changes during a chemical reaction ; intrinsic energy, enthalpy ; First law of thermodynamics : Hess's law, Heats of reaction ; Second law of thermodynamics; entropy; free energy; spontaneity a chemical reaction ; free energy change and chemical equilibrium; free energy as energy as available for useful work.

- Chemical Kinetic : Rate of a reaction, factors affecting the rate, Rate constant, rate expression, order of reaction, first order rate constant-expression and characteristics, Arrhenous equation.
- Electrochemistry : Oxidation, Oxidation number and ion-electron methods. Electrolytic conduction, Faraday's laws : Voltaic cell, electrode theory of corrosion.
- Surface chemistry Colloids and Catalysis; Adsorption, Colloids (types preparation and properties), Emulsions, Micelles, Catalysis : Types and characteristics.

Inorganic Chemistry

- Principles of metallurgical operations : furnaces, ore concentration, extraction purification metallurgies of Na. Al, Fe, Cu, Ag, Zn and Pb and their properties.
- Chemical periodicity : s.p.d. and f-block elements periodic Table; periodicity; Atomic and ionic radii valency, ionisation energy, electron affinity, electronegativity, metallic character.
- Comparative study of elements : Comparative study of the following families of elements: (*i*) Alkali metals, (*ii*) Alkaline earth metals, (*iii*) Nitrogen family, (*iv*) Oxygen family (*v*) Halogens (*vi*) Noble gases.
- Transition metals : Electronic configuration of 3d-metal ions, oxidation sates, other general characteristic properties. Potassium permanganate, potassium dichromate.
- Co-ordination compounds : Simple nomenclature, bounding and stability, classification and bonding in organometallics.
- Chemical analysis : Chemistry involved in simple inorganic qualitative analysis : calulations based on acid-base titrimetry.

Organic Chemistry

- Calculation of emperical and molecular formulae of organic compounds, Nomenclature of organic compounds, common functional groups, isomerism, Structure and shapes of a alkenes, alkenes and benzene.
- Preparation properties and uses of alkynes, alkynes and alkeynes, benzene petroleum, cracking octane number gasoline additives.
- Nomenclature, physical chemical properties, correlation of physical properties with structure properties and uses of heloalkanes, halobenzenes, alcohols and phenols : General ideas of some polyhalogen compounds viz. dichlorothanes dichloroethers, chloroform, carbon tetrachloride. D.D.T., benzene, hexachloride.
- Nomenclature methods of preparation, Chemical properties, correlations of physical properties with structures and uses of ethers, aldehydes, ketones carboxylic acids and their derivatives. Brief account of the chemistry of cyanides, isocyanides, amines and nitro - compounds.
- Polymers : Classification, Preparation and uses of common natural and synthetic polymers.
- Biomoleculs : Classification, Structures and biological importance of carbohydrates, amino acids, peptides, proteins and enzymes, nucleic acids and lipids.

BOTANY

- Structural Organisation of cell. Cell theory : Light and Electron Microscopic view of cell: Structure and functions of cell organelles–Nucleus, Mitochondria, Chloroplast, endoplasmic recticulum. Golgi complex, lysosome, microbodies, microfilaments. Ribosomes. Centrioles and Plasmids. Eukaryotic Chromosome (Morphology) cell all and plasma membrane. Differences between plant and animal cell; cell division, cell cycle, significance of Mitosis and meiosis.
- Mendel's Laws of Inheritance, Monohybrid and dihybrid cross; Linkage and crossing over of genetic material: DNA replication genetic code, transcription, translation and gene regulation.
- Difference between prokaryote and Eukaryotes; Structure, reproduction and economic importance of viruses, Mycoplasma, Bacteriophage, Cynobacteria (Nostoc) and Bacteria.
- Five Kingdom classification; Binomial nomenclature; External morophology and life cycle of Spirogyra, Mucor, Funaria, Selaginella and Pinus.
- Elementary Knowledge of Microsporogenesis, megasporogenesis, Fertilisation, endosperm and embryo development in Angioperms. Tissue of tissue systems, meristematic and permanent tissue,. Mineral nutrion essential elements and their functions: Uptake of minerals, transport of water and solutes.
- Transpiration Photosynthesis and Respiration-Importance, mechanism and factors affecting these processes : Photorespiration. Enzymes and growth hormones with reference to their classification. Chemical nature, mode of action and importance, Elementary idea of photoperidism and phytochrome.
- Ecosystem-Structures and functions; Major ecosystems i.e., Lake and Forest; Food chain. Food Web and Energy flow. Ecological crisis-Role of man in Polluting Environment-Air, Water and Soil.
- Role of plants in human welfare : A general knowledge of plant products of economic value-Drugs, Fibers, cereals.
- Wheat and Rice, Pulse (gram), Oil seeds (Ground nut). Sugarcane. Coal and Petroleum. Food Preservation-Methods and importance.
- Principle of plant breeding and its role in improvement of crops. Biotechnology. Scope and importance in agriculture and Industries-manufacture of cheese, Yoghurt Alcohol Antibiotics.

ZOOLOGY

Multicellularity-Structure and Functions of Animal Life:

- Structure and function of Animal tissues-Epithelial, Connective, Muscular, Skeletal and Nerve.
- Histology of Mammalian organs-Stomach, Intestine, Liver, Kidney, Lung, Testis and Ovary.

- Structure and physiology of different organ systems of Human body-Skin, digestive System, Respiratory System, Circulatory system. Excretory system, Nervous system, Reproductive system.
- Skeleton, joints, Muscles on the basis of movement Receptors.
- Endocrine system with special reference to various Endocrine glands of man and Hormonal co-ordination.
- Vitamin and mineral. (source and disorders due to deficiencies).

Developmental Biology and Genetics

- Female reproductive cycles in mammals. Gametogenesis alongwith structure of Sperm and Ovum. Types of eggs. Fertilization, cleavage, types of cleavage and blastula, Development of mammals upto three germinal layers. Foetal membranes. Structure and functions in mammals.
- Growth, repair and ageing, amnicentesis.
- Chromosomes, Types of chromosome, Human Karyotype and chromosomal abnormalities and syndromes. Hormonal, Chromosonal and Genic balance theory of sex determination. Sex linkage and Sex linked inheritance in Man. Blood Groups and their significance. Blood bank.
- Tissue culture, Genetic Engineering (Brief idea). Mutation, gene mutation.
- Human population-Natality, Mortality, Sex ratio, Population explosion, dynamics of human life with respect to food supply housing, health and standard living impact of population, problems and their control.

Taxonomy, Evolution, Economic Zoology

- Classification-Bionomial and trionomial nomenclature. Basic features of classification. Classification of different animal phyla upto classes with characters and suitable examples.
- Origin of life, Theories of Organic evolution–Darwin, Lamarck, Synthetic, Evidences of organic evolution, Human Evolution.
- Economic Zoology/Sericulture, apiculture, lacculature, Poultry, fishery and pearl industry.
- Protozoan disease in relation to man. Insect carrying diseases in relation to man.
- Cancer-Types of cancer and cancer cell. Communicable diseases (Hepatitis, AIDS) STD, Immune response, Vaccines and antisera, Allergies.
- Smoking, alcoholism and drug addiction, symptoms and control.
- Wild life conservation.
- Pesticides–Uses, advantage and hazards.

GENERAL ENGLISH

- **Reading Comprehension.**
- **Vocabulary items including Synonyms and Antonyms, Word Formation, Prefixes, Suffixes.**
- **Grammar and usage:**

  (*a*) Articles and other determiners, (*b*) Agreement between the subject and the Verb, (*c*) Time and tenses, (*d*) Prepositions and phrasal Verbs, (*e*) Auxillaries including Modals.
- **Transformation of Sentences:**

  (*a*) Voices : Active and Passive, (*b*) Narration : Direct and Indirect, (*c*) Degrees if Comparison (*d*) Sentences types : Affirmative, Negative and Interrogative.
- **Common errors.**
- **Spelling (the British pattern of spelling will be followed).**

हल प्रश्न-पत्र-2012
मध्य प्रदेश जनरल नर्सिंग प्रशिक्षण चयन परीक्षा
(स्मृति पर आधारित)

भौतिक विज्ञान

1. वोल्ट मीटर को श्रेणी क्रम में जोड़ने पर धारा का मान हो जाएगा–

(*a*) अधिक (*b*) कम

(*c*) शून्य (*d*) उतना ही रहेगा

2. एक इलेक्ट्रॉन 0.2 बेबर/मी^{2} के चुम्बकीय क्षेत्र में 2×10^7 मी./से. के वेग से क्षेत्र के लम्बवत् गति कर रहा है। यदि $e = 1.6 \times 10^{-19}$ कूलॉम हो तो इलेक्ट्रॉन पर लगने वाला बल न्यूटन में होगा–

(*a*) 6.4×10^{-11} (*b*) 64×10^{-14}

(*c*) 6.4×10^{-12} (*d*) 4.8×10^{-13}

3. 250 वोल्ट 100 वाट के 5 बल्ब प्रतिदिन 8 घण्टे जलते हैं। 30 दिनों में विद्युत व्यय होगी–

(*a*) 200 यूनिट (*b*) 250 यूनिट

(*c*) 120 यूनिट (*d*) 240 यूनिट

4. एक विद्युत उपकरण का निर्धारण 880 वाट, 220 वोल्ट है। जब इसे 110 वोल्ट विद्युत प्रदाय से जोड़ा जाता है तो यह शक्ति व्यय करता है–

(*a*) 440 वाट (*b*) 220 वाट

(*c*) 880 वाट (*d*) 110 वाट

5. हमारे पास 18, 12, 6 ओम प्रतिरोध के दो सैट हैं। एक सैट के प्रतिरोध श्रेणी क्रम में जोड़ दिए गए हैं तथा दूसरे सैट के प्रतिरोध समान्तर क्रम में जोड़ दिए गए हैं। अब यदि इन दोनों सैटों को समान्तर क्रम में जोड़ दिया जाए तो तुल्य प्रतिरोध होगा–

(*a*) $\frac{7}{12}$ ओम (*b*) 3 ओम

(*c*) $\frac{11}{12}$ ओम (*d*) $\frac{12}{11}$ ओम

6. एक इलेक्ट्रॉन पर 1.6×10^{-19} कूलॉम का आवेश होता है। यदि किसी चालक में 2.5 ऐम्पियर की धारा 2 सेकण्ड तक प्रवाहित की जाए तो उस चालक से प्रवाति इलेक्ट्रॉनों की संख्या होगी–

(*a*) 6.25×10^{18} (*b*) 31.25×10^{18}

(*c*) 3×10^{19} (*d*) 3.125×10^{20}

7. यदि कोई वस्तु अवतल दर्पण के फोकस से x सेमी. दूर रखी हो और उस का प्रतिबिम्ब y सेमी की दूरी पर बनता हो तो सत्य है–

(*a*) $f = x + y$ (*b*) $f = x - y$

(*c*) $f = xy$ (*d*) $f = \sqrt{xy}$

8. वायु में 400 मी./से. की चाल से चलती हुई ध्वनि तरंग की लम्बाई 80 सेमी. है। ध्वनि तरंग की आवृत्ति होगी–

(*a*) 5 हर्ट्ज (*b*) 500 हर्ट्ज

(*c*) 800 हर्ट्ज (*d*) 8 हर्ट्ज

9. 0°C पर बादलों की गड़गड़ाहट रोशनी देखने के 5 सेकण्ड बाद सुनी गई। यदि तापमान 20°C होता तो ध्वनि सुनाई देती–

(*a*) 4.8 सेकण्ड बाद (*b*) 2.5 सेकण्ड बाद

(*c*) 3.8 सेकण्ड बाद (*d*) 5.2 सेकण्ड बाद

10. एक लैन्स से 15 सेमी. की दूरी पर रखी वस्तु का प्रतिबिम्ब सीधा व दुगुना बनता है। लेन्स की प्रकृति तथा फोकस दूरी होगी–

(*a*) 30 सेमी; अवतल

(*b*) 30 सेमी; उत्तल

(*c*) 60 सेमी; उत्तल

(*d*) 60 सेमी; अवतल

11. एक वस्तु तथा अपसारी लेन्स के बीच की दूरी लेन्स की फोकस दूरी की m गुनी है। लेन्स द्वारा रेखीय आवर्धन होगा–

(*a*) $1 + m^2$ (*b*) $\frac{1}{1+m^2}$

(*c*) $m + 1$ (*d*) $\frac{1}{1+m}$

12. एक प्रिज्म का कोण 60° तथा अल्पतम विचलन कोण 38° है। प्रिज्म के पदार्थ का अपवर्तनांक है–

(*a*) 1.48 (*b*) 2.40

(*c*) 1.50 (*d*) 2.50

13. एक 20 सेमी. फोकस दूरी वाले अवतल दर्पण से कितनी दूरी पर कोई वस्तु रखी जाए कि उसका प्रतिबिम्ब 4 गुना बड़ा बने और आभासी हो–

(*a*) 80 सेमी (*b*) 90 सेमी

(*c*) 15 सेमी (*d*) 110 सेमी

14. वायु के सापेक्ष जल तथा कांच वेग अपवर्तनांक क्रमशः $\frac{4}{3}$ तथा $\frac{3}{2}$ हैं कांच का जल के सापेक्ष अपवर्तनांक होगा–

(*a*) 2 (*b*) $\frac{17}{16}$

(*c*) $\frac{9}{8}$ (*d*) $\frac{8}{9}$

15. एक कण, एक वृत्त पर एकसमान चाल से गतिमान है। इसका स्थिर होता है–

(*a*) वेग (*b*) त्वरण

(*c*) गतिज ऊर्जा (*d*) विस्थापन

16. पृथ्वी की परिधि का परिक्रमण कर रहे एक उपग्रह के अन्दर एक सरल लोलक का आवर्त–काल होगा–

(*a*) शून्य (*b*) ∞

(*c*) T (*d*) 2T

17. किसी यन्त्र गें वर्नियर स्केल के 25 विभाग मुख्य स्केल की 24 विभागों के बराबर हैं। मुख्य स्केल का एक सेमी 20 बराबर विभागों में विभाजित है। यन्त्र का अल्पतमांक क्या होगा?

(*a*) 0.001 सेमी (*b*) 0.002 सेमी

(*c*) 0.02 सेमी (*d*) 0.025 सेमी

18. निम्नलिखित पाठों में से कौन–सा पाठ उच्चतम यथार्थता प्रदर्शित करता है?

(*a*) 3×10^{-2} सेमी (*b*) 0.030 सेमी

(*c*) 30×10^{-3} सेमी (*d*) 300×10^{-4} सेमी

19. निम्नलिखित में से अदिश राशि का चुनाव कीजिए–

(*a*) विद्युत–चुम्बकीय बल

(*b*) कूलॉम बल

(*c*) चुम्बकीय क्षेत्र के कारण बल

(*d*) विद्युत तीव्रता

20. एक पिण्ड का संवेग 20% कम हो जाता है। इसकी गतिज ऊर्जा में प्रतिशत कमी होगी–

(*a*) 44 (*b*) 36

(*c*) 48 (*d*) 40

21. द्रव की मुक्त सतह के किसी बिन्दु पर द्रव के दाब का मान होगा–

(*a*) 76 सेमी पारे के स्तम्भ के बराबर

(*b*) 76 सेमी जल के स्तम्भ के बराबर

(*c*) (*a*)और (*b*) के योग के बराबर

(*d*) शून्य

22. एक्स–किरणों का तरंगदैर्ध्य 1 आगस्ट्राम है। यदि X- किरणों की चाल 3.0×10^{10} सेमी/सेकण्ड हो तो इसकी आवृत्ति होगी–

(*a*) 3.0×10^{16} हर्ट्ज (*b*) 3.0×10^{18} हर्ट्ज

(*c*) 3.0×10^{20} हर्ट्ज (*d*) 3.0×10^{10} हर्ट्ज

23. गैस समीकरण $P\frac{V}{2} = RT$ में V व्यक्त करता है:

(*a*) गैस के 1 मोल का आयतन

(*b*) बर्तन का आयतन

(*c*) गैस के 2 मोल का आयतन

(*d*) गैस के $\frac{1}{2}$ मोल का आयतन

24. 100°C के 1 ग्राम पानी को इसी ताप पर भाप में बदला जाता है, तो आवश्यक ऊष्मा की मात्रा होगी–

(*a*) 540 जूल (*b*) 540×4.2 जूल

(*c*) $\frac{540}{4.2}$ जूल (*d*) $\frac{4.2}{540}$ जूल

25. जब वायु से शीशे में प्रकाश प्रवेश करता है तो इसकी

(*a*) तरंगदैर्ध्य घटती है

(*b*) तरंगदैर्ध्य बढ़ती है

(*c*) आवृत्ति बढ़ती है

(*d*) तरंगदैर्ध्य अपरिवर्तित रहती है

26. 1 मीटर फोकस दूरी वाला एक अभिसारी लेन्स तथा 1 मीटर फोकस दूरी वाला एक अपसारी लेन्स सटाकर रखा जाता है। इस युग्म की फोकस दूरी होगी–

(*a*) शून्य (*b*) + 2 मीटर

(*c*) + 1 मीटर (*d*) अनन्त

27. एक व्यक्ति 40 सेमी से अधिक दूरी स्पष्ट नहीं देख सकता है। स्पष्ट-दृष्टि के लिए प्रयुक्त लेन्स की क्षमता होगी–

(*a*) + 1.0 डायोप्टर (*b*) + 1.5 डायोप्टर

(*c*) – 2.5 डायोप्टर (*d*) + 2.0 डायोप्टर

28. 20 ओम के प्रतिरोध वाले तार को खींचकर लम्बाई में दूना कर दिया गया। तार का नया प्रतिरोध होगा–

(*a*) 20 ओम (*b*) 10 ओम

(*c*) 80 ओम (*d*) 40 ओम

29. निम्नलिखित चित्र में बिन्दु A और B के बीच प्रभावी प्रतिरोध होगा–

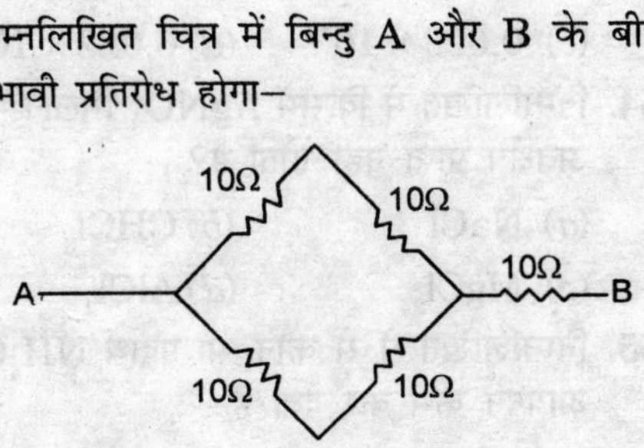

(*a*) 20 ओम (*b*) 10 ओम

(*c*) 40 ओम (*d*) 50 ओम

30. घरों में प्रयुक्त विद्युत ऊर्जा मापी जाती है–

(*a*) किलोवाट घण्टा में

(*b*) वाट घण्टा में

(*c*) जूल में

(*d*) किलो-जूल में

रसायन विज्ञान

31. निम्न में डिटरजेन्ट है–

(*a*) टैफ्लान (*b*) बैकेलाइट

(*c*) ट्राइनाइट्रो बैंजीन (*d*) सोडियम लारिल सल्फेट

32. एन्टीटाक्सीन का स्रोत है–

(*a*) वनस्पति (*b*) कृत्रिम

(*c*) खनिज (*d*) जन्तु

33. स्वतन्त्र रूप में पाया जाने वाला तत्व है–

(*a*) Ca (*b*) Mg

(*c*) Au (*d*) Al

34. एक तत्व के सल्फेट में 31.4 प्रतिशत तत्व है। तत्व का तुल्याकी भार है–

(*a*) 23 (*b*) 22

(*c*) 32.4 (*d*) 43.12

35. मुख्य पैमाने के एक भाग की लम्बाई 0.1 सेमी. है तथा वर्नियर पैमाने के एक भाग की लम्बाई 0.9 सेमी. है। वर्नियर स्थिरांक का मान है–

(*a*) 0.1 सेमी. (*b*) 0.01 मिमी.

(*c*) 0.01 सेमी. (*d*) 0.05 सेमी.

36. हाइड्रोजन गैस है–

(*a*) अम्लीय (*b*) क्षारीय

(*c*) न अम्लीय न क्षारीय (*d*) इनमें से कोई नहीं

37. C_2H_2 की सजातीय श्रेणी एवं IUPAC नाम क्रमशः है–

(*a*) ऐल्काइन एवं ईथर (*b*) ऐल्काइन एवं एथाइन

(*c*) ऐल्कीन एवं ईथर (*d*) एल्कीन एवं ऐथाइन

38. निम्नलिखित में से कौन-सी गैस सबसे अधिक सक्रिय वायु प्रदूषक है–

(*a*) SO_2 (*b*) CO_2

(*c*) CO (*d*) H_2S

39. लवण के विलयन में तीसरे समूह के बाद H_2S गैस प्रवाहित करने पर सफेद अवक्षेप बनते हैं तो मूलक है–

(*a*) Ba^{++} (*b*) Mg^{++}

(*c*) Zn^{++} (*d*) Pb^{++}

40. ऐथिलीन जब पोटैशियम परमैंगनेट के तनु क्षारीय विलयन के साथ क्रिया करती है तो बनाती है–

(*a*) एसिटिक एसिड (*b*) ग्लिस्टोल

(*c*) एथीलीन ग्लाइकोल (*d*) आक्जेलिक एसिड

41. जब सोडियम एसिटेट सोडालाइम के साथ अभिक्रिया करता है, तो बनाता है

(*a*) मैथेनोल (*b*) ऐथेन

(*c*) एथाइन (*d*) मेथेन

42. NH_3 गैस में HCl की छड़ ले जाने पर निकलता है–

(*a*) भूरा धुआं (*b*) सफेद धुआं

(*c*) पीला धुआं (*d*) काला धुआं

43. प्लास्टर ऑफ पेरिस होता है–

(*a*) $CaSO_4$ (*b*) $(CaSO_4)_2 2H_2O$

(*c*) $CaSO_4 . \frac{1}{2} H_2O$ (*d*) $CaSO_4 2H_2O$

44. जब NaCl, $K_2Cr_2O_7$ और सान्द्र गन्धक के अम्ल को गर्म किया जाता है। तो बनता है–

(*a*) क्रोमाइल क्लोराइड वाष्प

(*b*) क्लोरीन गैस

(*c*) क्रोमिक अम्ल

(*d*) क्रोमिक सल्फेट

45. अमोनियाकृत सिल्वर नाइट्रेट के विलयन में जिस गैस को प्रवाहित करने पर सफेद अवक्षेप प्राप्त होते हैं, वह है–

(*a*) मीथेन गैस (*b*) इथेन गैस

(*c*) एसिटिलीन गैस (*d*) इनमें से कोई नहीं

46. एक निर्जल पदार्थ का अणु भार 64 है तथा क्रिस्टलीय अवस्था में अणुभार 100 है। क्रिस्टलीय पदार्थ के एक अणु में जल के अणुओं की संख्या होगी–

(*a*) 4 (*b*) 5

(*c*) 2 (*d*) इनमें से कोई नहीं

47. C_4H_6 आण्विक सूत्र वाले यौगिक में है–

(*a*) सभी एक बन्ध

(*b*) एक त्रिबन्ध तथा एक द्विबन्ध

(*c*) एक द्विबन्ध

(*d*) एक त्रिबन्ध या दो द्विबन्ध

48. यदि किसी तत्व A का इलेक्ट्रॉनिक विन्यास 2, 8, 3 है तथा B का इलेक्ट्रॉनिक विन्यास 2, 6 है। इन तत्वों के संयोग से बने यौगिक का सूत्र है–

(*a*) AB (*b*) A_2B_3

(*c*) A_3B_2 (*d*) AB_3

49. पोटैशियम डाइक्रोमेट में क्रोमियम का उपचयन अंक है–

(*a*) + 5 (*b*) + 3

(*c*) + 6 (*d*) + 4

50. परमाणु संख्या 20 का तत्व उपस्थित है आवर्त सारणी के आवर्त–

(*a*) 4 में (*b*) 3 में

(*c*) 2 में (*d*) 1 में

51. Na^+ आयन सम इलेक्ट्रॉनिक है–

(*a*) Li^+ (*b*) Mg^{2+}

(*c*) Ca^{2+} (*d*) Ba^{2+}

52. क्रोमियम परमाणु के आद्य अवस्था में इलेक्ट्रॉन विन्यास होता है–

(*a*) $[Cr]3d^5 4s^1$ (*b*) $[Cr]3d^4 4s^2$

(*c*) $[Cr]3d^6 4s^2$ (*d*) $[Cr]3d^3 4s^1$

53. 1.6 ग्राम मेथेन में इलेक्ट्रॉनों की कुल संख्या होगी–

(*a*) 6.023×10^{23} (*b*) 6.023×10^{22}

(*c*) 0.623×10^{22} (*d*) 6.023×10^{24}

54. निम्नलिखित में किसमें $AgNO_3$ मिलाने पर सफेद अवक्षेप प्राप्त नहीं होता है?

(*a*) NaCl (*b*) $CHCl_3$

(*c*) $MgCl_2$ (*d*) $AlCl_3$

55. निम्नलिखित में से कौन-सा पदार्थ NH_4OH का आयनन कम कर देता है–

(*a*) H_2S (*b*) NH_4Cl

(*c*) NaCl (*d*) HCl

56. जब Cu सान्द्र H_2SO_4 में डाल दिया जाता है तब सल्फर परमाणु–

(*a*) विघटित हो जाता है

(*b*) आयनित हो जाता है

(*c*) ऑक्सीकृत हो जाता है

(*d*) अपचयित हो जाता है

57. हाइड्रोजन क्लोराइड में पाया जाता है

(*a*) आयनिक बन्ध

(*b*) सह-संयोजक बन्ध

(*c*) अध्रुवीय सह-संयोजक बन्ध

(*d*) उप सह-संयोजक बन्ध

58. आई.यू.पी.ए.सी. प्रणाली में CH_3CHO का नाम है–

(*a*) एसीटेल्डिहाइड (*b*) मेथिल एल्डिहाइड

(*c*) इथेनॉल (*d*) मेथेनॉल

59. NH_4^+ (अमोनियम आयन) में–

(*a*) चारों हाइड्रोजन परमाणु वर्ग के कोने पर स्थित है

(*b*) सभी बन्ध आयनिक हैं

(*c*) सभी बन्ध उप सह-संयोजक हैं

(*d*) चारों हाइड्रोजन परमाणु चतुष्फलक के कोने पर स्थित हैं

60. फॉस्फोरस और CS_2 के घोल में डुबोकर जब एक छनना कागज को हवा में धीरे-धीरे हिलाते हैं तो वह शीघ्रता से जल उठता है, क्योंकि–

(*a*) CS_2 फॉस्फोरस से अधिक ज्वलनशील है

(*b*) CS_2 ज्वलन में सहायक है

(*c*) फॉस्फोरस स्वतः ज्वलनशील है

(*d*) CS_2 स्वतः ज्वलनशील है

जीव विज्ञान

61. डी.पी.टी. टीका लगाने से बच्चों की रक्षा जिस रोग से नहीं होती है, वह है–

(*a*) डिप्थीरिया (*b*) टिटनस

(*c*) काली खासी (*d*) निमोनिया

62. स्त्री में निषेचन होता है–

(*a*) अण्डवाहिनी में (*b*) गर्भाशय में

(*c*) वैजाइना में (*d*) मुखिका में

63. उच्च स्तनधारी का उदाहरण है–

(*a*) ह्वेल (*b*) पेंगुइन

(*c*) समुद्री घोड़ा (*d*) अजगर

64. अमीबा में जिस अंग द्वारा श्वसन क्रिया होती है, वह है–

(*a*) संकुचनशील धानी (*b*) लाइसोसोम

(*c*) गलफड़ों (*d*) प्लाज्मालेमा

65. आँख के जिस भाग में रोडाप्सिन नामक रंग पाया जाता है, वह है–

(*a*) आइरिस (*b*) रेटिना

(*c*) योजि (*d*) कॉर्निया

66. दमा रोग का कारण है–

(*a*) विषाणु (*b*) जीवाणु

(*c*) कवक (*d*) गोल कृमि

67. पादप कोशिका की पहचान है–

(*a*) कोशा कला (*b*) कोशिका भित्ति

(*c*) माइटोकॉण्ड्रिया (*d*) गाल्जीकाय

68. संख्या का पिरामिड उल्टा होता है–

(*a*) तालाब के पारितन्त्र के मामले में

(*b*) गन्ने के पारितन्त्र के मामले में

(*c*) रेगिस्तान के पारितन्त्र के मामले में

(*d*) घास-स्थलीय पारितन्त्र के मामले में

69. यूट्रोफिकेशन सन्दर्भित है–

(*a*) एक जलीय पारितन्त्र में उच्च उत्पादन से

(*b*) एक स्थलीय पारितन्त्र में निम्न उत्पादन से

(*c*) एक स्थलीय पारितन्त्र में स्थायी उत्पादन से

(*d*) एक जलीय पारितन्त्र में निम्न उत्पादन से

70. एलोपैट्रिक स्पीशियेशन होता है–

(*a*) भौगोलिक पृथक्करण एवं जननिक पृथक्करण की अन्तक्रीड़ा के कारण

(*b*) भौगोलिक पृथक्करण के कारण

(*c*) पृथक्करण के कारण

(*d*) जननिक पृथक्करण के कारण

71. कशेरुकी नेत्र का लेन्स एवं मूर्तिपटल विकसित होते हैं–

(*a*) केवल एक्टोडर्म से

(*b*) केवल एण्डोडर्म से

(*c*) थोड़ा एक्टोडर्म तथा थोड़ा एण्डोडर्म से

(*d*) केवल मीसोडर्म से

72. स्तनग्रन्थियां रूपान्तरित हैं–
(*a*) स्तम्भी कोशिकाओं की
(*b*) अन्तःस्रावी ग्रन्थियों की
(*c*) सीबेशियस ग्रन्थियों की
(*d*) स्वेद ग्रन्थियों की

73. लचीली उपास्थि दिखाई देती है–
(*a*) पादास्थियों में
(*b*) स्तनियों के कर्णपल्लवों में
(*c*) बुड्ढे मेंढक के प्यूबिस में
(*d*) अण्डे देने वाले स्तनियों में

74. केवल एक ही अण्डाशय उपस्थिति होता है–
(*a*) जलीय सरीसृपों में
(*b*) स्थलीय सरीसृपों में
(*c*) पक्षियों में
(*d*) अण्डे देने वाले स्तनियों में

75. बायोल्यूमिनीसेन्स प्रदर्शित होती है–
(*a*) सिरेटियम द्वारा (*b*) टोक्सोप्लाज्मा द्वारा
(*c*) पैरामीशियम द्वारा (*d*) प्लाज्मोडियम द्वारा

76. मकड़ियाँ तथा बिच्छू सम्मिलित किए गए है, वर्ग–
(*a*) अरैक्निडा में (*b*) इकैरिडा में
(*c*) एक्टिनोजोआ में (*d*) एन्थोजोआ में

77. समुद्री घोड़ा होता है, एक–
(*a*) मछली (*b*) स्तनी
(*c*) पक्षी (*d*) मांसाहारी

78. निम्न में से कौन-सा पादरहित उभयचर होता है?
(*a*) इक्थ्योफिस (*b*) हायला
(*c*) फिल्लोसोमा (*d*) एलाइटिस

79. एपीकल्चर क्या है?
(*a*) जलीय जन्तुओं का पालना
(*b*) लाख कीट का पालना
(*c*) मधुमक्खी का पालना
(*d*) प्रौन का पालना

80. श्वसन भागफल एक से कम नहीं होता है–
(*a*) कार्बोहाइड्रेट्स में (*b*) प्रोटीन्स में
(*c*) वसाओं में (*d*) सामान्य भोजन में

81. एक स्वस्थ मनुष्य में वायु के लिए फेफड़ों की क्षमता होती है, लगभग–
(*a*) 500 मिली लीटर
(*b*) 1,000 मिली लीटर
(*c*) 1,5000 मिली लीटर
(*d*) 3,000 मिली लीटर

82. ग्लाइकोलिसिस का अन्तिम उत्पादक कौन-सा होता है?
(*a*) पायरुविक अम्ल (*b*) एसीटिल कोएन्जाइम–A
(*c*) लैक्टिक अम्ल (*d*) साइट्रिक अम्ल

83. दमा, श्वसन सम्बन्धी एक रोग, उत्पन्न होता है–
(*a*) श्वासनाल के संक्रमण से
(*b*) फेफड़ों के संक्रमण से
(*c*) प्लयूरल गुहा में रुधिर स्राव से
(*d*) ब्रोंकियल पेशियों में स्पज्मा से

84. शरीर की सबसे छोटी रुधिर वाहिनी होती है–
(*a*) केशिका (*b*) धमनी
(*c*) शिरा (*d*) महाशिरा

85. मनुष्य के रुधिर के प्रति घन मिमी में रुधिर प्लेटलेट्स (थ्रोम्बोसाइट्स) की सामान्य संख्या होती है–
(*a*) 1,00,000-2,00,000
(*b*) 2,00,000-3,00,000
(*c*) 5,00,000-7,00,000
(*d*) 2,00,000-4,00,000

86. जीवाणुओं को पादप माना जाता है, क्योंकि उनमें पाया जाता है–
(*a*) माइटोकॉण्ड्रिया (*b*) गाल्जी काय
(*c*) कोशिका भित्ति (*d*) हरित लवक

87. पुराने द्विबीजपत्री तने की एक विशेषता है कि इसमें–
(*a*) पिथ नहीं पाया जाता है
(*b*) पिथ पैरनकाइमा कोशाओं से बनता है
(*c*) पिथ स्केलेरेनकाइमा कोशाओं से बनता है
(*d*) पिथ क्लोरेनकाइमा कोशाओं से बनता है

88. प्रकाश-संश्लेषण में अन्धकार प्रक्रिया द्वारा
(*a*) कार्बोहाइड्रेट्स बनते हैं
(*b*) ऑक्सीजन उत्पन्न होती है
(*c*) CO_2 उत्पन्न होती है
(*d*) क्लोरोफिल का विच्छेदन होता है

89. परपरागण सफल बनाने के लिए स्वयं बन्ध्यता जिस पुष्प में पाई जाती है, वह है–
(*a*) अंगूर (*b*) नींबू
(*c*) मक्का (*d*) चाय

90. कहवा बनता है–
(*a*) बीज से (*b*) फूल से
(*c*) पुष्पासन से (*d*) फूल के दलों से

91. समुदाय पारिस्थितिकी अध्ययन है–
(*a*) वातावरण के संबंध में समुदाय का
(*b*) व्यक्तियों का
(*c*) वातावरण का
(*d*) जल का

92. वातावरण के साथ जन्तुओं के सम्बन्ध के अध्ययन को कहते हैं–
(*a*) स्व-पारिस्थितिक
(*b*) समुदाय पारिस्थितिकी
(*c*) जनसंख्या पारिस्थितिकी
(*d*) स्रोत पारिस्थितिकी

93. ग्लाइकोलिसिस का दूसरा नाम है–
(*a*) कार्बन चक्र (*b*) टी.सी.ए. चक्र
(*c*) ई.एम.पी. चक्र (*d*) एच.एम.एस. चक्र

94. C_2 चक्र क्या है?
(*a*) ग्लाइकोलेट चक्र (*b*) कैल्विन चक्र
(*c*) क्रेब्स चक्र (*d*) टी.सी.ए. चक्र

95. निम्न में से कौन-से तत्व जैविक नाइट्रोजन स्थिरीकरण में मुख्य भूमिका निभाते हैं?
(*a*) मोलिब्डिनम (*b*) मैंगनीज
(*c*) कॉपर (*d*) जिंक

96. सूर्यमुखी का वैज्ञानिक नाम है–
(*a*) डहेलिया (*b*) हेलिएन्थस ऐनस
(*c*) टैगेटीज इरेक्टा (*d*) जिनिया

97. 2, 4-D है एक संश्लेषित
(*a*) ऑक्सिन (*b*) जिबरेलिन
(*c*) साइटोकाइनिन (*d*) फ्लोरिजेन

98. गैसीय हार्मोन होता है–
(*a*) अमोनिया और मीथेन
(*b*) एसिटिलीन
(*c*) नाइट्रस ऑक्साइड
(*d*) इथाइलीन

99. पुंकेसर की युक्तपरागकोषी अवस्था पाई जाती है–
(*a*) लेबियेटी में (*b*) सोलैनेसी में
(*c*) माल्वेसी में (*d*) एस्टरेसी (कम्पोजिटी) में

100. रोमपुच्छ रूपान्तरण होता है–
(*a*) बाह्यदलपुंज का (*b*) दलपुंज का
(*c*) पुकेसरों का (*d*) जायांग का

101. कैल्शियम स्तर का नियन्त्रण करने वाला हॉर्मोन होता है–
(*a*) थायरॉक्सिन (*b*) कॉर्टिकोस्टीरोइड
(*c*) पैराथॉर्मोन (*d*) ऑक्सीटोसिन

102. स्तनियों में अण्डोत्सर्ग होता है
(*a*) FSH एवं TSH द्वारा
(*b*) FSH एवं LH द्वारा
(*c*) FSH एवं LTH द्वारा
(*d*) LTH एवं LH द्वारा

103. प्रारम्भिक अवस्था में STH का कम उत्पादन पैदा करता है–
(*a*) जाइगेन्टीज्म (*b*) ऐकरोमिगेली
(*c*) बौनापन (*d*) जड़मानवता

104. धूमन के रूप में उपयोग किया जाता है–
(*a*) एथिलीन डाइ-ब्रोमाइड
(*b*) सोडियम बेन्जोएट
(*c*) सल्फर डाइ-ऑक्साइड
(*d*) लेड

105. खाद्य संरक्षण में शर्करा की सान्द्रता होनी चाहिए–
(*a*) 68% (*b*) 86%
(*c*) 26% (*d*) 16%

106. सुरक्षित भण्डारण हेतु खाद्यान्नों में नमी की मात्रा–

(*a*) 14% से कम होनी चाहिए

(*b*) 16-18% होनी चाहिए

(*c*) 20-24% से अधिक होनी चाहिए

(*d*) 26% से अधिक होनी चाहिए

107. भण्डारण के दौरान नम अनाज में ऊष्मा उत्पादन होने का कारण है–

(*a*) कीटों द्वारा ग्रसन

(*b*) वायुमण्डलीय दाब में कमी

(*c*) आर्द्रता में कमी

(*d*) नमी की अधिक मात्रा व फफूद वृद्धि

108. फलों के परिक्षण के लिए चीनी का घोल प्रयोग में लाया जाता है क्योंकि इससे–

(*a*) उसमें उपस्थित सूक्ष्म जीव नष्ट हो जाते हैं

(*b*) इनके स्वाद व सुगन्ध बढ़ाने में सहायता मिलती है

(*c*) नमी अवशोषित हो जाती है जिससे सूक्ष्म जीवों की वृद्धि रुक जाती है

(*d*) उपर्युक्त में से कोई नहीं

109. निम्नलिखित में से कौन-सी भूमिगत फसल नहीं है–

(*a*) आलू (*b*) चुकन्दर

(*c*) गन्ना (*d*) प्याज

110. पके हुए अन्न के दानों में जल होता है–

(*a*) 14% से कम (*b*) 16-18%

(*c*) 20-30% (*d*) 30-40%

111. तांबे के पात्र में क्या नहीं रखना चाहिए–

(*a*) पानी (*b*) नींबू का रस

(*c*) खाद्यान्न (*d*) खीर

112. खाद्य पदार्थों को भण्डारित करने के लिए किस पदार्थ के पात्र इस्तेमाल नहीं करने चाहिए–

(*a*) कांच के (*b*) टिन के

(*c*) सीसे के (*d*) इन सभी के

113. पक्षियों की बीष्ट में कौन-सा विषाक्तताजनक जीवाणु होता है–

(*a*) राइजोबियम (*b*) ईशरीशिया

(*c*) साल्मोनेला (*d*) इनमें से कोई नहीं

114. विकारी पदार्थों की भण्डारण विधि अपनाई जाती है

(*a*) शीत भण्डारण (*b*) शुष्क भण्डारण

(*c*) (*a*) व (*b*) दोनों (*d*) कोई नहीं

115. हैजा रोग होता है–

(*a*) कवक द्वारा (*b*) जीवाणु द्वारा

(*c*) विषाणु द्वारा (*d*) मक्खी द्वारा

116. मादा एस्केरिस एक दिन में–

(*a*) 10 अण्डे देती है

(*b*) 1,000 अण्डे देती है

(*c*) 10,000 अण्डे देती है

(*d*) 2,00,000 अण्डे देती है

117. निद्रा रोग फैलता है–

(*a*) मच्छर द्वारा (*b*) घरेलू मक्खी द्वारा

(*c*) सीसी मक्खी द्वारा (*d*) खटमल द्वारा

118. मधुमक्खी की एक निवह में कितनी रानियाँ होती हैं?

(*a*) एक (*b*) दो

(*c*) तीन (*d*) चार

119. 100 ग्राम अण्डे में कितने ग्राम प्रोटीन होती है?

(*a*) दस ग्राम (*b*) ग्यारह ग्राम

(*c*) बारह ग्राम (*d*) पन्द्रह ग्राम

120. ऊन के रूप में किस जन्तु के बाल प्राप्त होते हैं?

(*a*) भेड़ (*b*) बकरी

(*c*) मछली (*d*) एपिस

ENGLISH

Directions (121-123): Each of the sentence given below contains an italicized word or phrase and is followed by four alternatives, one of which conveys almost the same meaning as italicized word or phrase in the sentence. Choose the correct option.

121. The *munificence* of the businessman was great:

(*a*) Generosity

(*b*) Stinginess

(*c*) Misery

(*d*) Tact in handling the business

122. They were not aware of his *magnanimous* act:

(*a*) Generous (*b*) Charitable
(*c*) Insulting (*d*) Magnificent

123. We asked the explanation as some of his remarks were equivocal:

(*a*) Violent
(*b*) Capable of carrying more than one meaning
(*c*) Irritating
(*d*) Uncompromising

Directions (124-128): Mark the word or phrase which is **nearest** in **meaning** to, the lead word in the following questions:

124. Germinate:

(*a*) Decay (*b*) Breed
(*c*) Produce (*d*) Sprout

125. Recuperate:

(*a*) Rehabilitate (*b*) Recover
(*c*) Reimburse (*d*) Relocate

126. Augury:

(*a*) Prophecy (*b*) Astronomy
(*c*) Intention (*d*) Future

127. Delectable:

(*a*) Noble (*b*) Enjoyable
(*c*) Delicious (*d*) Sumptuous

128. Dialectic:

(*a*) Argumentative (*b*) Instructive
(*c*) Constructive (*d*) Destructive

Directions (129-133): Choose the most appropriate word from amongst the alter-natives provided at the end of each sentence, which when supplied in the blank would make it meaningful.

129. Two dozen oranges .... only twenty rupees.

(*a*) cost (*b*) costing
(*c*) costs (*d*) costed

130. He was ...... of all his valuable documents.

(*a*) picked (*b*) stolen
(*c*) robbed (*d*) lost

131. Scarcely had he gone .... his friend knocked at the door.

(*a*) than (*b*) then
(*c*) when (*d*) where

132. After the explosion many dead bodies lay .... in the open.

(*a*) rot (*b*) rotting
(*c*) rotten (*d*) rotted

133. The drunken man .... out of the bar.

(*a*) stroke (*b*) staggered
(*c*) strolled (*d*) limped

Directions (134-138): The following sentences have three divisions – (*a*), (*b*), (*c*). Find out which part has an error in it. If there is no error, your answer will be (*d*), i.e., No. error.

134. The cricket / is a / game of chance.
(*a*) (*b*) (*c*)
No error.
(*d*)

135. Mr. Alexander / has purchased / new
(*a*) (*b*)
furnitures from Metro-Mall. No error:
(*c*) (*d*)

136. Last year / many people / died from
(*a*) (*b*)
cholera epidemic. No error
(*c*) (*d*)

137. Both the / girls helped / one another.
(*a*) (*b*) (*c*)
No error.
(*d*)

138. Vijay is / very / sorry about her misconduct.
(*a*) (*b*) (*c*)
No error.
(*d*).

Directions (139-142): Each of the following idioms is followed by alternative meanings of which one is correct. Find out the correct answer.

139. At one's wits end:

(*a*) To be completely confused
(*b*) To be very witty
(*c*) To have no sense of humour
(*d*) To be indifferent

140. To fly off the handle:
(*a*) To dislocate
(*b*) To lose one's temper
(*c*) To take off
(*d*) To be indifferent

141. To blaze a trail:
(*a*) To blow the trumpet
(*b*) To be annoyingly noisy
(*c*) To initiate work in a movement
(*d*) To be vehemently opposed

142. Between the devil and the deep sea:
(*a*) In a dilemma
(*b*) A man who is drowning
(*c*) A deep sea driver
(*d*) Near the coastline

Directions (143-146): Choose the correct preposition:

143. His statement was tantamount .... a confession.
(*a*) for (*b*) to
(*c*) with (*d*) from

144. Distribute the sweets .... these four girls.
(*a*) between (*b*) among
(*c*) in (*d*) with

145. Jahangir was married ...... Nur Jahan.
(*a*) with (*b*) to
(*c*) by (*d*) from

146. I must apologize .... you.
(*a*) to (*b*) by
(*c*) with (*d*) of

Directions (147-150): Select from the alternatives provided the word which best completes the meaning of the sentences as a whole:

147. I .... to be a bird to fly in the air, over rivers, mountains and plains.
(*a*) desire (*b*) wish
(*c*) need (*d*) require

148. Every citizen of a free country is .... to follow his duties with the same sincerity with which he demands his rights.
(*a*) compelled (*b*) obliged
(*c*) bound (*d*) expected

149. My sister is .... of cockroaches
(*a*) fearful (*b*) frightened
(*c*) afraid (*d*) terrorized

150. You should't be angry, they did it only for ....
(*a*) fun (*b*) humour
(*c*) joke (*d*) comedy

उत्तरमाला

भौतिक विज्ञान

1. (*c*) **2.** (*b*) **3.** (*c*) **4.** (*a*) **5.** (*b*) **6.** (*b*) **7.** (*d*) **8.** (*b*) **9.** (*a*) **10.** (*b*)
11. (*d*) **12.** (*a*) **13.** (*c*) **14.** (*c*) **15.** (*c*) **16.** (*b*) **17.** (*b*) **18.** (*d*) **19.** (*c*) **20.** (*b*)
21. (*a*) **22.** (*b*) **23.** (*b*) **24.** (*b*) **25.** (*a*) **26.** (*d*) **27.** (*b*) **28.** (*d*) **29.** (*a*) **30.** (*a*)

रसायन विज्ञान

31. (*d*) **32.** (*d*) **33.** (*c*) **34.** (*b*) **35.** (*c*) **36.** (*c*) **37.** (*b*) **38.** (*c*) **39.** (*c*) **40.** (*c*)
41. (*d*) **42.** (*b*) **43.** (*c*) **44.** (*a*) **45.** (*c*) **46.** (*c*) **47.** (*d*) **48.** (*b*) **49.** (*c*) **50.** (*a*)
51. (*a*) **52.** (*b*) **53.** (*b*) **54.** (*b*) **55.** (*a*) **56.** (*d*) **57.** (*a*) **58.** (*c*) **59.** (*c*) **60.** (*c*)

जीव विज्ञान

61. (*d*) **62.** (*a*) **63.** (*a*) **64.** (*d*) **65.** (*b*) **66.** (*a*) **67.** (*b*) **68.** (*b*) **69.** (*a*) **70.** (*b*)

71. (*a*) **72.** (*c*) **73.** (*b*) **74.** (*c*) **75.** (*a*) **76.** (*a*) **77.** (*a*) **78.** (*a*) **79.** (*c*) **80.** (*a*)

81. (*a*) **82.** (*a*) **83.** (*d*) **84.** (*a*) **85.** (*d*) **86.** (*c*) **87.** (*b*) **88.** (*a*) **89.** (*d*) **90.** (*a*)

91. (*a*) **92.** (*a*) **93.** (*c*) **94.** (*a*) **95.** (*a*) **96.** (*b*) **97.** (*a*) **98.** (*d*) **99.** (*d*) **100.** (*a*)

101. (*c*) **102.** (*b*) **103.** (*c*) **104.** (*a*) **105.** (*a*) **106.** (*a*) **107.** (*a*) **108.** (*c*) **109.** (*c*) **110.** (*b*)

111. (*b*) **112.** (*c*) **113.** (*c*) **114.** (*a*) **115.** (*b*) **116.** (*d*) **117.** (*c*) **118.** (*a*) **119.** (*c*) **120.** (*a*)

ENGLISH

121. (*a*) **122.** (*b*) **123.** (*b*) **124.** (*d*) **125.** (*b*) **126.** (*a*) **127.** (*b*) **128.** (*a*) **129.** (*c*) **130.** (*c*)

131. (*c*) **132.** (*c*) **133.** (*c*) **134.** (*c*) **135.** (*d*), **136.** (*c*) **137.** (*c*) **138.** (*c*) **139.** (*b*) **140.** (*a*)

141. (*c*) **142.** (*a*) **143.** (*a*) **144.** (*b*) **145.** (*b*) **146.** (*a*) **147.** (*b*) **148.** (*d*) **149.** (*b*) **150.** (*a*)

व्याख्या

1. चूंकि आदर्श वोल्टमीटर का प्रतिरोध अनन्त होता है। अत: इसे परिपथ में श्रेणी क्रम में जोड़ने पर धारा का मान शून्य होगा।

2. चुम्बकीय क्षेत्र में इलेक्ट्रॉन पर बल

$$F = Bev \sin \theta$$

जहाँ $B = 0.2$ बेबर/मी², $v = 2 \times 10^7$ मी/से

$e = 1.6 \times 10^{-19}$ कूलॉम, $\theta = 90^\circ$

$\therefore \quad F = 0.2 \times 1.6 \times 10^{-19} \times 2 \times 10^7 \sin 90^\circ$

$= 0.64 \times 10^{-12} = 64 \times 10^{-14}$ न्यूटन

3. 100 वाट के बल्ब द्वारा व्यय विद्युत ऊर्जा

$$= \frac{\text{वाट} \times \text{घण्टे}}{1000}$$

$$= \frac{5 \times 100 \times 8 \times 30}{1000} = 120 \text{ यूनिट}$$

4. $P = Vi$

या $i = \frac{P}{V} = \frac{880}{220} = 4$ ऐम्पियर

$\therefore$ 110 वोल्ट प्रदान करने पर शक्ति व्यय

$P = Vi = 110 \times 4 = 440$ वाट

5. श्रेणी क्रम में जोड़ने पर तुल्य प्रतिरोध

$R' = 18 + 12 + 6 = 36$ ओम

समान्तर क्रम मे जोड़ने पर तुल्य प्रतिरोध

$$\frac{1}{R''} = \frac{1}{18} + \frac{1}{12} + \frac{1}{6} = \frac{2+3+6}{36} = \frac{11}{36}$$

$$R'' = \frac{36}{11}$$

पुन: दोनों को समान्तर क्रम में जोड़ने पर तुल्य प्रतिरोध

$$R = \frac{R' \times R''}{R' + R''}$$

$$= \frac{36 \times \frac{36}{11}}{36 + \frac{36}{11}} = \frac{36 \times 36}{396 + 36}$$

$$= \frac{36 \times 36}{432} = \text{ओम}$$

6. सूत्र $i = \frac{q}{t} = \frac{ne}{t}$

जहाँ = 2.5 ऐम्पियर, $e = 1.6 \times 10^{-19}$, $t = 2$ से,

$$n = \frac{it}{e} = \frac{2.5 \times 2}{1.6 \times 10^{-19}} = \frac{25 \times 2 \times 10^{19}}{16}$$

$$= 3.125 \times 10^{19} = 31.25 \times 10^{18}$$

8. सूत्र $v = n\lambda$ से आवृत्ति $n = \frac{v}{\lambda}$

जहाँ $v = 400$ मी/से, $\lambda = 80$ सेमी = 0.8 मी.

$\therefore \quad n = \frac{400}{0.8} = 500$ हर्ट्ज

12. प्रिज्म के पदार्थ का अपवर्तनांक

$$\mu = \frac{\sin\left(\frac{A + \delta m}{2}\right)}{\sin\frac{A}{2}}$$

जहाँ $A = 60^\circ, \delta = 38^\circ$

$$\mu = \frac{\sin\left(\frac{60^\circ + 38^\circ}{2}\right)}{\sin\frac{60^\circ}{2}}$$

$$= \frac{\sin 49^\circ}{\sin 30^\circ} = \frac{0.74}{1/2} = 1.48$$

13. दिया है $\quad m = -\frac{v}{u}$

$$4 = -\frac{v}{u}$$

सूत्र $\quad \frac{1}{f} = \frac{1}{u} + \frac{1}{v}$ से, $\quad -\frac{1}{20} = \frac{1}{u} - \frac{1}{4u}$

$$-\frac{1}{20} = \frac{4-1}{4u}$$

$$-\frac{1}{20} = \frac{3}{4u}$$

$$u = -\frac{20 \times 3}{4} u = -15 \text{ सेमी.}$$

अतः वस्तु को अवतल दर्पण के ठीक सामने 15 सेमी की दूरी पर रखा जाएगा।

14. वायु के सापेक्ष जल का अपवर्तनांक

$${}_a\mu_w = \frac{4}{3}$$

वायु के सापेक्ष कांच का अपवर्तनांक

$${}_a\mu_g = \frac{3}{2}$$

$\therefore$ कांच का जल के सापेक्ष अपवर्तनांक

$${}_w u_g = \frac{{}_a\mu_g}{{}_a\mu_w} = \frac{3/2}{4/3} = \frac{9}{8}$$

<u>रसायन विज्ञान</u>

31. सोडियम लौरिल सल्फेट एक डिटरजेन्ट है।

32. एन्टीटॉक्सीन एक एन्टीबॉडी है जो एक खास टौक्सीन को विफल करता है। एन्टीटौक्सीन का स्रोत हैं–जन्तु, बैक्टीरिया इत्यादि।

37. C_2H_2 का IUPAC नाम एथाइन है। यह एक साधारण एल्काइन है।

41. निर्जल सोडियम एसीटेट और सोडालाइम की अभिक्रिया से मीथेन गैस तैयार की जाती है।

43. प्लास्टर ऑफ पेरिस का रासायनिक सूत्र है–

$$CaSO_4 . \frac{1}{2} H_2O$$

49. पोटेशियम डाइक्रोमेट में क्रोमियम का उपचयन अंक (oxidation number) + 6 है।

50. परमाणु संख्या 20 वाला तत्व कैल्शियम होता है जो कि आवर्त सारणी के आवर्त 4 में है।

53. 16 ग्राम CH_4 = 1 मोल

$\therefore$ 1.6 ग्राम CH_4 = 0.1 मोल,

(1 मोल = 6.023×10^{23} कण)

0.1 मोल $CH_4 = 0.1 \times 6.023 \times 10^{23}$ इलेक्ट्रॉन

$= 6.023 \times 10^{22}$ इलेक्ट्रॉन (लगभग)

54. क्लोरोफॉर्म ($CHCl_3$) के साथ $AgNO_3$ मिलाने पर सफेद अवक्षेप प्राप्त नहीं होता है।

58. एसीटैल्डिहाइड का रासायनिक सूत्र CH_3CHO है। CH_3CHO का IUPAC नाम इथोनॉल है।

59. NH_4^+(अमोनियम आयन) में सभी उपस्थित बन्ध सह–संयोजक हैं।

60. जब एक फिल्टर पेपर को फॉस्फोरस और कार्बन डाइसल्फाइड के घोल में डुबोकर उसे हवा में धीरे–धीरे हिलाते हैं तो फिल्टर पेपर अचानक जल उठता है, क्योंकि फॉस्फोरस स्वतः ज्वलनशील है।

■■

प्रैक्टिस सेट-1

भौतिक विज्ञान

1. कोणीय वेग का मात्रक है–

(*a*) मी/से. (*b*) रेडियन/से.

(*c*) रेडियन/से.^{2} (*d*) न्यूटन/से.

2. पृथ्वी की परिक्रमा करते समय अन्तरिक्ष यात्री की क्या अचर रहती है ?

(*a*) चाल (*b*) वेग

(*c*) दोनों (*d*) दोनों में कोई नही

3. अधिक जड़त्व वाले वस्तु की त्वरित करने के लिए आवश्यक बल की मात्रा

(*a*) अधिक होनी चाहिए (*b*) कम होनी चाहिए

(*c*) शून्य होनी चाहिए (*d*) कोई नहीं

4. संवेग है एक–

(*a*) सदिश राशि (*b*) अदिश राशि

(*c*) गुण (*d*) इनमें से कोई नहीं

5. कोई 2 किग्रा. की वस्तु 20 सेमी/से के नीयत वेग से 4 किग्रा. सेकण्ड चलता है। वस्तु पर कार्यरत बल है–

(*a*) 40 N (*b*) 0.4 N

(*c*) 40 डायन (*d*) कोई नहीं

6. एक लिफ्ट एक समान त्वरण से नीचे आ रही है, तो उस पर खड़े मनुष्य का आभासी भार उसके वास्तविक भार

(*a*) के बराबर होगा (*b*) से अधिक होगा

(*c*) शून्य होगा (*d*) से कम होगा

7. 2 किग्रा द्रव्यमान का संगमरमर का एक ब्लॉक बर्फ पर रखा है। इसे 6 मी/से. का वेग देने पर यह घर्षण बल के कारण 10 सेकेण्ड में रूक जाता है। घर्षण गुणांक है–

(*a*) 0.02 (*b*) 0.03

(*c*) 0.06 (*d*) 0.01

8. सीमान्त घर्षण है–

(*a*) हमेशा गतिक घर्षण से अधिक

(*b*) हमेशा गतिक घर्षण से कम

(*c*) गति घर्षण के बराबर

(*d*) गति घर्षण से कभी ज्यादा कभी कम

9. m_1 तथा m_2 द्रव्यमान की दो वस्तुएँ a तथा b की ऊँचाई से पृथ्वी पर गिर जाता है। यदि प्रारम्भिक वेग शून्य हो, तो दोनों वस्तुओं के गिरने में लगे समय का अनुपात बताएँ।

(*a*) $a : b$ (*b*) $\sqrt{a} : \sqrt{b}$

(*c*) $a^2 : b^2$ (*d*) $m_1a : m_2b$

10. किसी व्यक्ति को 1 किग्रा भार में अधिक वस्तु प्राप्त होगी–

(*a*) ध्रुवों पर (*b*) चन्द्रमा पर

(*c*) भूमध्य रेखा पर (*d*) कृत्रिम उपग्रह पर

11. सूर्य के चारों ओर चक्कर लगाती पृथ्वी के लिए नियत रहता है–

(*a*) कोणीय संवेग (*b*) रैखिक संवेग

(*c*) घूर्णी गतिज ऊर्जा (*d*) गतिज ऊर्जा

12. यदि किसी वस्तु का संवेग दुगुना कर दिया जाए तो उसकी गतिज ऊर्जा हो जाती है–

(*a*) दुगुनी (*b*) चार गुना

(*c*) $\sqrt{2}$ गुना (*d*) अपरिवर्तित

13. कोशिका में समाहित ऊर्जा किस प्रकार की है ?

(*a*) रासायनिक (*b*) विद्युतीय

(*c*) यान्त्रिक (*d*) प्रकाश

14. एक घोड़ा 20 N के बल से एक गाड़ी को 5 मीटर तक खींचता है। घोड़े द्वारा किया गया कार्य है–

(*a*) $\frac{5}{20}$ जूल (*b*) $\frac{20}{5}$ जूल

(*c*) 20×5 जूल (*d*) $20 \times \frac{5}{9.8}$ जूल

15. किसी ठोस का भार हवा में 320 ग्राम और पानी में 280 ग्राम है तो 1.6 आपेक्षिक घनत्व वाले द्रव में उसके भार में कमी होगी–

(*a*) 40 ग्राम (*b*) 80 ग्राम

(*c*) 60 ग्राम (*d*) इनमें से कोई नहीं

16. एक ताजा अण्डा पानी से बर्तन में डाला जाता ।न पानी में डालने पर वह ऊपर उठने लगता है। सत्य कथन कौन-सा है ?

(*a*) अण्डा का घनत्व पानी के घनत्व से कम है

(*b*) अण्डा का घनत्व शुद्ध पानी के घनत्व के बराबर होता है।

(*c*) अण्डा का घनत्व शुद्ध पानी के घनत्व से अधिक है।

(*d*) अण्डा का घनत्व नमकीन पानी के घनत्व से कम है।

17. चुम्बकीय गुण होते हैं–

(*a*) ठोस (*b*) द्रव

(*c*) गैस (*d*) इनमें से कोई नहीं

18. नियत दाब पर 27° C की एक आर्दश गैस पर 27° C को इस प्रकार गर्म किया जाता है कि उसका आयतन दो गुना हो जाता है। गैस का ताप क्या होगा ?

(*a*) 300° C (*b*) 327° C

(*c*) 600° C (*d*) 54° C

19. एक रेलवे क्रांसिंग पर ट्रेन पहुंचने के समय धीमी होती हुई सीटी देती है। एक आदमी जो क्रांसिंग के पास खड़ा है उसके द्वारा सुनी गई ध्वनि की आवृत्ति–

(*a*) बढ़ेगी

(*b*) घटेगी

(*c*) वही रहेगी

(*d*) निश्चित रूप से कुछ कहा नहीं जा सकता

20. रेडियो स्टेशन के प्रेषित्र में वाहक के रूप में रेडियो आवृत्ति का प्रयोग इसलिए होता है क्योंकि–

(*a*) रेडियो आवृत्ति को श्रव्य आवृत्ति की सहायता से दूर-दूर तक पहुँचाना होता है।

(*b*) रेडियो आवृत्ति सीधी रेखा में चल सकती है।

(*c*) रेडियो आवृत्ति की गति अत्यधिक होती है।

(*d*) अधिक शक्तिशाली होने के कारण रेडियो आवृत्ति तरंगें दुनिया के किसी भी कोने में अथवा वातावरण में कहीं भी तुरन्त पहुंच सकती है।

21. एक ऐल्युमिनियम की डिस्क 15°C पर 10 cm व्यास की है तथा वह डिस्क 115°C पर इस्पात की प्लेट की वृत्त छिद्र में फंस जाती है। दोनों के बीच 15°C पर क्षेत्रफल का अन्तर होगा जबकि ds = 0.000012 तथा dA = 0.000017 है–

(*a*) 0.157 सेमी.^{2} (*b*) 0.078 सेमी.^{2}

(*c*) 0.050 सेमी.^{2} (*d*) इनमें से कोई नहीं

22. पानी की एक नल 60°C पर एक लीटर प्रति मिनट की दर से पानी प्रदान करता है तथा दूसरा नल 10°C पर 7.5 लीटर प्रति मिनट की दर से पानी प्रदान करता है। यदि दोनों नलों को 10 मिनट के लिए खोल कर उनका पानी इकट्ठा किया जाये तो जल के मिश्रण का ताप होगा–

(*a*) 20°C (*b*) 30°C

(*c*) 45°C (*d*) 70°C

23. 50 ग्राम ठोस पदार्थ को 5 कैलोरी प्रति सेकेण्ड की दर से ऊष्मा प्रदत्त की जाती है तथा प्रति मिनट तापमान 11°C बढ़ जाता है। ठोस पदार्थ की विशिष्ट ऊष्मा कैलोरी/ग्राम °C में है–

(*a*) 0.545 (*b*) 0.90

(*c*) 0.45 (*d*) इनमें से कोई नहीं

24. एक अवतल दर्पण के सामने फोकस से x दूरी पर रखी वस्तु का प्रतिबिम्ब फोकस से y दूरी पर बनता है। दर्पण की फोकस दूरी होगी–

(*a*) $1\frac{1}{x}+\frac{1}{y}$ (*b*) $1\frac{1}{x}-\frac{1}{y}$

(*c*) xy (*d*) $\sqrt{xy}$

25. एक 15 सेमी. फोकस दूरी वाले अवतल दर्पण से कितनी दूरी पर कोई वस्तु रखी जाए कि उसका प्रतिबिम्ब तीन गुणा बड़ा बने जबकि प्रतिबिम्ब दर्पण के सामने बनता है–

(*a*) 5 सेमी. (*b*) 10 सेमी.

(*c*) 15 सेमी. (*d*) 20 सेमी.

26. यदि किसी उदासीन बॉल से 10,000 इलेक्ट्रॉन निकाल दिए जाते है तो संप्रति इसका आवेश है–

(*a*) 1.6×10^{-15} C (*b*) 1.6×10^{-23} C

(*c*) -1.6×10^{-15} C (*d*) -1.6×10^{-23} C

27. 100 वाट के एक विद्युत बल्ब को 250 वोल्ट के विद्युत मेन से जोड़ा जाता है। बल्ब में प्रवाहित धारा का मान होता है–

(*a*) 0.1 A (*b*) 0.4 A
(*c*) 2.5 A (*d*) 10 A

28. मनुष्य के शरीर का प्रतिरोध होता है लगभग–

(*a*) 20,000 Ω (*b*) 25,000 Ω
(*c*) 30,000 Ω (*d*) 35,000 Ω

29. नाभिकीय अभिक्रियाओं में क्या संरक्षित रहता है ?

(*a*) केवल कुल आवेश
(*b*) केवल केंद्रकों की कुल संख्या
(*c*) कुल आवेश और केंद्रकों की कुल संख्या
(*d*) इनमें से सभी असंरक्षित रहते हैं।

30. तापमान बढ़ने के साथ अर्द्धचालक की विद्युत चालकता पर क्या प्रभाव पड़ता है ?

(*a*) यह बढ़ती है
(*b*) यह समान रहती है
(*c*) यह पहले घटती है तत्पश्चात् बढ़ती है
(*d*) यह घटती है।

रसायन विज्ञान

31. मात्रा एक प्रकार के परमाणुओं वाले विशुद्ध पदार्थ को क्या नाम दिया गया है ?

(*a*) तत्त्व (*b*) यौगिक
(*c*) मिश्रण (*d*) निलम्बन

32. CO के 6.023×10^{23} अणुओं का भार क्या होगा ?

(*a*) 2.8 ग्राम (*b*) 28 ग्राम
(*c*) 1 ग्राम (*d*) इनमें से कोई नहीं

33. निम्न गैसों में कौन गैस द्विपरमाण्विक नहीं है ?

(*a*) हाइड्रोजन (*b*) नाइट्रोजन
(*c*) हीलियम (*d*) क्लोरीन

34. बॉयल का नियम बतायें–

(*a*) $V \propto T$ जब P स्थिर है।
(*b*) $P \propto T$ जब V स्थिर है।
(*c*) $V \propto \frac{1}{P}$ जब T स्थिर है।
(*d*) $V \propto \frac{1}{T}$ जब P स्थिर है।

35. गैस समीकरण किससे संबंधित है ?

(*a*) आयतन तथा ताप के साथ
(*b*) दाब तथा ताप के साथ
(*c*) दाब तथा आयतन के साथ
(*d*) दाब, ताप तथा आयतन के साथ

36. निम्नलिखित मौलिक कणों में कौन-सा कण सबसे भारी है ?

(*a*) न्यूट्रॉन (*b*) प्रोटॉन
(*c*) इलेक्ट्रॉन (*d*) पोजिट्रॉन

37. प्रोटॉन का द्रव्यमान इलेक्ट्रॉन के द्रव्यमान का कितना गुणा होता है ?

(*a*) 1840 गुना (*b*) $\frac{1}{1840}$ गुना
(*c*) बराबर (*d*) 2×1840 गुना

38. $Ni(CO)_4$ में Ni की ऑक्सीकरण संख्या है–

(*a*) 0 (*b*) 4
(*c*) 8 (*d*) 2

39. निम्न प्रतिक्रिया के लिए साम्यावस्था स्थिरांक का कौन-सा समीकरण होगा ?

$$2A + B + C = M + 3N$$

(*a*) $K_C = \frac{[A]^2[B][C]}{[M]^3[N]^3}$ (*b*) $K_C = \frac{[M]^3[N]}{[A][B]^2[C]}$

(*c*) $K_C = \frac{[M][N]^3}{[A]^2[B][C]}$ (*d*) इनमें से कोई नहीं।

40. $N_2 + 3H_2 \xrightarrow[Mo]{Fe} 2NH_3$ क्रिया में M_o किसका कार्य करता है।

(*a*) धन उत्प्रेरक (*b*) प्रेरित उत्प्रेरक
(*c*) स्व-उत्प्रेरक (*d*) उत्प्रेरक वर्द्धक

41. अभिक्रिया $Li + N_2 \rightarrow$ का उत्पाद है ?

(*a*) Li_3N (*b*) Li_3N_2
(*c*) NO (*d*) LiN_2

42. निम्न में से किस उर्वरक की तरह प्रयोग किया जाता है।

(*a*) सेलुलोज नाइट्रेट
(*b*) सोडियम नाइट्रेट
(*c*) कैल्सियम अमोनियम नाइट्रेट
(*d*) पोटाश फिटकारी

43. निम्नलिखित में कौन-सी उच्चतम अधातु है।
(*a*) नाइट्रोजन (*b*) लिथियम
(*c*) ऑक्सीजन (*d*) हाइड्रोजन

44. एल्कीन का सामान्य सूत्र है-
(*a*) C_nH_{2n} (*b*) C_nH_{2n-2}
(*c*) C_nH_{2n+2} (*d*) C_nH_n

45. द्विबंध वाले असंतृपत हाइड्रोकार्बन का सामान्य सूत्र होता है-
(*a*) C_nH_{2n+2} (*b*) C_nH_{2n-2}
(*c*) C_nH_{2n} (*d*) C_nH_{n+4}

46. पृथ्वी तल में अल्युमीनियम की मात्रा है ?
(*a*) 1.1% (*b*) 1.8%
(*c*) 2.1% (*d*) 8.1%

47. पिरंजक चूर्ण का सूत्र है-
(*a*) Ca(OCl)Cl (*b*) $CaCl_2$
(*c*) CaOCl (*d*) $Ca(OCl)Cl_2$

48. बिना सान्द्रता कम किए $ZnCl_2$ विलयन निम्न के सम्पर्क में नहीं रखा जा सकता है।
(*a*) Au (*b*) Pb
(*c*) Al (*d*) Ag

49. निम्नलिखित में से कौन एक प्रतिरोधक विलयन बना सकते हैं ?
(*a*) KOH + HCl
(*b*) $CH_3COOH + CH_3COONa$
(*c*) $HNO_3 + NaNO_3$
(*d*) HCl + NaCl

50. प्राकृतिक गैस में मुख्यत: रहता है-
(*a*) कार्बन डाइऑक्साइड (*b*) कार्बन मोनोक्साइड
(*c*) मिथेन (*d*) कोल गैस

51. कार्बन मोनोक्साइड और नाइट्रोजन के गैसीय मिश्रण को कहते हैं-
(*a*) कोल गैस (*b*) जल गैस
(*c*) वायु अंगार गैस (*d*) प्राकृतिक गैस

52. ताप बढ़ाने पर अभिक्रिया का वेग बढ़ जाता है, क्योंकि
(*a*) परमाणुओं के मध्य टक्करों की संख्या बढ़ जाती है
(*b*) क्रियाशील अणुओं की संख्या बढ़ जाती है
(*c*) सक्रियण ऊर्जा कम हो जाती है
(*d*) उपरोक्त में से कोई नहीं

53. $CH_3COOC_2H_5 + H_2O \xrightarrow{H^+} CH_3COOH + C_2H_5OH$ उपरोक्त अभिक्रिया से H^+ क्या है?
(*a*) होमोजिनस उत्प्रेरक (*b*) होमोजिनस संदमक
(*c*) हैटरोजिनस उत्प्रेरक (*d*) हैटरोजिनस संदमक

54. निम्न में से किस सजातीय श्रेणी के सदस्य ऑक्सोनियम लवण बनायेंगे-
(*a*) ऐल्केन (*b*) हैलोऐल्केन
(*c*) ऐल्केनैल (*d*) ऐल्कॉक्सी ऐल्केन

55. ईथरों में ऐल्कॉक्सी समूह का परिकलन निम्न अभिकर्मक की सहायता से किया जा सकता है-
(*a*) Cl_2 (*b*) PCl_5
(*c*) HCl (*d*) HI

56. कार्बोनिल समूह के कार्बन परमाणु में निम्न संकरण होता है-
(*a*) sp (*b*) sp^2
(*c*) sp^3 (*d*) dsp^2

57. निम्नांकित में से ऐसा क्रिस्टलीय पदार्थ जिसकी इकाई सेल में एक परमाणु होता है, है-
(*a*) फलक-केन्द्रित घनीय (*b*) अन्त:केन्द्रीय घनीय
(*c*) सामान्य घनीय (*d*) इनमें से कोई नहीं

58. निम्न में से किस यौगिक में धातु आधिक्य दोष (Metal excess defect) है-
(*a*) ZnO (*b*) FeO
(*c*) AgCl (*d*) FeS

59. जिन तत्वों में तीन बाह्य कोश अपूर्ण होते हैं, कहलाते हैं-
(*a*) संक्रमण तत्व
(*b*) निरूपक तत्व
(*c*) आन्तरिक संक्रमण तत्व
(*d*) पोस्ट यूरेनियम तत्व

60. Cu^+ आयन में अयुग्मित इलेक्ट्रॉनों की संख्या है-
(*a*) चार (*b*) शून्य
(*c*) तीन (*d*) पांच

जीव विज्ञान

61. कोशिका के अन्दर केल्शियम ऑक्सेलेट के तारक क्रिस्टल को क्या कहते हैं?

(*a*) रेफाइड्स (*b*) स्फिरो क्रिस्टल

(*c*) स्टाइलॉइड्स (*d*) सिस्टोलिथ

62. कोशिका झिल्ली कैसी होती है?

(*a*) पारगम्य (*b*) अर्द्ध पारगम्य

(*c*) वरणात्मक पारगम्य (*d*) अपारगम्य

63. यूकैरियोट में *m*-RNA को स्थिरता प्रदान करने हेतु बनता है–

(*a*) पॉलिसोम (Polysome)

(*b*) पॉलिराइबोसोम (Polyribosome)

(*c*) इन्फोर्मोसोम (Informosome)

(*d*) सेन्ट्रोसोम (Centrosome)

64. *m*-RNA का पूर्ववर्ती (Precursor) है–

(*a*) *t*-RNA (*b*) *m*-RNA

(*c*) *r*-DNA (*d*) *hn*-RNA

65. एन्जाइम शब्द का सर्वप्रथम प्रयोग करने वाला वैज्ञानिक था–

(*a*) ल्यूनिन (Lunin)

(*b*) होली (Holley)

(*c*) कुहने (Kuhne)

(*d*) ड्रयूमोन्ड (Drummond)

66. पाचक एन्जाइम (digestive enzymes) को किस श्रेणी में रखा जा सकता है–

(*a*) ऑक्सीडोरिडक्टेज (oxidoreductase)

(*b*) ट्रांसफरेज (transferase)

(*c*) हाइड्रोलेजेज (hydrolases)

(*d*) लाएजेज (lyases)

67. एक पौधा विषमयुग्मजी है तथा उसे लिखते हैं Bb एवं यह दो प्रकार के युग्मक, B व b का निर्माण करता है। b युग्मक की B अथवा b युग्मक को निषेचित करने की संभावना (probability) है–

(*a*) 1/2 (*b*) 1/1

(*c*) 3/4 (*d*) 1/4

68. एक व्यष्टि (individual) को जिसमें आनुवंशिक कारकों की जोड़ी के दोनों सदस्य एक समान होते हैं, कहा जाता है–

(*a*) समयुग्मजी (*b*) विषमयुग्मजी

(*c*) समरूपी (*d*) विषमरूप

69. वे चार तत्व जो किसी भी सजीव तन्त्र में विद्यमान समस्त तत्वों का 99% भाग बनाते हैं–

(*a*) C, H, O, P (*b*) C, H, O, S

(*c*) H, O, C, N (*d*) C, N, O, P

70. सेन्ट्रल डोग्मा रिवर्स का प्रतिपादक है–

(*a*) टेमिन (Temin)

(*b*) मुल्डर (Mulder)

(*c*) बेरी कोमोनर (Bariy Commoner)

(*d*) वाटसन व क्रिक (Watson and Crick)

71. RNA डिपेनडेन्ट DNA पॉलिमरेज एन्जाइम का संबंध है–

(*a*) सेण्ट्रल डोग्मा से (*b*) वृत्ताकार प्रवाह से

(*c*) सेण्ट्रल डोग्मा रिवर्स से (*d*) इनमें से सभी

72. यीस्ट होते हैं–

(*a*) पूर्णतः वायवीय

(*b*) अवायवीय

(*c*) यदा-कदा अवायवीय

(*d*) वायवीय व अवायवीय दोनों

73. शैवालीय कवक को रखा गया है–

(*a*) एस्कोमाइसिटीज में (*b*) बैसीडियोमाइसिटीज में

(*c*) फाइकोमाइसिटीज में (*d*) ड्यूटेरोमाइसिटीज़ में

74. कवक व बीजी पादपों के मध्य सत्य सहजीवी संबंध होता है–

(*a*) अन्तः कवकमूल (ectomycorrhiza)

(*b*) बाह्य कवक मूल (endomycorrhiza)

(*c*) सहोपकारिता (mutualism)

(*d*) सहभोजिता (commensalism)

75. बीजाण्ड में होने वाले अर्द्धसूत्री विभाजन की संख्या है–

(*a*) चार बार (*b*) एक बार

(*c*) दो बार (*d*) छः बार

76. माइक्रोपाइल स्थित होता है–

(*a*) बीजाण्ड में (*b*) भ्रूणपोष में

(*c*) फल में (*d*) परागकोष में

77. एक अध्यावरणी (Unitegmic) बीजाण्ड, प्राय: पाए जाते हैं–

(*a*) सभी अनावृतबीजियों में

(*b*) अधिकांश आवृतबीजियों में

(*c*) सभी द्विबीजपत्रियों में

(*d*) अधिकांश एकबीजपत्रियों में

78. एक काष्ठीय पौधे में वार्षिक वलय किस के बीच बनती है–

(*a*) काग एवं काग अस्तर के बीच

(*b*) दो शरद काष्ठ के बीच

(*c*) एक शरद एवं एक बसन्त काष्ठ के बीच

(*d*) दो बसन्ती काष्ठों के बीच

79. काष्ठीय स्तम्भ में कागजन हटा देने पर परिवर्धन अवरुद्ध हो जाएगा–

(*a*) बसन्त काष्ठ तथा पतझड़ काष्ठ का

(*b*) वार्षिक वल्य तथा मज्जा रश्मि का

(*c*) अन्त: एवं रस काष्ठ का

(*d*) काग तथा द्वितीयक वल्कुट का

80. द्विबीजपत्री स्तम्भ में नवजात द्वितीयक फ्लोएम की पर्त होगी–

(*a*) जाइलम के ठीक बाहर

(*b*) ठीक संवहन एधा के बाहर

(*c*) प्राथमिक फ्लोएम के अन्दर

(*d*) उपरोक्त में से कोई नहीं

81. परासरण रुक जाता है जब–

(*a*) विलयन समपरासरी हो जाते हैं

(*b*) जब प्रकाश अनुपस्थित हो

(*c*) जब पत्तियाँ झड़ती हो

(*d*) जब जल सान्द्रता बराबर होती है

82. यदि किसी विलयन में कोशिका को रखने पर उसका आयतन बढ़ जाता है, तो ऐसे विलयन को कहते हैं–

(*a*) हाइपोटोनिक (*b*) आइसोटोनिक

(*c*) सामान्य (*d*) हाइपरटोनिक

83. ब्लोटिंग-पेपर द्वारा पानी अवशोषण कौन-से प्रक्रम का निरूपण करता है?

(*a*) अन्त: परासरण (*b*) विसरण

(*c*) अन्त:शोषण (*d*) परासरण

84. पारिस्थितिक तन्त्र में पादपों की क्या स्थिति है?

(*a*) प्राथमिक उत्पादक (*b*) द्वितीयक उत्पादक

(*c*) द्वितीयक उपभोक्ता (*d*) प्राथमिक उपभोक्ता

85. भोजन शृंखला के घटकों का सही क्रम है–

(*a*) अपघटक, उत्पादक, उपभोक्ता

(*b*) उपभोक्ता, अपघटक, उत्पादक

(*c*) उत्पादक, उपभोक्ता, अपघटक

(*d*) अपघटक, उपभोक्ता, उत्पादक

86. एक खाद्य-शृंखला में हरे पौधे ही शृंखला की प्रारम्भिक कड़ी क्यों बनाते हैं, क्योंकि वे–

(*a*) कार्बन डाइ-ऑक्साइड का स्थिरीकरण

(*b*) भोजन का संश्लेषण करते हैं

(*c*) दोनों

(*d*) पौधे अधिक संख्या में होते हैं

87. BGA जैविक उर्वरक के रूप में मुख्यत: किस फसल में प्रयुक्त होता है?

(*a*) गेहूँ (*b*) चना

(*c*) धान (*d*) सरसों

88. राष्ट्रीय वानस्पतिक अनुसंधान संस्थान कहां स्थित है?

(*a*) कोलकाता में

(*b*) हैदराबाद में

(*c*) चेन्नई में

(*d*) लखनऊ में

89. शांत उत्परिवर्तन कहलाते हैं–

(*a*) जब शांतिपूर्वक जीव के उत्पाद का परिवर्तन होता है

(*b*) जो कोशिका में शन्ति बनाये रखने में सहायक होते हैं

(*c*) मूल के शिर पर शांत क्षेत्र में परिवर्तन करते हैं

(*d*) जीन के उत्पाद को परिवर्तन नहीं करते

90. कायिक प्रजनन करने वाला पादपों में संकर ओज आबश्यक है, क्योंकि–

(*a*) संकर ओज लम्बे काल तक रहता है

(*b*) संवर्धन में आसानी रहती है

(*c*) उत्पादन अधिक होता है

(*d*) इसमें लैंगिक जनन की क्षमता नहीं होती

91. स्तनधारियों की ट्रेकिया (Trachea) में पक्ष्माभिक उपकला (Ciliated epithelium) का कार्य होता है–

(*a*) सूंघने में सहायता करना

(*b*) श्लेष्मा (Mucous) को बाहर निकालना

(*c*) संवातन में वायु को भीतर धकेलना

(*d*) संवातन में वायु को बाहर धकेलना

92. निम्न में से ऊतक (Tissue) है–

(*a*) रक्त (Blood) (*b*) यकृत (Liver)

(*c*) वृक्क (Kidney) (*d*) उपरोक्त सभी

93. जिह्वा पर पाए जाने वाले सबसे छोटे आकार के स्वादांकुर (taste papilla) हैं–

(*a*) फिलिफॉर्म अंकुर (*b*) कवकरूपी अंकुर

(*c*) पर्णिल अंकुर (*d*) सरकमवेलेट अंकुर

94. जिह्वा पर पाये जाने वाले सबसे बड़े आकार के स्वादांकुर (taste papilla) हैं–

(*a*) फिलिफॉर्म पैपीला (*b*) कवकरूपी पैपीला

(*c*) पर्णिल पैपीला (*d*) सरकमवेलेट पैपीला

95. ट्रेकिया का उद्भव होता है–

(*a*) एक्टोडर्म से (*b*) मीसोडर्म से

(*c*) एण्डोडर्म से (*d*) एक्टोमीसोडर्म से

96. फेफड़ों का उद्भव होता है–

(*a*) एक्टोडर्म से (*b*) मीसोडर्म से

(*c*) एण्डोउर्म से (*d*) एक्टोमीसोडर्म से

97. शिरा आलिन्द घुण्डी (S.A. node) पायी जाती है–

(*a*) दायें आलिन्द में (*b*) बायें आलिन्द में

(*c*) बायें निलय में (*d*) दायें निलय में

98. हिज का बन्डल (Bundle of His) संबंधित है–

(*a*) वृक्क से (*b*) यकृत से

(*c*) हृदय से (*d*) प्लीहा से

99. वृक्क में पाए जाने वाले पिरैमिड्स (Pyramids) निर्मित होते हैं–

(*a*) रीनल कॉर्टेक्स से (*b*) रीनल मेड्यूला से

(*c*) एड्रीनल कॉर्टेक्स से (*d*) एड्रीनल मेड्यूला से

100. नेफ्रोन्स की संग्रह नलिकाएं (Collecting duct) पाई जाती हैं–

(*a*) पिरैमिड्स में (*b*) बर्टिनी के स्तम्भ में

(*c*) एड्रीनल कॉर्टेक्स से (*d*) एड्रीनल मेड्यूला से

101. रैथ्यक की धानि (Rathkey's pouch) किस ग्रन्थि के परिवर्द्धन के दौरान बनती है–

(*a*) पिनियल काय (Pineal body)

(*b*) पीयूष ग्रन्थि (Pituitary gland)

(*c*) थायरॉइड (Thyroid gland)

(*d*) उपरोक्त सभी

102. एण्डोस्टाइल (Endostyle) के रूपान्तरण द्वारा निर्मित ग्रन्थि है–

(*a*) पीयूष ग्रन्थि (Pituitary gland)

(*b*) थायरॉइड ग्रन्थि (Thyroid gland)

(*c*) एड्रीनल ग्रन्थि (Adrenal gland)

(*d*) वृषण (Testes)

103. प्रमस्तिष्क गोलार्द्धों (Cerebral hemisphere) के पार्श्वों में पाई जाने वाली तिरछी विदर (Fissure) है–

(*a*) मध्य विदर (Median Fissure)

(*b*) सिल्वियन विदर (Sylvian Fissure)

(*c*) हिप्पोकैम्पल विदर (Hippocampal Fis-sure)

(*d*) राइनर विदर (Rhinal Fissure)

104. प्रमस्तिष्क गोलार्द्ध (Cerebral hemisphere) में बाहरी पिण्ड हैं–

(*a*) फ्रण्टल पिण्ड व टेम्पोरल पिण्ड (Frontal and temporal lobe)

(*b*) फ्रण्टल पिण्ड व हिप्पोकैम्पल पिण्ड (Frontal and hippocampal lobe)

(*c*) टेम्पोरल व घ्राण पिण्ड (Temporal and olfactory lobe)

(*d*) फ्रण्टल व घ्राण पिण्ड (Frontal and olfactory lobe)

105. खरगोश के मस्तिष्क में हिप्पोकैम्पल पिण्ड को घ्राण मार्ग से पृथक् करने वाला विदर (Fissure) है–

(*a*) मध्य विदर (Median Fissure)

(*b*) सिल्वियन विदर (Sylvian Fissure)

(*c*) हिप्पोकैम्पल विदर (Hippocampal Fissure)

(*d*) राइनर विदर (Rhinal Fissure)

106. स्तनधारियों का सबसे बड़ा कशेरुक (Largest vertebrae) है–

(*a*) ग्रैव (Cervical) कशेरुक

(*b*) लम्बर (Lumbar)

(*c*) सैक्रल (Sacral)

(*d*) पूंछीय (Caudal)

107. एन्ड्रोजन्स का स्रावण करने वाली कोशिका है–

(*a*) अन्तराली कोशिका (Interstitial cells)

(*b*) सरटोली कोशिका (Sertoli cells)

(*c*) पुट्टक कोशिका (Follicle cells)

(*d*) कॉर्पस ल्यूटियम (Corpus luteum)

108. जन्म से लेकर वयस्क बनने तक मनुष्य के किस अंग में न्यूनतम भार में वृद्धि होती है–

(*a*) कंकाल (*b*) पेशियां

(*c*) मस्तिष्क (*d*) वसा

109. एक वयस्क व्यक्ति के शरीर में कोशिकाओं की संख्या होती है–

(*a*) 6×10^{10} (*b*) 6×10^{11}

(*c*) 6×10^{12} (*d*) 6×10^{13}

110. एक दम्पत्ति (Couple) के पुत्र उत्पन्न होगा–

(*a*) यदि पिता माता से अधिक शक्तिशाली है

(*b*) यदि माता गर्भावस्था में पोषी पदार्थ ग्रहण करती है

(*c*) यदि कच्चे के आनुवांशिक संगठन में गुणसूत्रों का अपेक्षित संयोजन होता है

(*d*) उपर्युक्त में से कोई नहीं

111. जीवों में लिंग का प्राथमिक जैव वैज्ञानिक महत्त्व होता है कि–

(*a*) सन्तानों में आनुवंशिक विभिन्नताओं को

(*b*) कोशिकीय जनन के लिए आवश्यक होता है

(*c*) सन्तानों में उत्परिवर्तन उत्पन्न करता है

(*d*) जीवा में जनन के लिए आवश्यक है

112. संकरण हेतु कौन-सी विधि का उपयोग किया जाता है–

(*a*) इमेस्कुलेशन (*b*) थैलियों में बन्द करना

(*c*) क्रॉसिंग (*d*) सभी

113. पादप प्रजनन है–

(*a*) एक कला (*b*) एक विज्ञान

(*c*) विकल्प (*a*) तथा (*b*) (*d*) सभी

114. दीमक की आहार नाल का सहजीवी है–

(*a*) मोनोसिस्टिस (*b*) ट्राइकोनिम्फा

(*c*) जिआर्डिया (*d*) निक्टोथीरस

115. मैस्टीगोफोरा व सारकोडीना के बीच योजक कड़ी (Connecting link) है–

(*a*) ट्राइफोनिम्फा (*b*) मैस्टिगअमीबा

(*c*) यूग्लीना (*d*) ट्रिपेनोसोमा

116. स्पैलेन्जानी के प्रयोग से सिद्ध हुआ–

(*a*) स्वत: जनन के लिए वायु आवश्यक है

(*b*) स्वत: जनन के लिए वायु अनावश्यक है

(*c*) बाहरी वायु फ्लास्क में जाते समय सूक्ष्म जीवाणु ले गई

(*d*) फ्लास्क में रखे पदार्थ ठीक से उबाले नहीं जा सके थे

117. जीवन उत्पत्ति के प्रकृति वाद के अनुसार जीवन उत्पत्ति का सही क्रम है–

(*a*) क्लोरोफिल → न्यूक्लिक अम्ल → अमीनो अम्ल

(*b*) अमीनो अम्ल → न्यूक्लिक अम्ल → क्लोरोफिल

(*c*) अमीनो अम्ल → प्रोटीन → क्लोरोफिल

(*d*) क्लोरोफिल → स्टार्च → ग्लाइकोजन

118. सांप के पाद (limbs) नहीं होते हैं, क्योंकि–

(*a*) बिल में घुसते समय पाद समाप्त हो जो हैं
(*b*) उद्‌विकास में पादों का विलोपन हो गया
(*c*) इनके पूर्वज पादविहीन थे
(*d*) उपर्युक्त में से कोई नहीं

119. मानव का सर्वप्रथम पूर्वज था जिसके जीवाश्म प्राप्त हुए हैं–

(*a*) पिथिकेन्थ्रॉपस (*b*) जिन्जैन्थ्रॉपस
(*c*) निएन्डरथल मानव (*d*) ऑस्ट्रेलेपिथेकस

120. टायफॉइड का रोगजनक (Pathogen) है–

(*a*) वायरस (Virus)
(*b*) *बेसिलस डिप्लोकोकस*
(*c*) *साल्मोनेल टाइफस*
(*d*) ट्राइकोमोनास

ENGLISH

Directions (Q. 121 – 125): *In the following questions, out of the four alternatives, choose the one which best expresses the meaning of the given word.*

121. meticulous

(*a*) correct (*b*) clean
(*c*) methodical (*d*) painstaking

122. abundant

(*a*) sufficient (*b*) plentiful
(*c*) significant (*d*) vibrant

123. anticipate

(*a*) antagonise (*b*) expect
(*c*) accept (*d*) hope

124. restrict

(*a*) curtail (*b*) prohibit
(*c*) retain (*d*) retail

125. tremendous

(*a*) awesome
(*b*) remarkable
(*c*) considerable
(*d*) excessive

Directions (Q. 126 – 130): *In the following questions, sentences are given with blanks to be filled in with an appropriate word(s). Four alternatives are suggested for each question. Choose the correct alternative out of the four and indicate it as your answer.*

126. Our teacher..........several points before the exams.

(*a*) cleared off (*b*) cleared away
(*c*) cleared up (*d*) cleared out

127. Let me give you ....

(*a*) an advise (*b*) any advice
(*c*) some advice (*d*) some advises

128. The cart was driven .... bullocks.

(*a*) with (*b*) off
(*c*) to (*d*) by

129. Simon .... very polite at the moment, because he wants to make a good impression.

(*a*) was being (*b*) has been
(*c*) is behaving (*d*) is being

130. If I don't ..... advantage of this platform, then how dare I be a film maker ?

(*a*) make (*b*) take
(*c*) bring (*d*) find

Directions (Q. 131 – 135) : *Some of the sentences have errors and some are correct. Find out the part of a sentence which has an error. If there is no error, mark your answer is (d).*

131. He took to drink (*a*)/ to lessen (*b*)/ his mental worries (*c*)/. No error(*d*)

132. Despite of his protests (*a*)/ I decided to buy (*b*)/ the jeans which he did not like. (*c*) / No error(*d*)

133. The Poet and Scholar (*a*)/ have been(*b*)/ honoured. (*c*)/ No error(*d*)

134. There is sense of urgency (*a*)/ in locating alternative sources of oil (*b*)/ to boost the dwindling supply.(*c*)/ No error(*d*)

135. He always practices (*a*)/ the justice and (*b*)/ cares for moral principles.(*c*) / No error(*d*).

Directions (Q. 136 – 139): *In the following questions, four alternatives are given for the idiom / phrase printed in the sentence. Choose the alternative which best expresses the meaning of the idiom / phrase.*

136. The officer **called for** an explanation from the cashier for the shortage of cash.
(*a*) asked (*b*) begged
(*c*) served a notice (*d*) demanded

137. The actress **took cue from** her brother and became successful.
(*a*) some help (*b*) a hint
(*c*) some money (*d*) learnt acting

138. We wanted the gift to be a surprise for my mother, but my sister **gave the game away**.
(*a*) lost the game
(*b*) gave out the secret
(*c*) gave away the gift
(*d*) withdrew from the plan

139. Let us have a **heart to heart** talk to solve this problem.
(*a*) good talk
(*b*) emotional talk
(*c*) frank talk
(*d*) loving talk

Directions (Q. 140 – 143) : *Sentences are given with blanks to be filled in with an appropriate word. Four alternatives are suggested for each question. Choose the correct alternative out of the four.*

140. A bullet .... his cheek.
(*a*) glazed (*b*) grazed
(*c*) throttled (*d*) amputated

141. Tourists forget their .... ideas as soon as they visit our country.
(*a*) preconceived (*b*) ordained
(*c*) gestalt (*d*) ruffled

142. He has a reputation for being a .... critic.
(*a*) sacramental (*b*) cyclopean
(*c*) unleashed (*d*) forthright

143. Do you Prefer .... or traditional art forms?
(*a*) contemporary (*b*) archaic
(*c*) muted (*d*) maudlin

Directions (Q. 144 – 147) : *Choose the correct preposition :*

144. What do you make .... all this ?
(*a*) with (*b*) of
(*c*) by (*d*) for

145. There is the book that you asked .....
(*a*) to (*b*) after
(*c*) for (*d*) from

146. He plays cricket..........hockey.
(*a*) beside (*b*) within
(*c*) after (*d*) besides

147. You should start at dawn to reach the station ....time.
(*a*) upon (*b*) by
(*c*) in (*d*) into

Directions (148 – 150) : *In the following sentences, for each italicised word, four possible choices are given. Choose the word, that best expresses the meaning of the italicised word.*

148. The *perspicuity* of the lawyer's arguments was remarkable.
(*a*) logic (*b*) precision
(*c*) lucidity (*d*) profundity

149. A man of unsound mind, he was *exonerated* from all responsibility for his actions,
(*a*) exculpated (*b*) prevented
(*c*) excused (*d*) liberated

150. He is known to be *prolific* writer.
(*a*) versatile (*b*) productive
(*c*) great (*d*) powerful

उत्तरमाला

भौतिक विज्ञान

1. (*b*)	**2.** (*a*)	**3.** (*a*)	**4.** (*a*)	**5.** (*b*)	**6.** (*d*)	**7.** (*c*)	**8.** (*a*)	**9.** (*b*)	**10.** (*a*)
11. (*a*)	**12.** (*a*)	**13.** (*a*)	**14.** (*c*)	**15.** (*c*)	**16.** (*c*)	**17.** (*a*)	**18.** (*b*)	**19.** (*b*)	**20.** (*a*)
21. (*b*)	**22.** (*b*)	**23.** (*a*)	**24.** (*d*)	**25.** (*d*)	**26.** (*a*)	**27.** (*b*)	**28.** (*a*)	**29.** (*a*)	**30.** (*a*)

रसायन विज्ञान

31. (*a*)	**32.** (*b*)	**33.** (*c*)	**34.** (*c*)	**35.** (*d*)	**36.** (*a*)	**37.** (*a*)	**38.** (*a*)	**39.** (*c*)	**40.** (*d*)
41. (*a*)	**42.** (*c*)	**43.** (*d*)	**44.** (*c*)	**45.** (*c*)	**46.** (*d*)	**47.** (*a*)	**48.** (*d*)	**49.** (*b*)	**50.** (*c*)
51. (*c*)	**52.** (*b*)	**53.** (*a*)	**54.** (*d*)	**55.** (*d*)	**56.** (*b*)	**57.** (*c*)	**58.** (*a*)	**59.** (*c*)	**60.** (*b*)

जीव विज्ञान

61. (*b*)	**62.** (*c*)	**63.** (*c*)	**64.** (*d*)	**65.** (*c*)	**66.** (*c*)	**67.** (*b*)	**68.** (*a*)	**69.** (*c*)	**70.** (*a*)
71. (*c*)	**72** (*d*)	**73.** (*c*)	**74.** (*b*)	**75.** (*b*)	**76.** (*a*)	**77.** (*a*)	**78.** (*c*)	**79.** (*d*)	**80.** (*b*)
81. (*a*)	**82.** (*a*)	**83.** (*c*)	**84.** (*a*)	**85.** (*c*)	**86.** (*c*)	**87.** (*c*)	**88.** (*d*)	**89.** (*d*)	**90.** (*d*)
91. (*b*)	**92.** (*a*)	**93.** (*a*)	**94.** (*d*)	**95.** (*c*)	**96.** (*c*)	**97.** (*a*)	**98.** (*c*)	**99.** (*b*)	**100.** (*a*)
101. (*b*)	**102.** (*b*)	**103.** (*b*)	**104.** (*a*)	**105.** (*d*)	**106.** (*b*)	**107.** (*a*)	**108.** (*c*)	**109.** (*d*)	**110.** (*c*)
111. (*a*)	**112.** (*d*)	**113.** (*c*)	**114.** (*b*)	**115.** (*b*)	**116.** (*c*)	**117.** (*b*)	**118.** (*b*)	**119.** (*d*)	**120.** (*c*)

ENGLISH

121. (*c*)	**122.** (*b*)	**123.** (*b*)	**124.** (*b*)	**125.** (*b*)	**126.** (*c*)	**127.** (*c*)	**128.** (*d*)	**129.** (*b*)	**130.** (*b*)
131. (*a*)	**132.** (*a*)	**133.** (*b*)	**134.** (*a*)	**135.** (*a*)	**136.** (*b*)	**137.** (*d*)	**138.** (*b*)	**139.** (*c*)	**140.** (*b*)
141. (*a*)	**142.** (*d*)	**143.** (*a*)	**144.** (*b*)	**145.** (*c*)	**146.** (*d*)	**147.** (*c*)	**148.** (*c*)	**149.** (*d*)	**150.** (*b*)

व्याख्या

7. $m = 2$ kg

$F = ma = \mu mg$

या, $\mu = \dfrac{a}{g}$

अब, $v = u - at$

या, $0 = 6 - 10a$

$\therefore \quad a = \dfrac{6}{10}$

$= 0.6$ मी./से.^{2}

अर्थात्, $\mu = \dfrac{0.6}{10}$

$= 0.06$

20. पूर्ण गतिज ऊर्जा $= \dfrac{1}{2}mv^2$

संवेग को दुगुना अर्थात $2v$ गतिज ऊर्जा

$$= \frac{1}{2}m(2v)^2 = \frac{1}{2}m \times 4v^2 = 2\,mv^2$$

23. m = 50 ग्राम

ऊर्जा प्रदान करने की दर

= 5 कैलोरी/से. है।

= 300 कैलोरी/मिनट

हम जानते हैं कि, $H = m\,C\Delta T$

या $300 = 50 \times s \times 11$

या, $300 = 550C$

या $C = \dfrac{300}{550} = \dfrac{6}{11} = 0.545.$

131. The correct sentence is "he took to drinking to lessen his mental worries". The gerund "drinking" is the object of the preposition "to".

132. The correct sentence is "despite his protests I decided to buy the jeans which he did not like." "Despite of" is idiomatically incorrect.

133. The correct sentence is "the poet and scholar has been honoured." Here the poet and the scholar refer to the same person; thus singular verb is used.

134. The correct sentence is "there is a sense of urgency in locating alternative sources of oil to boost the dwindling supply." The article "a" is missing.

135. The correct sentence is "he always practises the justice and cares for moral principles." Here "practice" is a noun and "practices" is a verb .Thus we require a verb in the sentence.

140. A bullet bruised his cheek. "Glazed" which means a substance coated with a layer of a vitreous substance is negated. "Grazed" which means an area of skin roughened or worn away by harsh rubbing against another surface is appropriate for the blank. "Throttled" means to keep (someone) from breathing by exerting pressure on the windpipe. "Amputated" means to cut off (a projecting body part), especially by surgery.

141. Tourist forget their biased ideas as soon as they visit our country. "Preconceived" which means to form (an opinion, for example) before possessing full or adequate knowledge is appropriate for the blank. "Ordained" means to establish or order by appointment, decree, or law. "Gestalt" is a German word for form or shape. "Ruffled" means troubled.

142. "Sacramental" means of, relating to, or having the character of a sacrament. "Cyclopean" means massive. "Unleashed" means to throw, shoot, or set in motion forcefully. "Forthright" which means straightforward is appropriate for the blank.

143. A word opposite to traditional will fit the blank. Thus "contemporary" which means being or involving the latest methods is the correct answer. "Archaic" means having passed its time of use or usefulness. "Muted" means mostly or entirely without sound. "Maudlin" means appealing to the emotions in an obvious and tiresome way.

■■

प्रैक्टिस सेट-2

भौतिक विज्ञान

1. एक चन्द्रवर्ष बराबर होता है–
(*a*) 354 दिन (*b*) 365 दिन
(*c*) 360 दिन (*d*) 366 दिन

2. एक विमान वृत्तीय पथ में 240 किमी. की चाल से गतिमान है। आधा चक्कर पूरा करने के लिए वेग में क्या परिवर्तन होगा ?
(*a*) शून्य (*b*) 240 किमी./घंटा
(*c*) 120 किमी./घंटा (*d*) 480 किमी./घंटा

3. संवेग का मात्रक है–
(*a*) किग्रा. मीटर (*b*) किग्रा.मी./से.^{2}
(*c*) किग्रा. मी. प्रति से. (*d*) न्यूटन

4. संवेग बढ़ने पर द्रव्यमान–
(*a*) घटता है (*b*) बढ़ता है
(*c*) अपरिवर्तित रहता है (*d*) इनमें से कोई नहीं

5. 2 किग्रा. वाले पिण्ड पर कोई बल कार्य करता है जिससे पिंड का वेग 5 सेकेण्ड में 25 मी./से. हो जाता है, तो उस बल का मान क्या होगा ?
(*a*) 20 N (*b*) 15 N
(*c*) 5 N (*d*) 10 N

6. मुक्तावस्था से गिरते हुए पिंड द्वारा $\frac{n}{2}$ दूरी तय करने पर इसका वेग क्या होगा ?
(*a*) $2gn$ (*b*) $\sqrt{2gn}$
(*c*) $\sqrt{gn}$ (*d*) $\frac{1}{2}gn$

7. टायर और सड़क के मध्य घर्षण गुणांक 0.25 है। कार को 40 मीटर त्रिज्या के वक्राकार पथ पर बिना फिसले घुमने के लिए आवश्यक अधिकतम चाल है ($g = 10$ मी/से^{2})–
(*a*) 40 मी./से.
(*b*) 20 मी./से.
(*c*) 15 मी./से.
(*d*) 10 मी./से.

8. कोई पैराशूटिस्ट पैराशूट सहित कूदने पर 50 मीटर बिना किसी घर्षण के गिरता है। पैराशूट के गिरने पर उसमें 2 मी./से.^{2} का मंदन उत्पन्न होता है तथा एक 3 मी./से. की चाल से पृथ्वी पर पहुँचता है। किस ऊँचाई से पैराशूटिस्ट कूदा ?
(*a*) 293 मी. (*b*) 111 मी.
(*c*) 91 मी. (*d*) 182 मी.

9. h ऊँचाई के एक मीनार से एक व्यक्ति एक पत्थर को धीरे से छोड़ देता है और दूसरे पत्थर के समान वेग u से क्षैतिज दिशा में फेंकता है। पृथ्वी की सतह पर पहुँचने पर उनके क्षैतिज व उर्ध्व वेगों का अनुपात होगा क्रमशः
(*a*) $0 : u$ तथा $1 : 1$ (*b*) $1 : u$ तथा $0 : 1$
(*c*) $\sqrt{2gh} : u$ तथा $0 : 0$ (*d*) $0 : 0$ तथा $1 : 0$

10. भूस्थिर उपग्रह की पृथ्वीतल से ऊँचाई होती है–
(*a*) 6400 किमी (*b*) 12000 किमी
(*c*) 36000 किमी (*d*) 42400 किमी

11. एक पिण्ड का द्रव्यमान 50 किग्रा है तो उसका भार किसके निकटतम होगा ?
(*a*) 50 N (*b*) 400 N
(*c*) 4900 N (*d*) 9.8 N

12. बराबर मात्रा की दो वस्तुएँ क्रमशः $3v$ तथा $2v$ के वेग से गतिशील हैं तो उनकी गतिज ऊर्जा का अनुपात होगा ?
(*a*) 3 : 2 (*b*) 9 : 4
(*c*) 4 : 9 (*d*) 2 : 3

13. अपने सिर पर 25 किग्रा का सामान उठाकर एक कुली प्लेटफार्म पर चल रहा है। गुरुत्व बल के विरुद्ध कुली द्वारा किया गया कार्य होगा–
(*a*) 200 जूल (*b*) 196 जूल
(*c*) 3 जूल (*d*) शून्य

14. 20 किग्रा. की एक गोली 10 मी./से. के वेग से बन्दूक से छूटती है। गोली की गतिज ऊर्जा है–
(*a*) 1 जूल (*b*) 10 जूल
(*c*) 20 जूल (*d*) 200 जूल

15. किसी ठोस का भार हवा में 10N तथा पानी में 8N है। इसका भार 0.8 आपेक्षिक घनत्व में निकालें–

(*a*) 8.4N (*b*) 8N

(*c*) 4.8N (*d*) इनमें से कोई नहीं

16. एक बर्तन में F घनत्व का द्रव भरा है। बर्तन की दीवार में P बिन्दु पर द्रव के दाब का परिमाण क्या होगा–

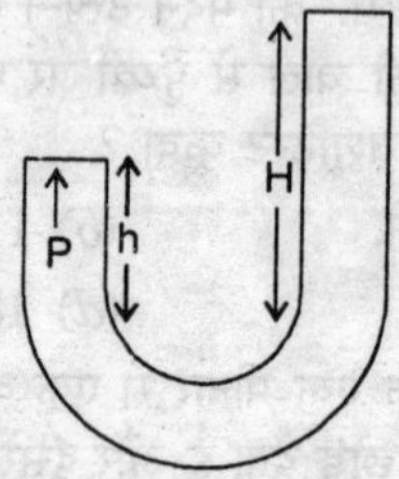

(*a*) (H – h) – Pg (*b*) HPg

(*c*) hPg (*d*) (H + h) Pg

17. तन्यता द्रव्य के किस अवस्था का गुण है ?

(*a*) ठोस (*b*) द्रव

(*c*) गैस (*d*) सभी

18. स्थिर दाब पर 300 ml गैस को जो 27° C पर है, 7° C तक ठण्डा किया जाता है, तो इसका अन्तिम आयतन होगा–

(*a*) 540 ml (*b*) 350 ml

(*c*) 280 ml (*d*) 135 ml

19. किसी पुरुष के स्वर की आवृत्ति 400 मी./से. तथा उत्पन्न ध्वनि की लम्बाई एक मीटर है। यदि किसी महिला के स्वर की तरंग लम्बाई 80 सेमी. हो तो उसके स्वर की आवृत्ति क्या होती?

(*a*) 400 से.$^{-1}$ (*b*) 500 से.$^{-1}$

(*c*) 300 से.$^{-1}$ (*d*) 600 से.$^{-1}$

20. एक रेडार से वायुयान तक रेडियो तरंग के आने-जाने में 10^{-3} सेकेण्ड लगता है तो वायुयान की दूरी है–

(*a*) 75 किमी. (*b*) 300 किमी.

(*c*) 150 किमी. (*d*) 1000 किमी.

21. एक डेकाग्राम द्रव जिसकी विशिष्ट ऊष्मा 0.5 है और ताप 60°C है, 40°C ताप वाले एक डेकाग्राम द्रव जिसकी विशिष्ट ऊष्मा 0.5 है, से मिश्रित किया जाता है। मिश्रित द्रव का ताप होगा–

(*a*) 100°C (*b*) 60°C

(*c*) 50°C (*d*) 70°C

22. एक शीशे की गोली निशाने पर टकराती है तथा इसका तापमान 100°C बढ़ जाता है यदि शीशे की विशिष्ट ऊष्मा 0.03 Cal/gm°C हो और गोली की 84% गतिज ऊर्जा ऊष्मा के रूप में ही रहती है तो टकराव के समय गोली की गति सेन्टीमीटर प्रति सेकेण्ड में होगी–

(*a*) 1×10^4 (*b*) 10×10^4

(*c*) 1.732×10^4 (*d*) 3.2×10^4

23. 100°C ताप वाली 50 ग्राम भाप जमकर 80°C पर जल बनाती है। इस दी हुई ऊष्मा से 5°C वाले 1 किग्रा. जल का ताप बढ़ जायेगा–

(*a*) 32.8°C (*b*) 33.7°C

(*c*) 36.1°C (*d*) 15.2°C

24. यदि किसी अवतल दर्पण की वक्रता त्रिज्या 20 सेमी. है। किसी वस्तु को दर्पण से कितनी दूर रखा जाए कि उसका 2 गुने आकार का वास्तविक प्रतिबिम्ब बने ?

(*a*) 10 सेमी. (*b*) 20 सेमी.

(*c*) 30 सेमी. (*d*) 15 सेमी.

25. एक वस्तु को एक अवतल दर्पण से 25 सेमी. की दूरी पर रखने पर उसका सीधा चार गुणा आकार का प्रतिबिम्ब बनता है। वस्तु का चार गुणा उलटा प्रतिबिंब प्राप्त करने के लिए वस्तु की दर्पण से दूरी होगी–

(*a*) अनंत

(*b*) उतनी ही दूरी

(*c*) पहली दूरी की $\frac{5}{3}$ गुनी

(*d*) पहली दूरी की $\frac{3}{5}$ गुनी

26. एक बैटरी को एक बाध्य परिपथ के साथ संयोजित किया जाता है। बैटरी में विभव पात निम्न के अनुपातिक है–

(*a*) बैटरी का विद्युत वाहक बल

(*b*) परिपथ में समतुल्य प्रतिरोध

(*c*) परिपथ में क्षचित शक्ति

(*d*) परिपथ में प्रवाहित धारा

27. यदि 200 V पर किसी बल्ब से – 5 ऐम्पियर की धारा प्रवाहित होती है तो बल्व है–

(*a*) 220 वाट का (*b*) 100 वाट का

(*c*) 1000 वाट का (*d*) 60 वाट का

28. किसी विद्युत क्षेत्र में एकांक धन आवेश को स्थानान्तरित करने पर संपन्न कार्य बराबर होता है–

(*a*) विद्युत क्षेत्र की तीव्रता के

(*b*) प्रतिरोध के

(*c*) धारा के

(*d*) विभवान्तर के

29. गामा किरणें प्रयुक्त की जाती है–

(*a*) कैंसर के इलाज के लिए

(*b*) खाद्य पदार्थों की सुरक्षा के लिए

(*c*) कीटाणुओं के विनाश के लिए

(*d*) इनमें से सभी

30. निम्नांकित में से कौन अर्द्धचालक है ?

(*a*) स्टील (*b*) लकड़ी

(*c*) सिलिकॉन (*d*) पीतल

रसायन विज्ञान

31. कौन मिश्रण नहीं है ?

(*a*) वायु (*b*) समुद्री जल

(*c*) बर्फ (*d*) मृदा

32. मोहर लवण का सूत्र है–

(*a*) $K_2SO_2 \cdot Al_2(SO_4)_3 \cdot 24H_2O$

(*b*) $FeSO_4 \cdot (NH_4)_2SO_4 \cdot 6H_2O$

(*c*) $Al_2(SO_4)_3 \cdot Cr_2(SO_4)_3 \cdot 24H_2O$

(*d*) इनमें से कोई नहीं

33. एक गैस का वाष्प घनत्व 14 है। S.T.P. पर उस गैस के 14 ग्राम का आयतन क्या होगा ?

(*a*) 11.2 ली. (*b*) 1.12 ली.

(*c*) 44.8 ली. (*d*) 22.4 ली.

34. S.T.P. पर 88 ग्राम CO_2 का आयतन क्या होगा ?

(*a*) 22.4 लीटर (*b*) 8.4 लीटर

(*c*) 44.8 लीटर (*d*) 88.8 लीटर

35. किसी गैस का अणुभार 128 है तो ऑक्सीजन की तुलना में इसके विसरण का दर क्या होगा ?

(*a*) $\frac{1}{8}$ (*b*) $\frac{1}{4}$

(*c*) $\frac{1}{2}$ (*d*) $\frac{1}{10}$

36. आर्गन (Ar) के वाह्यतम कक्षा में इलेक्ट्रॉन की संख्या क्या होगी ?

(*a*) 2 (*b*) 8

(*c*) 18 (*d*) 0

37. प्रोटॉन कैसा कण है ?

(*a*) α-कण (*b*) β-कण

(*c*) मौलिक कण (*d*) γ-कण

38. दो गैसें जिसमें एक फूल के रंग का विरंजन अपचयन द्वारा तथा दूसरी ऑक्सीकरण द्वारा करती है, वह है–

(*a*) H_2S तथा Br_2 (*b*) NH_3 तथा SO_3

(*c*) CO तथा Cl_2 (*d*) SO_2 तथा Cl_2

39. वैसे उत्प्रेरक जो प्रतिक्रिया की दर को घटा देता है, कहलाता है।

(*a*) उत्प्रेरक विष (*b*) धन उत्प्रेरक

(*c*) ऋण उत्प्रेरक (*d*) उत्प्रेरक वर्द्धक

40. $N_2 + 3H_2 \rightleftharpoons 2NH_3 + 11,800$ K. Cals

इस प्रतिक्रिया के फलस्वरूप अधिक से अधिक प्रतिफल के लिए आवश्यक शर्तें हैं–

(*a*) उच्च तापक्रम तथा उच्च दबाव

(*b*) निम्न तापक्रम तथा निम्न दबाव

(*c*) निम्न तापक्रम तथा उच्च दबाव

(*d*) उच्च तापक्रम तथा निम्न दबाव

41. Si का यह यौगिक अपघर्षक की तरह प्रयोग किया जाता है।

(*a*) SiO_2 (*b*) Mg_2Si

(*c*) SOF_4 (*d*) SiC

42. इस धातु के निष्कषर्ण में बेसेमरीकरण शामिल है।

(*a*) Al (*b*) Ag

(*c*) Au (*d*) Cu

43. निम्न में से कौन-सा उसी समूह में है जिसमें G है।

(*a*) Si (*b*) Na

(*c*) F (*d*) B

44. त्रिबंध वाले असंतृप्त हाइड्रोकार्बनों को सामान्य सूत्र होता है–

(*a*) C_nH_{2n-2} (*b*) C_nH_{3n+2}

(*c*) C_nH_{2n} (*d*) C_nH_{2n-4}

45. सोडियम एसीटेट तथा सोडालाइम को गर्म करने पर प्राप्त होने वाली गैस होगी-
(*a*) मिथेन (*b*) इथेन
(*c*) एसीटिलीन (*d*) एथिलीन

46. अभ्रक का सूत्र है–
(*a*) $KH_2Al_2(SiO_4)_3$ (*b*) $KH_3Al(SiO_3)_4$
(*c*) $KH_2Al_2SiO_{12}$ (*d*) इनमें से कोई नहीं

47. क्रायोलाइट का सूत्र है–
(*a*) Na_2AlF_2 (*b*) Na_2ZnO_2
(*c*) $NaAlF_4$ (*d*) Na_3AlF_6

48. यह यौगिक लुईस अम्ल नहीं है–
(*a*) $MgCl_2$ (*b*) BF_3
(*c*) BCl_3 (*d*) SiF_4

49. कोई लवण वायुमंडल से जल अवशोषित करते हैं, यह गुण कहलाता है ?
(*a*) जलयोजन (*b*) निर्जलन
(*c*) प्रस्वेदन (*d*) उत्फुल्लन

50. वह गैसीय ईंधन जो कार्बन मोनोऑक्साइड और हाइड्रोजन का मिश्रण है क्या कहलाता है ?
(*a*) जल गैस (*b*) कोल गैस
(*c*) प्रोड्यूसर गैस (*d*) द्रवित पेट्रोलियम गैस

51. इनमें से कौन ईंधन के रूप में प्रयोग किया जाता है ?
(*a*) CH_3OH (*b*) CH_3COOH
(*c*) CO_2 (*d*) C_4H_{10}

52. शून्य कोटि की अभिक्रिया की दर–
(*a*) समय के साथ बढ़ती है
(*b*) समय के साथ घटती है
(*c*) परिवर्तित नहीं होती है
(*d*) उपरोक्त में से कोई नहीं

53. प्रति 10° C ताप बढ़ने पर अभिक्रिया की दर दुगुनी हो जाती है। 10° C से 100° C ताप बढ़ाने पर अभिक्रिया की दर कितनी हो जाएगी–
(*a*) 400 गुनी (*b*) 512 गुनी
(*c*) 112 गुनी (*d*) 614 गुनी

54. ऐसीटोन बनाने के लिए आइसोप्रोपिल ऐल्कोहॉल की निम्न के साथ अभिक्रिया करवायी जाती है–
(*a*) NaOH (*b*) H_2/Pd
(*c*) अमोनीकल $AgNO_3$ (*d*) $K_2Cr_2O_7$

55. एक ऐसिल क्लोराइड से ऐल्हिाइड बनाने के लिए उसकी निम्न के साथ क्रिया करवाते हैं–
(*a*) 573 K पर Cu (*b*) Hg_2^+/H^+
(*c*) $SnCl_2$ (*d*) H_2/Pd

56. एक नाइट्राइल का $SnCl_2/HCl$ के साथ अपचयन कराने पर निम्न यौगिक प्राप्त होता है–
(*a*) एक ऐल्केन (*b*) एक ऐल्कोहॉल
(*c*) एक ऐल्डिहाइड (*d*) एक कीटोन

57. ABC, ABC, ABC व्यवस्था वाले क्रिस्टलीय व्यवस्था नाम–
(*a*) अष्टफलकीय बन्द संकलित
(*b*) चतुष्फलकीय
(*c*) घनीय बन्द संकलित
(*d*) अष्टफलकीय

58. निम्न में से किस ठोस पदार्थ में धनायन अष्टफलकीय रिक्ति में स्थान ग्रहण करता है–
(*a*) NaCl (*b*) ZnS
(*c*) CaF_2 (*d*) ZnO

59. वह तत्व जिसका मानक इलेक्ट्रोड विभव सर्वाधिक है, है–
(*a*) V (*b*) Cr
(*c*) Sc (*d*) Fe

60. निम्न में से कौन-से आयन में सर्वाधिक आयुग्मित इलेक्ट्रॉन है–
(*a*) Ti^{3+} (*b*) Co^{2+}
(*c*) Fe^{2+} (*d*) Mn^{2+}

जीव विज्ञान

61. जीवद्रव्य का एक कोशिका से दूसरी कोशिका के मध्य सेतु कौन बनाए रखता है?
(*a*) रन्ध्र (*b*) वाहिनिका
(*c*) वाहिका (*d*) प्लाज्मोडेस्मेटा

62. जीवद्रव्य कला में कार्बोहाइड्रेट किस रूप में पाया जाता है?
(*a*) ग्लाइकोलिपिड
(*b*) ग्लाइकोप्रोटीन
(*c*) ग्लाइकोलिपिड व ग्लाइकोप्रोटीन
(*d*) सेल्युलोज व हेमीसेल्युलोज

63. जनन उपकला (germinal epithelium) की वृद्धि के लिए आवश्यक विटामिन है–
(*a*) विटामिन-A (*b*) विटामिन-D
(*c*) विटामिन-E (*d*) विटामिन-K

64. विटामिन-A का रासायनिक नाम है–
(*a*) रेटिनोल (*b*) टोकोफिरॉल
(*c*) ग्लिसरैल्डिहाइड (*d*) एरिथ्रोज

65. ग्लूकोज, फ्रक्टोज तथा गेलेक्टोज से बनी ट्राइसैकेराइड, जो बिनौला में पाई जाती है, है–
(*a*) रेफिनोज (*b*) रेबिनोज
(*c*) ग्लिसरैल्डिहाइड (*d*) एरिथ्रोज

66. अण्डे की जर्दी में पाया जाने वाला फॉस्फोलिपिड है–
(*a*) लेसिथिन (*b*) स्टीरॉइड्स
(*c*) कोलेस्टेरॉल (*d*) अर्गोस्टेरॉल

67. कृत्रिम जीन के निर्माण उपलब्धि पर नोबल पुरस्कार प्राप्त करने वाले थे–
(*a*) कोर्नबर्ग (*b*) निरेनबर्ग व मेथाई
(*c*) खुराना (*d*) ओकावा

68. यदि एक पादप में विषमयुग्मजी स्थिति में लम्बेपन का लक्षण है तथा F_2 पीढ़ी में लम्बे व बौने दोनों प्रकार के पादप है तो यह मेण्डल के किस नियम को सिद्ध करता है?
(*a*) प्रभाविकता (*b*) स्वतन्त्र अपव्यूहन
(*c*) युग्मको की शुद्धता (*d*) पृथक्करण

69. विषाणुओं के आक्रमण के फलस्वरूप शरीर में किसका निर्माण होता है?
(*a*) Antibody (*b*) Antibiotic
(*c*) Antigen (*d*) Interferon

70. ट्रान्सक्रिप्शन की क्रिया पूर्ण होती है–
(*a*) कोशिकाद्रव्य में (*b*) केन्द्रक में
(*c*) केन्द्रिका में (*d*) राइबोसोम में

71. ट्रान्सलेशन की क्रिया पूर्ण होती है–
(*a*) कोशिकाद्रव्य में (*b*) केन्द्रक में
(*c*) केन्द्रिका में (*d*) इनमें से सभी में

72. अधिकांश लाइकेन निर्मित होती है–
(*a*) नील-हरित शैवाल तथा बैसीडियोमाइसिटीज
(*b*) नील-हरित शैवाल तथा एस्कोमाइसिटीज
(*c*) लाल शैवाल तथा एस्कोमाइसिटीज
(*d*) भूरी शैवाल तथा उच्च श्रेणी पादप

73. लेग्यूम का "Witches broom" रोग है–
(*a*) माइकोप्लाज्मा (*b*) जीवाणु
(*c*) कवक (*d*) विषाणु

74. जीवाणु व कवक दोनों की कोशिका भित्ति में पाया जाता है–
(*a*) ग्लाइकोपेप्टाइड
(*b*) N-ऐसीटाइलग्लूकोसेमीन व सेलुलोस
(*c*) N-ऐसीटाइलग्लुकोसेमीन
(*d*) काइटिन

75. कैपसेला में मैगागेमीटोजिनेसिस पूर्ण होती है–
(*a*) एक मीओसिस व दो माइटोसिस में
(*b*) एक मीओसिस तथा तीन माइटोसिस में
(*c*) तीन माइटोसिस में
(*d*) पांच माइटोसिस में

76. भ्रूणकोष में निषेचन पूर्व परिवर्तन–
(*a*) परागण है
(*b*) युग्मनज (zygote) का निर्माण है
(*c*) द्वितीयक केन्द्रक का निर्माण है
(*d*) त्रिसंयुग्मन है

77. एन्जियोस्पर्म्स में कौन-सी ऊतक क्रमशः द्विगुणित एवं त्रिगुणित रचना दर्शाती है–
(*a*) अध्यावरण व भ्रूणकोष
(*b*) बीजाण्डकाय व भ्रूणकोष
(*c*) टेपीटम व भ्रूणपोष
(*d*) परागकोष व भ्रूणकोष

78. काष्ठ में गांठें (Knots) किस कारण से होती हैं–
(*a*) झड़ी हुई शाखाओं के धब्बों से
(*b*) झड़ी हुई पर्त्तियों के धब्बों से
(*c*) जन्तुओं के द्वारा चोट पहुँचाने से
(*d*) स्तम्भ में शाखाओं के आधार डूबे हुए रहते हैं तथा फिर उनमें द्वितीयक वृद्धि के होने से

79. एक्सोडर्मिस (Exodermis) है–
(*a*) मूल की बाह्य त्वचा
(*b*) स्तम्भ की बाह्य त्वचा
(*c*) बल्कुट का बाहरी सुबेरिनकृत भाग
(*d*) बल्कुट का बाहरी अवशोषण करने वाला भाग

80. निम्न में से अधिक जल संवहन करने वाली काष्ठ है–

(*a*) अछिद्रित काष्ठ (non-porous wood)

(*b*) अन्त:काष्ठ (heart wood)

(*c*) वलय छिद्रित काष्ठ (ring porous wood)

(*d*) विसरित छिद्रित काष्ठ (diffused porous wood)

81. कोशिका की स्फीति अवस्था पर सही समीकरण–

(*a*) SP = OP होगा

(*b*) TP = WP होगा

(*c*) TP = OP होगा

(*d*) SP = OP – TP होगा

82. परासरण की क्रिया में विलायक के अणुओं का वास्तविक गमन होता है–

(*a*) विलेय से विलायक में

(*b*) तनु विलयन से सान्द्र विलयन में

(*c*) सान्द्र विलयन से शुद्ध विलायक में

(*d*) सान्द्र विलयन से तनु विलयन में

83. KCl के अतिपरासरी घोल द्वारा जीवद्रव्यकुंचन प्रक्रिया कुछ समय बाद उत्क्रमित क्यों हो जाती है, क्योंकि कोशिका में–

(*a*) बाहर KCl टूट जाता है

(*b*) अन्दर KCl टूट जाता है

(*c*) KCl धीरे-धीरे अन्दर प्रवेश कर लेता है

(*d*) KCl धीरे-धीरे बाहर निकल जाता है

84. निम्न में से किनमें खाद्य शृंखला पाई जाती है?

(*a*) केवल समुद्र में (*b*) केवल तालाब में

(*c*) केवल वनों में (*d*) उपरोक्त सभी में

85. सरिस्का के राष्ट्रीय संरक्षित बाघ उद्यान में जैविक घटक हैं–घास, शेर, हिरन और गिद्ध। पोषस्तर के बढ़ते हुए क्रम में, इन्हें निम्न प्रकार से लिखा जाना चाहिए–

(*a*) घास-हिरन-शेर (*b*) शेर-गिद्ध-हिरन

(*c*) हिरन-घास-गिद्ध (*d*) शेर-हिरन-घास

86. पारिस्थितिक तन्त्र में ऊर्जा प्रवाह का पथ होता है–

(*a*) उत्पादक-मांसाहारी-शाकाहारी-अपघटक

(*b*) उत्पादक-शाकाहारी-मांसाहारी-अपघटक

(*c*) शाकाहारी-उत्पादक-मांसाहारी-अपघटक

(*d*) शाकाहारी-मांसाहारी-उत्पादक-अपघटक

87. एरेकिस हाइपोजिया के बीज किसमें प्रचुर होते हैं?

(*a*) प्रोटीन एवं निकोटक अम्ल में

(*b*) वसा एवं लैसिथिन में

(*c*) विटामिन B_1, B_2, B_0 एवं E में

(*d*) उपरोक्त सभी में

88. दक्षिण भारत की तेल देने वाली वृक्ष फसल कौन-सी है?

(*a*) एरेकिस हाइपोजिया

(*b*) ब्रेसिका केम्पेस्ट्रिस

(*c*) रिसिनल कम्यूनिस

(*d*) गॉसीपियम हर्बेसियम

89. सैकेरोमाइसीज सेरिवेसी का उपयोग निम्न के निर्माण में होता है–

(*a*) एथेनॉल (*b*) मेथेनॉल

(*c*) ऐसीटिक अम्ल (*d*) प्रति जैविक

90. लेक्टोज में होता है–

(*a*) ग्लूकोज + गैलेक्टोज (*b*) ग्लूकोज + फ्रक्टोज

(*c*) ग्लूकोज + ग्लूकोज (*d*) ग्लूकोज + मैन्नोज

91. रुधिर व कोशिकाओं के बीच रासायनिक लेन-देन किसके द्वारा होता है–

(*a*) प्लाज्मा द्वारा (*b*) लसिका द्वारा

(*c*) ऊतक द्रव द्वारा (*d*) जल द्वारा

92. पेशीय संकुचन (Muscle contraction) के लिए आवश्यक तत्व है–

(*a*) Na^+ (*b*) Mg^{2+}

(*c*) Ca^{2+} (*d*) K^+

93. जिह्वा के छोर व पार्श्वों पर पाए जाने वाले गोल आकृति के स्वादांकुर (taste papilla) हैं–

(*a*) फिलिफॉर्म अंकुर (*b*) कवकरूपी अंकुर

(*c*) पर्णिल अंकुर (*d*) सरकमवेलेट अंकुर

94. जिह्वा के आधार की ओर पार्श्वों पर पाए जाने वाले पत्ती के समान पैपीला हैं–

(*a*) फिलिफॉर्म (*b*) कवकरूपी अंकुर

(*c*) पर्णिल अंकुर (*d*) परिवृत्त अंकुर

95. ट्रेकिया पर उपास्थि छल्ले अधूरे होते हैं–

(*a*) पृष्ठ पर (*b*) अधर पर

(*c*) पार्श्व पर (*d*) अधर पार्श्व पर

96. फेफड़े स्थित होते हैं–
(*a*) पेरीकार्डियल गुहा में (*b*) पेरीविसरल गुहा में
(*c*) प्ल्यूरल गुहा में (*d*) पेरिटोनियम गुहा में

97. पुरकिन्जे तन्तु (Purkinje Fibres) संबंधित है–
(*a*) आलिन्द से (*b*) निलय से
(*c*) शिरा कोटर से (*d*) ग्रीवा दैहिक चाप से

98. हृदय स्पंदन के संवहन का सही क्रम है–
(*a*) AV घुन्डी - SA घुन्डी - बन्डल ऑफ हिज - पुरकिन्जे तन्तु
(*b*) SA घुन्डी - AV घुन्डी - बन्डल ऑफ हिज - पुरकिन्जे तन्तु
(*c*) SA घुन्डी - AV घुन्डी - पुरकिन्जे तन्तु - बन्डल ऑफ हिज
(*d*) AV घुन्डी - SA घुन्डी - पुरकिन्जे तन्तु - बन्डल ऑफ हिज

99. मनुष्य के वृक्क में एक वृक्क अंकुर (Renal Papilla) को घेरता है–
(*a*) पेल्विस (Pelvis)
(*b*) हिलस (Hilus)
(*c*) माइनर केलिसेज (Minor calyces)
(*d*) मेजर केलिसेज (Major calyces)

100. मनुष्य के एक वृक्क में नेफ्रोन्स की संख्या है–
(*a*) 10 हजार (*b*) 1 लाख
(*c*) 10 लाख (*d*) 20 लाख

101. एडीनोहाइपोफाइसिस (Adenohypophysis) का उद्‌भव होता है–
(*a*) एक्टोडर्म से (*b*) न्यूरल एक्टोडर्म से
(*c*) कोरडामीसोडर्म से (*d*) एन्डोडर्म से

102. खरगोश में न्यूरोहीमल (Neurohaemal) अंग की तरह कार्य करता है–
(*a*) पीयूष (Pituitary) ग्रन्थि
(*b*) एडिनोहाइपोफाइसिस (Adenohypophysis)
(*c*) न्यूरोहाइपोफाइसिस (Neurohypophsis)
(*d*) पिनियल काय (Pineal body)

103. खरगोश के अग्र मस्तिष्क का सबसे छोटा व संकरा भाग है–
(*a*) घ्राण पिण्ड (Olfactory lobe)
(*b*) प्रमस्तिष्क गोलार्द्ध (Cerebral hemisphere)
(*c*) हिप्पोकैम्पल पिण्ड (Hippocampal lobe)
(*d*) डाइएनकेफैलोन (Diencephalon)

104. पिनियल काय पाई जाती है–
(*a*) प्रमस्तिष्क गोलार्द्ध (Cerebral hemisphere) के पृष्ठ पर
(*b*) प्रमस्तिष्क गोलार्द्ध (Cerebral hemisphere) के अधर पर
(*c*) डाइएनकेफैलोन (Diencephalon) के अधर पर
(*d*) डाइएनकेफैलोन (Diencephalon) के पृष्ठ पर

105. खरगोश के दृक किएज्मा (Optic chiasmata) पाया जाता है–
(*a*) प्रमस्तिष्क गोलार्द्ध (Cerebral hemisphere) के पृष्ठ पर
(*b*) डाइएनकेफैलोन के अधर पर
(*c*) डाइएनकेफैलोन के पृष्ठ पर
(*d*) एपिथेलेमस पर

106. जिराफ व मनुष्य की गर्दन में कितनी ग्रैव कशेरुक (cervical vertebrae) पाई जाती हैं–
(*a*) 7 (*b*) 8
(*c*) 10 (*d*) 12

107. वृषण की क्रियात्मक व संरचनात्मक इकाई है–
(*a*) मूत्रजनक नलिकाएँ (Uriniferous tubules)
(*b*) शुक्रजनक नलिकाएँ (Seminiferous tubules)
(*c*) एपीडिडाइमिस (Epididymis)
(*d*) मुलेरियन नलिका (Mullerian duct)

108. जरण (Ageing) में निम्न में से कौन-सा प्रोटीन महत्त्वपूर्ण भूमिका निभाता है–
(*a*) इलास्टिन (Elastin)
(*b*) एक्टिन (Actin)
(*c*) मायोसिन (Myosin)
(*d*) कोलेजन (Collagen)

109. जरण का अध्ययन कहलाता है–
(*a*) गाइनेकोलोजी (Gynaecology)
(*b*) जरोन्टोलोजी (Gerontology)
(*c*) क्रोनोलोजी (Chronology)
(*d*) ओडोन्टोलोजी (Odontology)

110. एक बच्चे का लिंग निर्धारण निर्भर करता है–
(*a*) माता की आयु पर (*b*) अण्डे के प्रकार पर
(*c*) शुक्राणु के प्रकार पर (*d*) पिता के स्वास्थ्य पर

111. मनुष्य में लिंग निर्धारण होता है–
(*a*) 6 सप्ताह के गर्भकाल में
(*b*) निषेचन के पूर्व
(*c*) 1 सप्ताह के गर्भकाल में
(*d*) निषेचन के समय

112. संकर ज्यादातर जनक के श्रेष्ठ होते हैं, क्योंकि उनमें होता है–
(*a*) संयुग्मजता
(*b*) संकर ओज
(*c*) जनक ज्यादातर कमजोर होते हैं
(*d*) उपरोक्त में से कोई नहीं

113 लक्षणों के एक सेट में भिन्न दो एककों के मध्य क्रॉस से प्राप्त संतति कहलाती है–
(*a*) बहुगुणित (*b*) संकर
(*c*) उत्परिवर्ती (*d*) वैरियन्ट

114. मैस्टीगोफोरा व पॉरीफेरा के बीच की योजक कड़ी (Connecting link) है–
(*a*) मैस्टीगअमीबा (*b*) हाइड्रामीबा
(*c*) प्रोटेरोस्पोन्जिया (*d*) उपरोक्त सभी

115. सूर्य जन्तुक (Sun of animalcule) है–
(*a*) एक्टिनोस्फीरियम (*b*) मोनोसिस्टिस
(*c*) पॉलिस्टोमेला (*d*) वॉर्टीसेला

116. न्यूक्लियोप्रोटीन ने संकेत दिया–
(*a*) प्रथम जाति का (*b*) विकास का
(*c*) जीवन का (*d*) इनमें से कोई नहीं

117. हंस की गर्दन के आकार वाले फ्लास्क से प्रयोग करके स्वत: जननवाद का खण्डन करने वाला वैज्ञानिक था–
(*a*) हीकल (*b*) लुई पाश्चर
(*c*) वॉन हेल्मान्ट (*d*) मिलर

118. हीकल के बायोजेनिक सिद्धान्त के अनुसार–
(*a*) भ्रूणीय परिवर्द्धन में उद्विकास के इतिहास को दोहराया जाता है।
(*b*) जन्तु के भ्रूणीय परिवर्धन में इसके पूर्वजों के भ्रूण के लक्षण मिलते हैं।
(*c*) जननद्रव्य (germplasm) अमर रहता है।
(*d*) प्रत्येक जीव माता-पिता से उत्पन्न होता है।

119. डब्लू.सी. पाई का योगदान था–
(*a*) जावा मानव की खोज (*b*) पेकिंग मानव की खोज
(*c*) क्रो-मैगनॉन की खोज
(*d*) इनमें से कोई नहीं

120. क्लोरोमाइसिटिन (Chloromycetin) औषध का उपयोग किस रोग के उपचार में किया जाता है–
(*a*) टायफॉइड (*b*) अमीबायेसिस
(*c*) तन्त्रिकीय संदमन (*d*) मलेरिया

ENGLISH

Directions (Q. 121 – 125) : *Out of the four alternatives, choose the one which best expresses the meaning of the given word and mark it in the Answer-sheet.*

121. Irresolute
(*a*) undecided (*b*) angry
(*c*) ignorant (*d*) firm

122. Frugal
(*a*) economical (*b*) delicate
(*c*) splendid (*d*) hungry

123. Motive
(*a*) reason (*b*) occasion
(*c*) intention (*d*) preparation

124. Pity
(*a*) offence (*b*) mercy
(*c*) kindness (*d*) joy

125. Quash
(*a*) question (*b*) pledge
(*c*) reject (*d*) slash

Directions (Q. 126 – 130) : *Sentences are given with blanks to be filled in with an appropriate word(s). Four alternatives are suggested for each question. Choose the correct alternative out of the four and indicate your answer.*

126. The aim of education is to .... the best in students.
(*a*) bring on (*b*) bring in
(*c*) bring about (*d*) bring out

127. I have known him .... a long time.
(*a*) since (*b*) for
(*c*) before (*d*) from

128. I wish I .... her to clean the room.
(*a*) have asking (*b*) have asked
(*c*) asked (*d*) had asked

129. He always takes full .... of the mistakes made by his friends.
(*a*) benefit (*b*) advantage
(*c*) profit (*d*) use

130. He drained what was left .... his drink.
(*a*) from (*b*) in
(*c*) of (*d*) off

Directions (Q. 131 – 135) : *Some of the sentences have errors and some are correct. Find out the part of a sentence which has an error. If there is no error, mark your answer is (d).*

131. No less than (*a*)/ 40 VIPs were (*b*)/ involved in the scam. (*c*) / No error(*d*)

132. I absented from(*a*)/ the(*b*)/ class.(*c*)/ No error(*d*)

133. I am (*a*)/ accustomed to (*b*)/ teach students.(*c*)/ No error(*d*)

134. During examinations, (*a*)/ there is no time (*b*)/ to relax and enjoy.(*c*)/ No error(*d*)

135. I like reading (*a*)/ more than (*b*)/ playing chess(*d*)./ No error(*d*)

Directions (Q. 136 – 139) : *Four alternatives are given for the idiom / phrase bold in the sentence. Choose the alternative which best expresses the meaning of the idiom / phrase and mark it in the Answer-sheet.*

136. As a businessman, my father always maintained that his transaetions conslituted **an open book.**
(*a*) an account book always open
(*b*) a book of open confessions
(*c*) an opening for new ventures
(*d*) straight forward and honest dealings

137. The project advanced by **leaps and bounds.**
(*a*) rapidly (*b*) slowly
(*c*) sharply (*d*) simply

138. She is **too fond of her** own voice.
(*a*) loves singing
(*b*) very selfish
(*c*) does not listen properly to anyone else
(*d*) very talkative

139. Indian police is, on the whole, **high handed** is dealing with citizens.
(*a*) kind (*b*) overbearing
(*c*) prompt (*d*) adept

Directions (Q. 140 –143) : *Sentences are given with blanks to be filled in with an appropriate word. Four alternatives are suggested for each question. Choose the correct alternative out of the four.*

140. Concerned British Muslims, mostly of South Asian origin, want to .... their religion to critical enquiry and debate.
(*a*) open (*b*) embark
(*c*) restrict (*d*) divulge

141. Perhaps the one positive aspect to an otherwise .... story of chronic hunger in India is the more frequent public acknowledgement of this sorry state of affairs.
(*a*) mild (*b*) grim
(*c*) unyielding (*d*) unflinching

142. Research has ....that chronic maternal undernourishment leads to fetal deprivation.
(*a*) establishes (*b*) establish
(*c*) established (*d*) establishing

143. In strict terms, the step from supporting equal rights for gay couples to ...... same sex marriage is a small one.
(*a*) endorsing (*b*) thwarting
(*c*) sabotaging (*d*) opposing

Directions (Q. 144 – 147) : *Choose the correct preposition :*

144. I am tired .... writing to him.
(*a*) with (*b*) of
(*c*) by (*d*) from

145. There is an exception ...... every rule.
(*a*) for (*b*) from
(*c*) to (*d*) in

146. He cut his finger .... a knife.

(*a*) with (*b*) by

(*c*) from (*d*) into

147. Ninety members voted..........favour of the resolution.

(*a*) in (*b*) to

(*c*) for (*d*) from

Directions (148 – 150) : *In the following sentences, for each italicised word, four possible choices are given. Choose the word, that best expresses the meaning of the italicised word.*

148. He tried to *alleviate* the sufferings of his neighbour.

(*a*) abate (*b*) dissipate

(*c*) remove (*d*) relieve

149. Her evidence totally *refuted* the charges.

(*a*) refused (*b*) denied

(*c*) disproved (*d*) repelled

150. If a leader wants to be popular he should master the art of being *civil* to everyone,

(*a*) polite (*b*) civilized

(*c*) friendly (*d*) obedient

उत्तरमाला

भौतिक विज्ञान

1. (*a*)	**2.** (*d*)	**3.** (*c*)	**4.** (*b*)	**5.** (*d*)	**6.** (*c*)	**7.** (*d*)	**8.** (*a*)	**9.** (*a*)	**10.** (*c*)
11. (*b*)	**12.** (*b*)	**13.** (*d*)	**14.** (*a*)	**15.** (*a*)	**16.** (*a*)	**17.** (*a*)	**18.** (*c*)	**19.** (*b*)	**20.** (*c*)
21. (*c*)	**22.** (*c*)	**23.** (*a*)	**24.** (*d*)	**25.** (*c*)	**26.** (*d*)	**27.** (*c*)	**28.** (*d*)	**29.** (*d*)	**30.** (*c*)

रसायन विज्ञान

31. (*c*)	**32.** (*b*)	**33.** (*a*)	**34.** (*c*)	**35.** (*c*)	**36.** (*b*)	**37.** (*c*)	**38.** (*d*)	**39.** (*c*)	**40.** (*c*)
41. (*d*)	**42.** (*d*)	**43.** (*a*)	**44.** (*a*)	**45.** (*a*)	**46.** (*a*)	**47.** (*d*)	**48.** (*d*)	**49.** (*c*)	**50.** (*b*)
51. (*d*)	**52.** (*c*)	**53.** (*b*)	**54.** (*d*)	**55.** (*d*)	**56.** (*c*)	**57.** (*c*)	**58.** (*a*)	**59.** (*c*)	**60.** (*d*)

जीव विज्ञान

61. (*d*)	**62.** (*c*)	**63.** (*c*)	**64.** (*a*)	**65.** (*a*)	**66.** (*a*)	**67.** (*c*)	**68.** (*d*)	**69.** (*d*)	**70.** (*b*)
71. (*a*)	**72.** (*b*)	**73.** (*c*)	**74.** (*c*)	**75.** (*b*)	**76.** (*c*)	**77.** (*b*)	**78.** (*d*)	**79.** (*c*)	**80.** (*c*)
81. (*b*)	**82.** (*b*)	**83.** (*c*)	**84.** (*d*)	**85.** (*a*)	**86.** (*b*)	**87.** (*d*)	**88.** (*c*)	**89.** (*a*)	**90.** (*a*)
91. (*c*)	**92.** (*c*)	**93.** (*b*)	**94.** (*c*)	**95.** (*a*)	**96.** (*c*)	**97.** (*b*)	**98.** (*b*)	**99.** (*c*)	**100.** (*c*)
101. (*a*)	**102.** (*c*)	**103.** (*d*)	**104.** (*d*)	**105.** (*b*)	**106.** (*a*)	**107.** (*b*)	**108.** (*d*)	**109.** (*b*)	**110.** (*c*)
111. (*d*)	**112.** (*b*)	**113.** (*b*)	**114.** (*c*)	**115.** (*a*)	**116.** (*c*)	**117.** (*b*)	**118.** (*a*)	**119.** (*b*)	**120.** (*a*)

ENGLISH

121. (*a*)	**122.** (*a*)	**123.** (*c*)	**124.** (*c*)	**125.** (*c*)	**126.** (*d*)	**127.** (*b*)	**128.** (*d*)	**129.** (*b*)	**130.** (*b*)
131. (*a*)	**132.** (*a*)	**133.** (*c*)	**134.** (*c*)	**135.** (*d*)	**136.** (*d*)	**137.** (*a*)	**138.** (*c*)	**139.** (*b*)	**140.** (*a*)
141. (*b*)	**142.** (*c*)	**143.** (*a*)	**144.** (*b*)	**145.** (*c*)	**146.** (*a*)	**147.** (*a*)	**148.** (*d*)	**149.** (*c*)	**150.** (*a*)

व्याख्या

5. $\because \quad v = u + at$

या, $25 = 0 + 5a$

$\therefore \quad a = 5 \text{ m/s}^2$

$\therefore \quad F = ma$

$= 2 \times 5 = 10 \text{ N}$

7. टायर और सड़क के मध्य घर्षण गुणांक

$= \mu = 0.25$

$r = 40$ मी.

$g = 10$ मी./से.^{2}

$v = \sqrt{\mu r g}$

$= \sqrt{0.25 \times 40 \times 10}$

$= 10$ मी./से.

8. बिना घर्षण के,

$u = 0$

$s = 50$ मी.

$a = tg = 9.8 \text{ m/sec}$

$v^2 = u^2 + 2as$

$= 0 + 2 \times 9.8 \times 50$

$= 980 \qquad ...(i)$

यह वेग 2 मी./से.^{2} के मंदन के लिए प्रारंभिक वेग कार्य करेगा

$u^2 = 980$

$a = -2 \text{ m/sec}^2$

$v = 3 \text{ m/s}$

$v^2 = u^2 + 2as$

या $9 = 980 - 2 \times 2 \times s_1$

$\therefore \quad s_1 = \frac{980 - 9}{4} = \frac{971}{4} = 242.75$

पैराशूटिस्ट की कुल दूरी

$= 242.75 + 50$

$= 292.75 \approx 293 \text{ m}$

9. पृथ्वी की सतह पर पहले पत्थर का क्षैतिज वेग 0 है।

पहले पत्थर का उर्ध्वाधर वेग $\sqrt{2gh}$ है

दूसरे पत्थर का क्षैतिज वेग u है

दूसरे पत्थर का उर्ध्वाधर वेग है $\sqrt{2gh}$

$\therefore$ अनुपात $= 0 : u$ तथा $1 : 1$

11. $m = 50 \text{ kg}, \quad g = 9.8 \text{ m/sec}^2$

अतः वस्तु का भार $= mg$

$= 50 \times \frac{9.8}{10} = 400 \text{ N}$

15. ठोस के आयतन के बराबर पानी का भार बराबर है

= पानी में ठोस के भार में कमी

$= 10\text{N} - 8 \text{ N} = 2\text{N}$

द्रव की आपेक्षिक घनत्व

$$= \frac{\text{ठोस के आयतन के बराबर द्रव का भार}}{\text{ठोस के आयतन के बराबर पानी का भार}}$$

$$\Rightarrow 0.8 = \frac{\text{ठोस के आयतन के बराबर द्रव का भार}}{2\text{N}}$$

$\Rightarrow$ ठोस के आयतन के बराबर द्रव का भार

$= 2 \times 0.8 = 1.6 \text{ N}$

$\therefore$ द्रव में ठोस को आभासी भार

$= 10\text{N} - 1.6\text{N} = 8.4\text{N}$

19. पुरुष के लिए, $v = n\lambda$

$= 400 \times 1$

$= 400$ मी./से.

महिला के लिए, $v = n\lambda$

$n = \frac{v}{\lambda} = \frac{400}{80}$

$= \frac{400}{80/100}$

$= \frac{400 \times 100}{80} = 500$ से.$^{-1}$

20. माना कि रडार से वायुयान की दूरी $= x$ मी.

$\therefore$ रेडियो तरंग द्वारा 10^{-3} से. में तय की गई

दूरी $= 2x$ मी.

$\therefore$ दूरी = समय × चाल

$\Rightarrow \quad 2x = 10^{-3} \times 3 \times 10^8 = 3 \times 10^5$ मी.

$\Rightarrow \quad x = \frac{3 \times 10^5}{2}$ मी.

$\Rightarrow \quad = \frac{3 \times 10^5}{2 \times 10^3}$ किमी. = 150 किमी.

131. The correct sentence is "no fewer than 40 VIPs were involved in the scam." As "fewer" is used to denote number or countable nouns and "less" is used to denote quantity, or uncountable nouns.

132. The correct sentence is "I absented myself from the class." For verbs used reflexively like "absented" there must be a reflexive pronoun after the verb.

133. The correct sentence is "I am accustomed to teaching students." The gerund "teaching" is the object of the preposition "to".

134. The correct sentence is "during examinations, there is no time to relax and enjoy oneself/ourself". For verbs used reflexively like "enjoy" there must be a reflexive pronoun after the verb.

135. There is no error in the sentence.

140. Concerned British Muslims, mostly of South Asian origin, want to turn their religion to critical enquiry and debate. "Open" is appropriate for the given blank. "Divulge" means to make public. "Restrict" means to confine within bounds. "Embark" means to make a start.

141. Perhaps the one positive aspect to an otherwise gloomy story of chronic hunger in India is the more frequent public acknowledgement of this sorry state of affairs. We need a word with a negative connotation as can be seen by the use of "sorry state of affairs". Option (*a*) is negated. "Unyielding" means characterized by firmness. "Unflinching" means uncompromising.

142. Research has established that chronic maternal undernourishment leads to fetal deprivation. The present perfect tense is used here. Present perfect tense consists of has and past participle.

143. In strict terms, the step from supporting equal rights for gay couples to approving same sex marriage is a small one. We need a positive word for the blank. "Thwarting" means to prevent from achieving a goal. "Opposing" means to refuse to give in to. "Sabotaging" means to destroy or damage (something) deliberately so that it does not work correctly. "Endorsing" means to give approval or sanction to.

■■

प्रैक्टिस सेट-3

भौतिक विज्ञान

1. एक दिवस बराबर होता है–

(*a*) 60 पल (*b*) 20 पल

(*c*) 30 पल (*d*) 120 पल

2. एक पत्थर 20 मीटर की ऊँचाई से मुक्त रूप से गिराया जाता है। 2 सेकेण्ड बाद उसकी चाल क्या होगी ?

(*a*) 40 मी./से. (*b*) 10 मी./से.

(*c*) 19.6 मी./से. (*d*) 60 मी./से.

3. वेग घटने पर द्रव्यमान–

(*a*) घटता है (*b*) बढ़ता है

(*c*) शून्य हो जाता है (*d*) अपरिवर्तित रहता है

4. 1 किग्रा. द्रव्यमान की वस्तु का वेग 2 सेकेण्ड में 20 मी./से. से बढ़ाकर 30 मी./से. करने में कितने बल की आवश्यकता होगी ?

(*a*) 10 न्यूटन (*b*) 5 न्यूटन

(*c*) 2 किग्रा. भार (*d*) 25 न्यूटन

5. अगर किसी पिण्ड की दूरी पृथ्वी के केन्द्र से दुगुनी कर दी जाए तो उसके भार में क्या परिवर्तन होगा ?

(*a*) दुगुना हो जायेगा (*b*) आधा हो जाएगा

(*c*) चौथाई हो जाएगा (*d*) अपरिवर्तित होगा

6. 5 ग्राम की गोली 200 मी./से. के वेग से 5 किग्रा. के एक बन्दूक से छोड़ी जाती है, तो बन्दूक को किस वेग से प्रतिधक्का प्राप्त होगा?

(*a*) 0.5 मी./से. (*b*) 0.2 मी./से.

(*c*) 2 मी./से. (*d*) 5 मी./से.

7. सीधी सड़क पर 100 मी.से.$^{-1}$ चाल से गतिमान किसी कार का विचार कीजिए। वह दूरी ज्ञात कीजिए जिसमें इस कार को रोका जा सकता है। ($\mu k = 0.5$)

(*a*) 100 मी. (*b*) 400 मी.

(*c*) 800 मी. (*d*) 1000 मी.

8. एक खुरदरे आनत तल पर ऊपर की ओर धक्का देकर एक वस्तु को गतिशील करने में न्यूनतम बल F_1 की आवश्यकता है और इसे नीचे की ओर फिसलने से रोकने के लिए न्यूनतम बल F_2 की आवश्यकता है। यदि आनत तल का क्षैतिज से झुकाव कोण θ है और $\tan\theta = 2\mu$ तो $\frac{F_1}{F_2}$ अनुपात है–

(*a*) 1 (*b*) 2

(*c*) 3 (*d*) 4

9. पलायन वेग–

(*a*) द्रव्यमान के वर्ग के समानुपाती होता है।

(*b*) द्रव्यमान के समानुपाती होता है।

(*c*) द्रव्यमान पर निर्भर नहीं करता है।

(*d*) द्रव्यमान के वर्गमूल के समानुपाती होता है।

10. एक अंतरिक्ष यात्री पृथ्वी के चारों तरफ तल से 120 किमी की ऊँचाई पर वृत्ताकार कक्षा में चक्कर लगा रहा है। वह अंतरिक्ष यान में धीरे से एक कलम गिराता है कलम :

(*a*) चन्द्रमा की तरफ गति करेगी

(*b*) नीचे पृथ्वी पर सीधी गति करेगी

(*c*) अंतरिक्ष यान की दिशा में उसके साथ-साथ गति करेगी।

(*d*) अंतरिक्ष यान की विपरीत दिशा में गति करेगी।

11. किसी मिनार की चोटी से एक मनुष्य एक गोली को उर्ध्वाधर ऊपर की ओर फेंकता है, तत्पश्चात दूसरी गोली को उसी प्रारंभिक वेग से ठीक नीचे की ओर फेंकता है। पृथ्वी से टकराते समय–

(*a*) पहली गोली का वेग अधिक होगा

(*b*) दूसरी गोली का वेग अधिक होगा

(*c*) दोनों समान वेग से टकराएँगी

(*d*) कुछ कहा नहीं जा सकता।

12. यदि दो मनुष्य 20 किग्रा. मात्रा की वस्तु को अलग-अलग 3 तथा 5 मिनटों में 30 मी. ऊँचाई पर ले जाते हैं तो वस्तु पर किया गया कार्य–

(*a*) पहले मनुष्य द्वारा अधिक होगा।

(*b*) दूसरे मनुष्य द्वारा अधिक होगा।

(*c*) दोनों मनुष्य द्वारा समान होगा।

(*d*) प्रत्येक मनुष्य द्वारा शून्य होगा।

13. किसी वस्तु को ऊँचाई से नीचे गिराया जाता है तो पतन की अवधि में उसकी ऊर्जा का रूपांतर हो रहा है–

(*a*) स्थितिज से गतिज ऊर्जा में

(*b*) गतिज से स्थितिज ऊर्जा में

(*c*) गतिज से ऊष्मा ऊर्जा में

(*d*) स्थितिज से ध्वनि ऊर्जा में

14. मुक्त रूप से गिरती हुई वस्तु की कुल ऊर्जा–

(*a*) बढ़ती जाती है

(*b*) घटती जाती है

(*c*) अपरिवर्तित रहती है

(*d*) कभी बढ़ती है तो कभी घटती है।

15. निम्नलिखित में से कौन असत्य है ?

(*a*) गहराई पर द्रव का दाब बढ़ता है।

(*b*) समान गहराई पर द्रव का दाब द्रव के घनत्व पर निर्भर करता है।

(*c*) किसी भी गहराई पर द्रव का दाब चारों ओर समान होता है।

(*d*) द्रव का दाब मध्य से अधिक होता है।

16. जब पानी में चीनी डाला जाता है तो पानी के घनत्व में क्या परिवर्तन होता है ?

(*a*) स्थिर रहता है (*b*) घटता है

(*c*) बढ़ता है (*d*) सब संभव है

17. कुचालकता और अर्धचालकता किसमें पाया जाता है ?

(*a*) ठोस (*b*) द्रव

(*c*) गैस (*d*) प्लाज्मा

18. किस ताप पर किसी आदर्श गैस का आयतन 0°C के आयतन का तीन गुणा होती है–

(*a*) 546°C (*b*) 182°C

(*c*) 819°C (*d*) 646°C

19. यदि कोई रेडियो स्टेशन 1000 किलो साइकिल ब्रॉण्डकास्ट करे तो इन तरंगों का तरंगदैर्ध्य–

(*a*) 3×10^3 मी. (*b*) 30 कि.मी.

(*c*) 1000 मी. (*d*) 300 मी.

20. कोई मनुष्य किसी पहाड़ी से 80 m दूर खड़ा होकर सीटी बजाता है। उसकी सीटी की ध्वनि 0.5 सेकेण्ड बाद सुनाई देती है तो ध्वनि का वेग होगा–

(*a*) 320 मी./से. (*b*) 40 मी./से.

(*c*) 160 मी./से. (*d*) 300 मी./से.

21. पानी की दी हुई संहति को 0°C से 100°C तक गर्म करने में उतनी ही संहति की बर्फ को भार में बदलने के लिए आवश्यक ऊष्मा की मात्राओं का अनुपात होगा–

(*a*) 1 : 6 (*b*) 1 : 8

(*c*) 6 : 31 (*d*) 5 : 36

22. – 5°C की 50 ग्राम बर्फ को वाष्प में परिवतर्तित करने के लिए आवश्यक ऊष्मा की मात्रा होगी–

(*a*) 33000 कैलोरी (*b*) 18432 कैलोरी

(*c*) 4240 कैलोरी (*d*) 36125 कैलोरी

23. 600° पर 0.5 विशिष्ट ऊष्मा वाले द्रव को 20°C पर 0.3 विशिष्ट ऊष्मा वाले द्रव के साथ मिश्रित किया जाता है। मिश्रण का ताप 40°C को जाती है। 0.5 विशिष्ट ऊष्मा के द्रव एवं 0.3 विशिष्ट ऊष्मा वाले द्रव की मात्रा में अनुपात है–

(*a*) 1 : 1 (*b*) 9 : 10

(*c*) 9 : 20 (*d*) 3 : 5

24. एक 6 सेमी. लम्बी वस्तु जब 15 सेमी. फोकस दूरी के अवतल दर्पण के सामने रखी जाती है तो वास्तविक प्रतिबिम्ब 3 सेमी. लंबा बनता है। वस्तु दर्पण से कितनी दूर है ?

(*a*) 22.5 सेमी. (*b*) 45 सेमी.

(*c*) 4.5 सेमी. (*d*) 2.25 सेमी.

25. एक बेलनाकार बर्तन की गहराई d है। यह तीन आपस में न मिश्रित होने वाले समान आयतन के द्रवों से भरा है, जिनका अपवर्त्तनांक n_1, n_2 तथा n_3 है, तो बर्तन की आभासी गहराई क्या होगी ?

(a) $\frac{3d}{n_1+n_2+n_3}$

(b) $\frac{d}{3}\left(\frac{1}{n_1}+\frac{1}{n_2}+\frac{1}{n_3}\right)$

(c) $\frac{n_1+n_2+n_3}{2}$

(d) इनमें से कोई नहीं

26. 2 कूलॉम के एक आवेश को 118 वोल्ट के एक बिन्दु से 128 वोल्ट के बिन्दु तक ले जाने में कितना कार्य किया जाता है ?

(a) 10 J (b) 20 J

(c) $\frac{1}{10}$ J (d) $\frac{1}{20}$ J

27. जूल/कूलॉम किसके बराबर है ?

(a) ओम (b) वोल्ट

(c) ऐम्पियर (d) किलोवाट-घण्टा

28. इलेक्ट्रॉन का आवेश 1.6×10^{-19} C मानते हुए गणना करें कि 10V विभवान्तर के विरूद्ध त्वरित इलेक्ट्रॉन की ऊर्जा कितने इलेक्ट्रॉन वोल्ट होगी ?

(a) 10 eV (b) 5 eV

(c) 15 eV (d) 1 eV

29. नैज अर्द्धचालक में वर्जित ऊर्जा अंतराल होता है–

(a) 0.1 eV (b) 1 eV

(c) 5 eV (d) 10 eV

30. निम्नलिखित में से किसके लिए ट्रायोड वाल्व प्रयुक्त नहीं हो सकता ?

(a) दोलित्र (b) प्रवर्द्धक

(c) दिष्टकारी (d) वि. वा. बल स्रोत

रसायन विज्ञान

31. अंतर अणु अन्तराल किसमें न्यूनतम होता है ?

(a) जल (b) भाप

(c) बर्फ (d) इनमें सभी

32. किसी गैस के 0.85 ग्राम का S.T.P. पर आयतन 0.112 लीटर है। गैस का आण्विक द्रव्यमान क्या होगा ?

(a) 16 (b) 170

(c) 34 (d) 44

33. $K_2SO_4 \cdot Cr_2(SO_4)_3 \cdot 24H_2O$ है–

(a) जटिल लवण (b) द्विक लवण

(c) अम्लीय लवण (d) क्षारकीय लवण

34. NH_3, CO_2, CO एवं O_2 को इनके विसरण की गति को घटते क्रम में सजाने पर सही उत्तर क्या होगा ?

(a) $CO_2 > CO > O_2 > NH_3$

(b) $NH_3 > CO > O_2 > CO_2$

(c) $O_2 > CO_2 > CO > NH_3$

(d) $NH_3 > CO_2 > CO > CO_2$

35. यदि 0° C पर किसी गैस का आयतन V_0 हो तो 27°C पर गैस का आयतन क्या होगा ?

(a) $\frac{300V_0}{273}$ (b) $2V_0$

(c) $\frac{273V_0}{322}$ (d) इनमें से कोई नहीं

36. परमाणु-संख्या की खोज किसके अध्ययन के आधार पर हुई ?

(a) रेडियो सक्रिय किरणें

(b) एनोड किरणें

(c) कैथोड किरणें

(d) तत्वों पर इलेक्ट्रॉन के आघात से उत्सर्जित एक्स-किरणें।

37. कार्बन परमाणु की बाहरी कक्षा में इलेक्ट्रॉनों की संख्या होगी–

(a) 1 (b) 2

(c) 3 (d) 4

38. जब $K_2Cr_2O_7$ को K_2CrO_4 में परिवर्तित किया जाता है तब क्रोमियम की ऑक्सीकरण संख्या में परिवर्तन होगा–

(a) 3 (b) 0

(c) 4 (d) 6

39. $2KClO_3 \xrightarrow{MnO_2} 2KCl + 3O_2$ में MnO_2 कार्य करता है–

(a) उत्प्रेरक विष का (b) ऋण उत्प्रेरक का

(c) धन उत्प्रेरक का (d) उत्प्रेरक वर्द्धक का

40. हमारे शरीर में भोजन पचने की क्रिया कौन-सी अभिक्रिया है ?

(*a*) वियोजन या अपघटन (*b*) संयोजन

(*c*) विस्थापन (*d*) अवक्षेपण

41. D_2O इस तापमान पर जमता है।

(*a*) 0° C (*b*) 38° C

(*c*) –3.8° C (*d*) 3.9° C

42. निम्न में से कौन जल की कठोरता के लिए उत्तरदायी नहीं है।

(*a*) $Mg(HCO_3)_2$ (*b*) $CaCl_2$

(*c*) $MgCO_3$ (*d*) $MgSO_4$

43. परमाणु संख्या 29 वाले तत्व का आवर्त्त सारणी में स्थान निर्धारित करें ?

(*a*) IIB (*b*) IB

(*c*) IA (*d*) IIA

44. कार्बनिक यौगिक का प्रयोगशाला में संश्लेषण सर्वप्रथम किसने किया।

(*a*) लेबोजियर (*b*) व्होलर

(*c*) वान्ट हौफ (*d*) कोई नहीं।

45. कैल्शियम कार्बाइड पर जल की क्रिया हो प्राप्त होगी–

(*a*) मिथेन (*b*) एथेन

(*c*) एथिलीन (*d*) एसिटिलीन

46. एल्युमिनियम का मिश्रधातु कौन है ?

(*a*) स्टेनलेस स्टील (*b*) पीतल

(*c*) डॅयूरालिन (*d*) लाल हेमाटाइट

47. निम्नलिखित में कौन धातुमल है ?

(*a*) $CaCO_3$ (*b*) $CaSiO_2$

(*c*) MgS (*d*) Na_2AlF_2

48. सोडा जल का pH मान होता है।

(*a*) > 7 (*b*) < 7

(*c*) 7 (*d*) > 14

49. एक विलेय पदार्थ के 10 ग्राम को 90 ग्राम विलायक में घोला गया। उस विलयन का भार प्रतिशत है।

(*a*) 0.01 (*b*) 1

(*c*) 10 (*d*) 9

50. पेट्रोल में टेट्राएथिल लेड मिलाने का कारण है–

(*a*) पेट्रोल का ऑक्टेन नम्बर बढ़ाना

(*b*) पेट्रोल का ऑक्टेन नम्बर घटाना

(*c*) इंजन का स्नेहन

(*d*) इंजन का अपस्फोटन बढ़ाना

51. अग्निशामकों में कार्बन टेट्राक्लोराइड के उपयोग के समय होती है–

(*a*) जलने के लिए आवश्यक ऑक्सीजन की उपलब्धता की समाप्ति।

(*b*) जलने वाली वस्तु की ज्वलन ताप में वृद्धि।

(*c*) कार्बन टेट्राक्लोराइड का स्वयं जलन।

(*d*) जलने वाली वस्तु की ज्वलन ताप में कमी।

52. निम्न में से कौन-सा कारक किसी अभिक्रिया की दर को प्रभावित नहीं करता है–

(*a*) ताप

(*b*) अभिकारकों की सान्द्रता

(*c*) उत्पादों की एन्थैल्पी

(*d*) उत्पादों की उपस्थिति

53. कुछ अभिक्रियाओं के लिए अभिकारकों व उत्पादों की सान्द्रताओं तथा समय के मध्य ग्राफ दिए गए हैं, बताइए कौन-सा ग्राफ सही नहीं है–

(*a*)

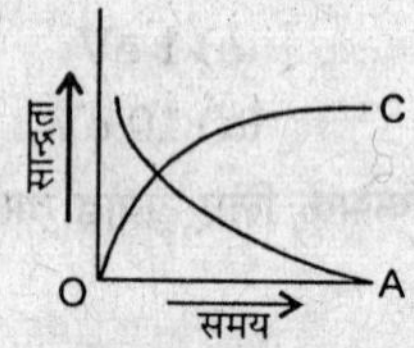

$A + B \longrightarrow C$

(*b*)

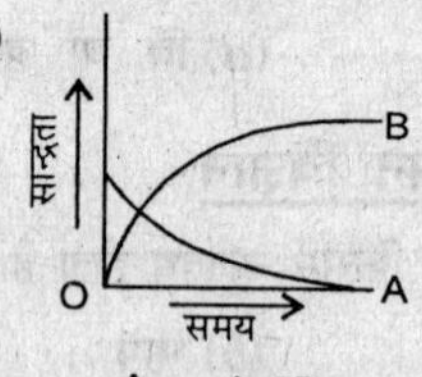

$A \longrightarrow 2B$

(*c*)

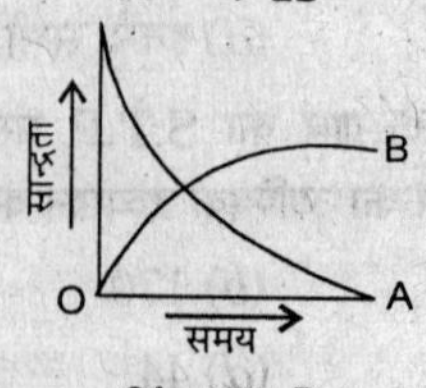

$2A \longrightarrow B$

(d)

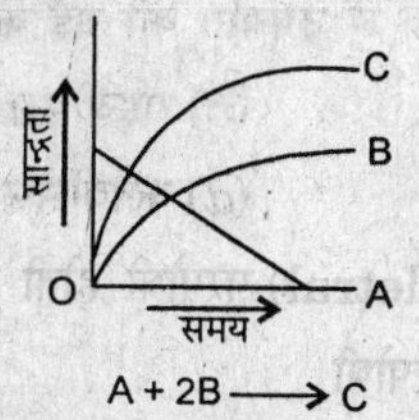

54. $LiAlH_4$ से कार्बोक्सिलिक अम्ल निम्न में परिवर्तित हो जाते हैं–

(a) ऐल्कोहॉल में (b) ऐल्डिहाइड में

(c) अम्ल ऐन्हाइड्राइड में (d) एस्टर में

55. ऐसीटिलीन के उत्प्रेरकीय जलयोजन से निम्न बनता है–

(a) CH_3COCH_3 (b) CH_3CHO

(c) $H_2C=CH—CH$ (d) $H_3C—CH_2OH$

56. आइसोप्रोपिल ऐल्कोहॉल का ऑक्सीकरण करने पर अथवा उसकी वाष्प को गरम तांबे पर प्रवाहित करने पर बनता है–

(a) ऐसीटैल्डिहाइड (b) ऐसीटोन

(c) एथिलीन (d) ईथर

57. नीचे दिया गया चित्र क्रिस्टल जालक प्रदर्शित करता है–

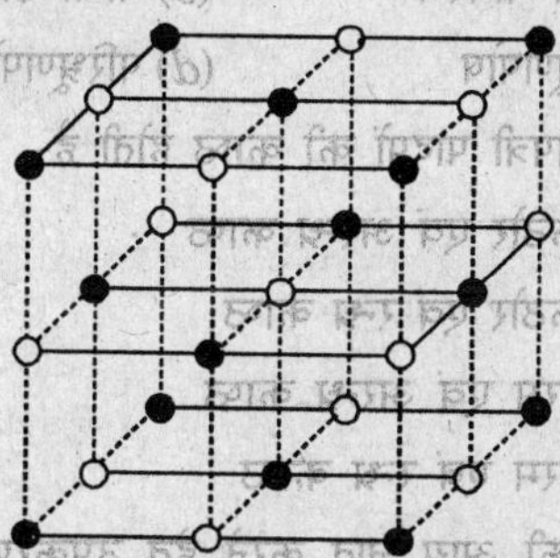

(a) $CaCl_2$ का (b) $CuCl_2$ का

(c) SiC का, (d) NaCl का

58. आयनिक ठोसों की विद्युत चालकता कम होती है, क्योंकि–

(a) आयनों पर आवेश असमान रूप से वितरित रहता है

(b) आयन विद्युत् धारा के कुचालक होते हैं

(c) ठोस में विपरीत आवेश वाले आयन रहते हैं

(d) ठोस में आयन दृढ़तापूर्वक जमे रहते हैं

59. संक्रमण तत्व संकुछ यौगिक बनाते हैं क्योंकि–

(a) उनमें रिक्त कक्षक उपलब्ध हैं

(b) उनके सभी कक्षक पूर्णतया भरे हैं

(c) उनका आकार साधारणतया बड़ा होता है

(d) वे प्रतिचुम्बकीय होते हैं

60. लोहे की स्थायी ऑक्सीकरण अवस्था है–

(a) + 2 (b) + 3

(c) + 4 (d) + 5

जीव विज्ञान

61. किन कोशिकाओं में लाइसोसोम बहुतायत से पाए जाते हैं?

(a) संचायक कोशिकाओं में

(b) ग्रन्थिमय कोशिकाओं में

(c) पाचक कोशिकाओं में

(d) संवहनी कोशिकाओं में

62. गॉल्जीकाय की सर्वाधिक मात्रा पाई जाती है–

(a) अग्न्याशय में (b) प्लीहा में

(c) यकृत में (d) सभी में

63. लिंगी हॉर्मोन है–

(a) फॉस्फोलिपिड (phospholipid)

(b) प्रोटीन (protein)

(c) स्टीरॉइड्स (steroids)

(d) ग्लाइकोप्रोटीन (glycoprotein)

64. गुणसूत्रों में पाया जाने वाला प्रोटीन है–

(a) कोमेटिन्स (b) ग्लोबिन

(c) किरेटिन (d) हिस्टोन

65. न्यूक्लिक अम्ल की संघटक इकाई है–

(a) न्यूक्लियोटाइड्स (b) न्यूक्लियोसाइड्स

(c) अमीनो अम्ल (d) पेन्टोज शर्करा

66. एन्जाइम्स का निष्क्रिय रूप कहलाता है–

(a) आइसोएन्जाइम (isoenzyme)

(b) एपोएन्जाइम (apoenzyme)

(c) कोएन्जाइम (coenzyme)

(d) होलोएन्जाइम (holoenzyme)

67. आनुवंशिक पुनर्योजन (Recombination) होता है–

(*a*) अर्द्धसूत्री विभाजन एवं निषेचन के समय

(*b*) केवल अर्द्धसूची विभाजन में

(*c*) समसूत्री विभाजन एवं निषेचन के समय

(*d*) समसूत्री तथा अर्द्धसूत्री विभाजन में

68. DNA एक आनुवंशिक पदार्थ है, निम्न में से इसका स्पष्ट प्रमाण कौन-सा है?

(*a*) केन्द्रक में DNA की उपस्थिति

(*b*) गुणसूत्र में DNA की उपस्थिति

(*c*) कोशिकाद्रव्य में DNA की अनुपस्थिति

(*d*) जीवाणुओं के टॉन्स्फोर्मेशन प्रयोग

69. यदि किसी नर बालक के माता-पिता दोनों ही सामान्य हों तो उस बालक में वर्णान्धता (colour blindness) आने की क्या संभावना होगी?

(*a*) यह असंभव है

(*b*) यह तब संभव होगा जब दादी वर्णान्ध रही हो

(*c*) यह भी संभव है कि दादा, दादी तथा नाना, नानी में वर्णान्धता नहीं रही हो

(*d*) यह तभी संभव है कि जब नर बालक का नाना वर्णान्ध हो

(नोट–रंगान्धता या वर्णान्धता (Colour blind-ness) का जीन X-गुणसूत्र पर स्थित होता है। वर्णान्धता सामान्य दृष्टि के प्रति अप्रभावी होती है। इसकी वाहक मादायें होती हैं। इसका जीन लड़के की माता उसके ननिहाल से लेकर आती है। यह लिंग सहलग्नता है।)

70. प्रोटीन संश्लेषण के दौरान अमीनों अम्लों के स्थानान्तरण का कार्य करते हैं–

(*a*) m-RNA (*b*) r-RNA

(*c*) t-RNA (*d*) इनमें से सभी

71. प्रोटीन संश्लेषण में आवश्यक है–

(*a*) m-RNA (*b*) r-RNA

(*c*) t-RNA (*d*) इनमें से सभी

72. निम्न में से मृतोपजीवी है–

(*a*) लाइकेन (*b*) मशरूम

(*c*) एककोशिकीय शैवाल (*d*) फर्न

73. आनुवांशिक प्रयोगों में उपयोग की गई कवक है–

(*a*) म्यूकर (*b*) राइजोपस

(*c*) न्यूरोस्पोरा (*d*) क्लेवीसेप्स

74. समपार्श्विक (colletral) परपोषी होती है–

(*a*) अतिरिक्त परपोषी

(*b*) परपोषी जिसमें जीवन चक्र पूर्ण होता है

(*c*) वैकल्पिक परपोषी

(*d*) संक्रमित परपोषी

75. बीज की भोजन संचयी रचना–

(*a*) न्यूसीलस (बीजाण्डकाय) है

(*b*) भ्रूणकोष है

(*c*) भ्रूणपोष है

(*d*) बीजाण्ड कवच है

76. कैपसेला में भ्रूण की आकृति कैसी होती है–

(*a*) तर्कुरूपी (*b*) रैखिक

(*c*) हृदयाकार (*d*) वृक्काकार

77. कैपसेला में भ्रूण की पोष ऊतक क्या है–

(*a*) अध्यावरण (*b*) बीजाण्डासन

(*c*) भ्रूणपोष (*d*) परिभ्रूणपोष

78. द्विबीजपत्री पादपों की काष्ठ होती है–

(*a*) कठोर एवं अरन्ध्र काष्ठ

(*b*) कठोर एवं रन्ध्र काष्ठ

(*c*) नरम एवं अरन्ध्र काष्ठ

(*d*) नरम एवं रन्ध्र काष्ठ

79. वृक्ष की आयु ज्ञात करने हेतु उपकरण काम में लिया जाता है–

(*a*) ऑक्जेनोमीटर (Auxenometer)

(*b*) पोटोमीटर (Potometer)

(*c*) क्लाइनोस्टेट (Klinostate)

(*d*) वृद्धि बोरर (Increment boreer)

80. निम्न में से किस स्थान पर उगने वाले पौधों में वार्षिक वलय अधिक स्पष्ट होंगे–

(*a*) कोलकाता (*b*) चेन्नई/उदयपुर

(*c*) शिमला (*d*) दिल्ली/मुम्बई

81. परासरण प्रभावित होता है–
(*a*) घोल में जल की वृद्धि से
(*b*) घोल में लवणों की वृद्धि से
(*c*) उपरोक्त दोनों से
(*d*) केन्द्रक के आकार से

82. बीज कवच को काट कर अंकुरण के लिए प्रेरित करने की क्रिया को कहते हैं–
(*a*) स्केरीफिकेशन (*b*) अधोभूमिक अंकुरण
(*c*) भूम्युपरिक अंकुरण (*d*) अनिषेकजनन

83. एक कोशिका के लिए DPD का अधिकतम मान किसके बराबर होगा–
(*a*) OP के
(*b*) TP के
(*c*) WP के
(*d*) उपरोक्त में से किसी के भी नहीं

84. निम्नांकित में सर्वाधिक ऊर्जा किसमें है?
(*a*) उत्पादक (*b*) प्राथमिक उपभोक्ता
(*c*) द्वितीयक उपभोक्ता (*d*) विघटक

85. खाद्य श्रृंखला में चील चूहे को खाती है तथा चूहा घास को, तो चील का पोषक स्तर क्या होगा?
(*a*) प्राथमिक उपभोक्ता (*b*) द्वितीयक उपभोक्ता
(*c*) प्राथमिक उत्पादक (*d*) द्वितीयक उत्पादक

86. इकोसिस्टम में सिस्टोपस, कस्कुटा तथा ओरबैन्की के पोष स्तर क्या होते हैं–
(*a*) प्राथमिक उपभोक्ता (*b*) द्वितीयक उपभोक्ता
(*c*) प्राथमिक उत्पादक (*d*) द्वितीयक उत्पादक

87. सुगन्धित तेल (essential oils) वे हैं, जो–
(*a*) साबुन निर्माण में प्रयुक्त होते हैं
(*b*) इत्रों में प्रयुक्त होते हैं
(*c*) उन पौधों के लिए आवश्यक होते हैं जिनमें ये बनते हैं
(*d*) मानवों के लिए आवश्यक होते हैं

88. निम्नलिखित में से कौन-सा सही ढंग से मेल नहीं खाता है?
(*a*) ल्यूसीना ल्यूकोसिफेला–वायुमण्डलीय नाइट्रोजन को स्थिर करता है।
(*b*) सोपोकार्पस ट्रेटागोनोलोबस–बीज पोषक होते हैं।
(*c*) सिमोण्डसिया चायनेन्सिस–इससे तरल मोम प्राप्त होता है।
(*d*) पार्थीनियम आर्जेण्टेटम–इससे फर्नीचर बनाने वाली लकड़ी प्राप्त होती है।

89. साइट्रिक अम्ल प्राप्त होता है–
(*a*) पेनिसिलियम साइट्रीकम
(*b*) एस्पर्जिलस नाइगर
(*c*) सैकेरोमाइसीज
(*d*) एजोस्पाइलम

90. डॉली भेड़ किस प्रकार तैयार की गई
(*a*) थन कोशिका (कायिक कोशिका) को केन्द्रक रहित ऊसाईट से संयुक्त करवाकर क्लोनिंग द्वारा
(*b*) युग्मन की क्लोनिंग द्वारा
(*c*) ऊतक संवर्धन द्वारा
(*d*) इनमें से कोई नहीं

91. निम्न में से किस अंग में पेशीय तन्तु पाए जाते हैं, लेकिन यह गमन (Locomotion) में सहायक नहीं है–
(*a*) कुंचुए की देहभित्ति (Body wall of earthworm)
(*b*) कॉकरोच की टांग (Leg of Cockroach)
(*c*) खरगोश की टांग (Leg of Rabbit)
(*d*) हाथ की अंगुलियां (Fingers of hand)

92. यदि मनुष्य की RBC को 8% नमक के घोल में डाल दें तो क्या होगा–
(*a*) फूल जाती है (*b*) फूलकर फट जाती है
(*c*) सिकुड जाती है (*d*) सामान्य बनी रहती है

93. जिह्वा के आधार भाग की ओर उल्टे V या उल्टे U के आकार में व्यवस्थित अंकुर हैं–
(*a*) फिलिफॉर्म पैपीला (*b*) कवकरूपी अंकुर
(*c*) पर्णिल अंकुर (*d*) परिवृत्र अंकुर

94. किसी स्वांदाकुर पर स्वार कलिकाएं (taste buds) अनुपस्थित होती है
(*a*) फिलिफॉर्म पैपीला (*b*) कवकरूपी अंकुर
(*c*) पर्णिल अंकुर (*d*) परिवृत्र अंकुर

95. संभावित गुहा (potential cavity) है–

(*a*) पेरिकॉर्डियल गुहा (*b*) वक्ष गुहा

(*c*) सीलोम (*d*) फ्ल्यूरल गुहा

96. खरगोश में दाएं फेफड़े में कितने पिण्ड पाए जाते हैं–

(*a*) दो (*b*) तीन

(*c*) चार (*d*) छ:

97. मनुष्य के कार्डियक चक्र में आलिन्दीय प्रकुंचन (Auricular Systole) का समय है–

(*a*) 0.1 सेकण्ड (*b*) 0.3 सेकण्ड

(*c*) 0.5 सेकण्ड (*d*) 0.7 सेकण्ड

98. मनुष्य के आलिन्दीय शिथिलन (Auricular diastole) का समय है–

(*a*) 0.1 सेकण्ड (*b*) 0.7 सेकण्ड

(*c*) 0.3 सेकण्ड (*d*) 0.5 सेकण्ड

99. खरगोश में एक वृक्क में नेफ्रोन्स की संख्या है–

(*a*) 10 हजार (*b*) 1 लाख

(*c*) 10 लाख (*d*) 20 लाख

100. वल्कुटी नेफ्रोन्स (Superficial nephrons) की संख्या है–

(*a*) 5-10% (*b*) 15-35%

(*c*) 35-50% (*d*) 55-60%

101. हाइपोथेलेमस के सुप्राओप्टिक नाभिक (Supraoptic nuclei) द्वारा स्रावित हॉर्मोन है–

(*a*) ऑक्सीटोसिन (Oxytosin)

(*b*) वैसोप्रेसीन (Vassopressin)

(*c*) प्रोजेस्टीरोन (Progesterone)

(*d*) FSHRF

102. हाइपोथेलेमस के पैरावेन्ट्रिक्यूलर नाभिक द्वारा स्रावित हॉर्मोन है–

(*a*) ऑक्सीटोसिन (Oxytosin)

(*b*) वैसोप्रेसीन (Vassopressin)

(*c*) प्रोजेस्टीरोन (Progesterone)

(*d*) FSHRF

103. कॉर्पस मैमीलरी पिण्ड पाया जाता है–

(*a*) प्रमस्तिष्क गोलार्द्ध में

(*b*) डाइएनकेफैलोन में

(*c*) मेड्यूला में

(*d*) सेरीबेलम में

104. खरगोस में मस्तिष्क का सबसे छोटा भाग है

(*a*) प्रमस्तिष्क गोलार्द्ध (Cerebral hemisphere)

(*b*) डाइएनकेफैलोन (Diencephalon)

(*c*) मीसेनकेफैलोन (Mesencephaton)

(*d*) मेड्यूला (Medulla)

105. खरगोश के मस्तिष्क के लिए सत्य कथन है–

(*a*) इसमें 4 ठोस दृक पिण्ड (Optic lobes) पाए जाते हैं

(*b*) इसमें 4 खोखले दृक पिण्ड (Optic lobes) पाए जाते हैं

(*c*) इसमें 2 ठोस दृक पिण्ड (Optic lobes) पाए जाते हैं

(*d*) इसमें 2 खोखले दृक पिण्ड (Optic lobes) पाए जाते हैं

106. स्तनियों में निचले जबड़े (Lower jaw) की अस्थियाँ हैं–

(*a*) डेन्टरी (dentary)

(*b*) मैक्सिला (maxilla)

(*c*) मेन्डीबल (mandible)

(*d*) इनमें से कोई नहीं

107. रक्त वृषण अवरोध (Blood testis barrier) का निर्माण करती है–

(*a*) सरटोली कोशिका (Sertoli cell)

(*b*) लेडिग कोशिका (Leydig cell)

(*c*) अन्तराली कोशिका (Interstitial cell)

(*d*) पुट्टक कोशिका (Follicle cell)

108. नवजात शिशुओं (New born baby) में कोशिकाओं की संख्या होती है–

(*a*) 1 ट्रिलियन (*b*) 2 ट्रिलियन

(*c*) 4 ट्रिलियन (*d*) 6 ट्रिलियन

109. कोशिकाओं के निरन्तर बहुविभाजन द्वारा होने वाली वृद्धि है–

(*a*) मल्टीप्लिकेशन वृद्धि (Multiplication growth)

(*b*) एक्रीशनरी वृद्धि (Accretionary growth)

(*c*) ऑक्जेटिक वृद्धि (Auxetic growth)

(*d*) उपरोक्त में से कोई नहीं

110. लिंग निर्धारण के लिए सामान्यत: कोशिकाएं ली जाती हैं–

(*a*) जनदों से

(*b*) रोम मूल से

(*c*) मुखीय उपकला से

(*d*) मुखीय उपकला व रोम मूल से

111. क्लिनेफेल्टर सिण्ड्रोम उत्पन्न करने वाले सामान्य शुक्राणु द्वारा निषेचित अण्डे में गुणसूत्रों की संख्या होगी–

(*a*) 24 (*b*) 21

(*c*) 22 (*d*) 23

112. पादप प्रजनन का ध्येय है, उत्पादित करना–

(*a*) रोग विमुक्त किस्में (*b*) पूर्व परिपक्व किस्में

(*c*) उच्च उत्पादित किस्में (*d*) सभी

113. पादप प्रजनन द्वारा सुधारा जा सकता है–

(*a*) कृषि फसलों को (*b*) चारे की फसलों को

(*c*) फलों की जातियों को (*d*) उपर्युक्त सभी को

114. केंचुए के शुक्राशय का अन्त: परजीवी है–

(*a*) मोनोसिस्टिस (*b*) ट्राइकोनिम्फा

(*c*) पॉलिस्टोमेला (*d*) बेलेन्टीडियम

115. मेढक के मलाशय (Rectum) में पाए जाते हैं–

(*a*) ओपैलाइना (Opalina)

(*b*) बेलेन्टीडियम (Balentidium)

(*c*) निक्टोथीरस (Nyctotherus)

(*d*) उपरोक्त सभी

116. लुई पाश्चर की प्रसिद्धि का कारण है–

(*a*) रक्त समूह की खोज (*b*) कोशिका सिद्धान्त

(*c*) टीकाकरण (*d*) रोगों का जर्म सिद्धान्त

117. वाइरस कहलाते हैं–

(*a*) अकोशिकीय (*b*) एक कोशिकीय

(*c*) बहुकोशिकीय (*d*) स्वतन्त्र जीन

118. निम्न में से कौन-सा अंग मुनष्य में अवशेषी (vestigeal) नहीं है?

(*a*) एपीग्लोटिस (*b*) निमेषक झिल्ली

(*c*) कर्ण पल्लव पेशियां (*d*) वर्मिफॉर्म एपेण्डिक्स

119. डुबॉइस ने खोज की–

(*a*) निएन्डरथल की (*b*) क्रो-मैगनॉन की

(*c*) पेकिंग मानव की (*d*) जावा मानव की

120. शिशुओं को दिया जाना वाला ट्रिपल वैक्सीन किन रोगों से प्रतिरक्षा प्रदान करता है–

(*a*) टिटेनस, डिप्थीरिया, ट्यूबरकुलोसिस

(*b*) बलगम, सर्दी व ट्यूबरकुलोसिस

(*c*) काली खांसी, टिटेनस व डिप्थीरिया

(*d*) टिटेनस, चेचक व रुबेला

ENGLISH

Directions (Q. 121 – 125) : *Out of the four alternatives, choose the one which best expresses the meaning of the given word and mark it in the Answer Sheet.*

121. defer

(*a*) indifferent (*b*) defy

(*c*) differ (*d*) postpone

122. cease

(*a*) begin (*b*) stop

(*c*) create (*d*) dull

123. pious

(*a*) religious (*b*) sympathetic

(*c*) afraid (*d*) faithful

124. abandon

(*a*) abolish (*b*) approve

(*c*) allow (*d*) break

125. stationary

(*a*) slowing (*b*) immovable

(*c*) moving (*d*) writing

Directions (Q. 126 – 130) : *Sentences are given with blanks to be filled in with an appropriate word(s). Four alternatives are suggested for each question. Choose the correct alternatives out of the four.*

126. For a child, a blow .... self-esteem is a terrible thing.

(*a*) of (*b*) with
(*c*) to (*d*) on

127. The Greenland ice sheet is .... at the rate of about 12 cubic miles a year.

(*a*) smelting (*b*) condensing
(*c*) melting (*d*) freezing

128. The principle called .... an explanation from the clerks.

(*a*) on (*b*) out
(*c*) for (*d*) in

129. The........... crowed gave the victorious team a tumultuous welcome.

(*a*) jubilant (*b*) troublesome
(*c*) noisy (*d*) arrogant

130. It is our duty to get .... to truth.

(*a*) to (*b*) over
(*c*) into (*d*) at

Directions (Q. 131 – 135) : *Some of the sentences have errors and some are correct. Find out which part of a sentence has an error. If there is no error, your answer is (d).*

131. Despite being tried his best (*a*)/to persuade people to give up smoking (*b*)/ , he could not attain success (*c*)./ No error (*d*)

132. He is taller(*a*) / than (*b*) / any student in his class (*c*). / No error (*d*)

133. A thousand rupees(*a*) / are (*b*) / all that he wants (*c*)./ No error (*d*)

134. He with(*a*)/ his brother and senior bank officials (*b*)/were arrested (*c*)./No error (*d*)

135. They do(*a*) / not want the government (*b*)/ to be scrapped (*c*)./ No error (*d*)

Directions (Q. 136 – 139) : *four alternatives are given for the idiom / phrase in bold in the sentence. Choose the one which best expresses the meaning of the idiom / phrase in bold.*

136. Many people **called on** the minister when he was ill.

(*a*) helped (*b*) criticised
(*c*) visited (*d*) surrounded

137. A large number of small-scale industries have been **set up** in the rural areas.

(*a*) encouraged (*b*) opened
(*c*) demolished (*d*) upgraded

138. Seetha is a little **hard of hearing.**

(*a*) insensitive (*b*) deaf
(*c*) disinterested (*d*) inaudible

139. The boss should not have **called** Arun **names** in front of the others.

(*a*) summoned (*b*) praised
(*c*) scolded (*d*) abused

Directions (Q. 140 – 143): *In the following questions, sentences are given with blanks to be filled in with an appropriate word(s). Four alternatives are suggested for each question. Choose the correct alternative out of the four as your answer.*

140. The teacher let us ....

(*a*) to go early (*b*) to leave early
(*c*) go early (*d*) early to go

141. Jane is annoyed ....

(*a*) on me (*b*) with me
(*c*) against me (*d*) over me

142. I am not angry .... you, Paul.

(*a*) at (*b*) on
(*c*) with (*d*) against

143. ....Australian and .... European are there among the tourists.

(*a*) An, an (*b*) The, the
(*c*) An, a (*d*) A, an

Directions (Q. 144 – 147) : *Choose the correct preposition :*

144. The parents are usually not satisfied .... the performance of their children.

(*a*) to (*b*) with

(*c*) over (*d*) about

145. Shylock was devoid .... pity :

(*a*) of (*b*) with

(*c*) in (*d*) to

146. The art exhibition is to be officially opened .... Wednesday .... 2 p.m.

(*a*) on; at (*b*) at; on

(*c*) from; on (*d*) on; from

147. All the members of my family go to Church .... every Sunday .... the morning, usually .... nine O' clock.

(*a*) on; in; at (*b*) in; On; at

(*c*) on; at; in (*d*) at; in; on

Directions (148 – 150) : *In the following sentences, for each italicised word, four possible choices are given. Choose the word, that best expresses the meaning of the italicised word.*

148. He reserved the right to order scrutiny in cases where understatement was quite *blatant*.

(*a*) deliberate (*b*) unintentional

(*c*) deceptive (*d*) obvious

149. Are you *insinuating* that I am a liar ?

(*a*) acusing (*b*) describing

(*c*) implicating (*d*) suggesting

150. I *nudged* her and pointed to the man across the street.

(*a*) pushed (*b*) whispered

(*c*) proposed (*d*) kicked

उत्तरमाला

भौतिक विज्ञान

1. (*d*)	**2.** (*c*)	**3.** (*b*)	**4.** (*b*)	**5.** (*c*)	**6.** (*b*)	**7.** (*d*)	**8.** (*c*)	**9.** (*c*)	**10.** (*c*)
11. (*c*)	**12.** (*c*)	**13.** (*a*)	**14.** (*c*)	**15.** (*d*)	**16.** (*c*)	**17.** (*c*)	**18.** (*a*)	**19.** (*d*)	**20.** (*a*)
21. (*d*)	**22.** (*d*)	**23.** (*d*)	**24.** (*b*)	**25.** (*b*)	**26.** (*b*)	**27.** (*b*)	**28.** (*a*)	**29.** (*b*)	**30.** (*d*)

रसायन विज्ञान

31. (*c*)	**32.** (*b*)	**33.** (*b*)	**34.** (*b*)	**35.** (*a*)	**36.** (*d*)	**37.** (*d*)	**38.** (*b*)	**39.** (*c*)	**40.** (*a*)
41. (*d*)	**42.** (*c*)	**43.** (*b*)	**44.** (*b*)	**45.** (*d*)	**46.** (*c*)	**47.** (*b*)	**48.** (*b*)	**49.** (*c*)	**50.** (*a*)
51. (*a*)	**52.** (*c*)	**53.** (*d*)	**54.** (*a*)	**55.** (*b*)	**56.** (*b*)	**57.** (*d*)	**58.** (*d*)	**59.** (*a*)	**60.** (*b*)

जीव विज्ञान

61. (*c*)	**62.** (*a*)	**63.** (*c*)	**64.** (*d*)	**65.** (*a*)	**66.** (*b*)	**67.** (*a*)	**68.** (*d*)	**69.** (*d*)	**70.** (*c*)
71. (*d*)	**72.** (*b*)	**73.** (*c*)	**74.** (*a*)	**75.** (*c*)	**76.** (*c*)	**77.** (*c*)	**78.** (*b*)	**79.** (*d*)	**80.** (*c*)
81. (*c*)	**82.** (*a*)	**83.** (*c*)	**84.** (*a*)	**85.** (*b*)	**86.** (*a*)	**87.** (*b*)	**88.** (*d*)	**89.** (*b*)	**90.** (*a*)
91. (*d*)	**92.** (*c*)	**93.** (*d*)	**94.** (*a*)	**95.** (*d*)	**96.** (*c*)	**97.** (*a*)	**98.** (*b*)	**99.** (*b*)	**100.** (*b*)
101. (*a*)	**102.** (*b*)	**103.** (*b*)	**104.** (*c*)	**105.** (*a*)	**106.** (*b*)	**107.** (*a*)	**108.** (*b*)	**109.** (*a*)	**110.** (*d*)
111. (*a*)	**112.** (*d*)	**113.** (*d*)	**114.** (*a*)	**115.** (*d*)	**116.** (*d*)	**117.** (*a*)	**118.** (*a*)	**119.** (*d*)	**120.** (*c*)

ENGLISH

121. (*d*) 122. (*b*) 123. (*a*) 124. (*a*) 125. (*b*) 126. (*a*) 127. (*c*) 128. (*c*) 129. (*a*) 130. (*d*)
131. (*a*) 132. (*c*) 133. (*b*) 134. (*c*) 135. (*d*) 136. (*c*) 137. (*b*) 138. (*b*) 139. (*d*) 140. (*c*)
141. (*b*) 142. (*c*) 143. (*c*) 144. (*d*) 145. (*c*) 146. (*a*) 147. (*a*) 148. (*d*) 149. (*d*) 150. (*a*)

व्याख्या

6. बन्दूक का संवेग = गोली का संवेग

या, $5 \times v = \frac{5}{1000} \times 200$

$\therefore \quad v = \frac{1}{5} = 0.2$ m/s

8. $s = \frac{v^2}{2\mu k \cdot g}$

$= \frac{100 \times 100}{2 \times 0.5 \times 10} = 1000$ मीटर

$\therefore \quad \frac{F_1}{F_2} = \frac{\sin\theta + \mu\cos\theta}{\sin\theta - \mu\cos\theta}$

$= \frac{\tan\theta + \mu}{\tan\theta - \mu} = \frac{2\mu + \mu}{2\mu - 1}$

$= 3$

22. बर्फ का तापमान 0°C करने के लिए आवश्यक ऊष्मा

$= 50 \times 5 \times 0.5 = 125$ Cal ...(*i*)

अब बर्फ को जल में परिवर्तित करने के लिए आवश्यक ऊष्मा = mL

$= 50 \times 80 = 4000$ Cal ...(*ii*)

अब इसका तापमान 100°C करने के लिए आवश्यक ऊष्मा

$= 50 \times 1 \times 100 = 5000$ Cal ...(*iii*)

अब इसे भाप में परिवर्तित होने के लिए आवश्यक ऊष्मा = mL

$= 50 \times 540 = 27000$ .... (*iv*)

कुल आवश्यक ऊष्मा

$= (i) + (ii) + (iii) + (iv)$

$= 125 + 4000 + 5000 + 27000$ Cal.

$= 36125$ Cal.

26. $v = \frac{w}{Q}$

$\Rightarrow \quad w = Q \times v$

$Q = 2$ Coul. $= 10\, v$

$\therefore \quad w = (2\, c) \times (10v) = 20$ जूल

अत: कार्य = 20 J

131. The correct sentence is "despite trying his best to persuade people to give up smoking he could not attain success." The verb form is incorrect.

132. The correct sentence is "he is taller than any other student in his class." In the original sentence it implies that he is taller than himself as he is also a student of the class.

133. The correct sentence is "a thousand rupees is all that he wants." Nouns such as rupees require a singular verb.

134. The correct sentence is "he with his brother and senior bank officials was arrested." Words joined to a singular subject by "with" are parenthetical. The verb should be put in the singular.

135. There is no error in the sentence.

140. 'Let' is followed by

141. Use 'with' when 'annoyed' is used for someone.

142. use 'with' when 'angry' is used for someone.

143. An Australian (Vowel sound) and a European (consonant sound).

■■

प्रैक्टिस सेट-4

भौतिक विज्ञान

1. निम्नलिखित में से कौन विमारहित है?

(*a*) कोण (*b*) कोणीय वेग

(*c*) चाप (*d*) त्रिज्या

2. यदि पत्थर के किसी टुकड़े को किसी भवन की छत से मुक्त रूप से गिरते हुए जमीन तक पहुँचने में 4 सेकेंड का समय लगता है। तो भवन की ऊँचाई क्या होगी ?

(*a*) 19.6 मीटर (*b*) 39.2 मीटर

(*c*) 156.8 मीटर (*d*) 78.4 मीटर

3. 2 किग्रा. द्रव्यमान की एक वस्तु 20 सेमी./से. की समान चाल से 4 सेकेण्ड तक चलती है। वस्तु पर लग रहा बल है–

(*a*) 40 न्यूटन (*b*) 0.4 न्यूटन

(*c*) 40 डाइन (*d*) इनमें से कोई नहीं

4. एक 7 किग्रा. द्रव्यमान वाले वस्तु पर दो बल लगाए जाते है–

$\vec{F}_1 = 20\vec{i} + 30\vec{j}$ तथा $\vec{F}_2 = 8\vec{i} - 5\vec{j}$

परिणामी त्वरण का मान है–

(*a*) 5 (*b*) 4

(*c*) 3 (*d*) 2

5. यदि m_1 तथा m_2 जड़त्वीय द्रव्यमान के दो समान परिमाण के बल किसी पिण्ड पर लगने से त्वरण a_1 एवं a_2 पैदा हो, तो कौन-सा कथन सत्य है ?

(*a*) $\frac{m_1}{m_2} = \frac{a_1}{a_2}$ (*b*) $\frac{m_1}{m_2} = \frac{a_2}{a_1}$

(*c*) $\frac{m_1}{M_2} = \frac{m_2}{M_1}$ (*d*) $\frac{M_1}{M_2} = \frac{m_2}{m_2}$

6. रॉकेटों का कार्य किस पर निर्भर करता है ?

(*a*) संवेग संरक्षण के नियम पर

(*b*) बलों की भौतिक स्वतंत्रता पर

(*c*) ऊर्जा संरक्षण के सिद्धांत पर

(*d*) हुक के नियम पर

7. एक वस्तु किसी 45° कोण के घर्षणयुक्त नत तल से फिसलकर नीचे आने में लगे समय का n गुणा समय ले रही है। वस्तु तथा नत तल के मध्य गतिज घर्षण गुणांक हैं–

(*a*) $\left(1 - \frac{1}{n^2}\right)$ (*b*) $\frac{1}{(1-n^2)}$

(*c*) $\sqrt{1-n^2}$ (*d*) $\frac{1}{\sqrt{(1-n^2)}}$

8. बर्फ पर चलते समय फिसलने से बचने के लिए छोटे कदम से चलने चाहिए क्योंकि इससे–

(*a*) घर्षण बढ़ जाती है

(*b*) घर्षण घट जाती है

(*c*) अभिलम्ब प्रतिक्रिया बढ़ जाती है

(*d*) अभिलम्ब प्रतिक्रिया बल घट जाती है।

9. एक रॉकेट जो कि जमीन से चाँद की ओर जलाकर फेंका जाए तो इसके संबंध में कौन-सा कथन सही है–

(*a*) रॉकेट जैसे-जैसे चन्द्रमा की ओर जाता है, 'g' का मान कम होता रहता है।

(*b*) रॉकेट के पूरे पथ पर g स्थिर रहता है।

(*c*) g का मान पहले घटता है तथा चन्द्रमा के समीप होने पर g बढ़ता है लेकिन चन्द्रमा की ओर निर्देशित होता है।

(*d*) उपरोक्त में से कोई नहीं।

10. 1 किग्रा तथा 5 किग्रा के पत्थर के टुकड़े एक ही ऊँचाई से गिराए जाते हैं, उनके पृथ्वी पर पहुँचने का समय क्या होगा ?

(*a*) समान होगा

(*b*) 1 किग्रा का पत्थर पहले पहुँचेगा

(*c*) 5 किग्रा का पत्थर पहले पहुँचेगा

(*d*) सभी गलत है।

11. चन्द्रतल पर किसी पिण्ड का भार 4N है तो पृथ्वी तल पर उसका भार क्या होगा?

(*a*) 4 N (*b*) 12 N

(*c*) 1 N (*d*) 24 N

12. कुतुब मीनार की ऊँचाई 72 मीटर है। 50 किग्रा. भार का कोई मनुष्य ऊपर तक चढ़ने में कितना कार्य करता है।

(*a*) 35280 जूल (*b*) 53280 जूल

(*c*) 552800 जूल (*d*) इनमें से कोई नहीं

13. m द्रव्यमान की वस्तु में संचित ऊर्जा होगी–

(*a*) m/c^2 (*b*) m^2c

(*c*) c^2/m (*d*) mc^2

14. 30 न्यूटन का एक बल लगाकर एक रोलर को धक्का दिया जाता है। बल की क्रिया रेखा क्षैतिज दिशा में साथ 60° का कोण बनाती है। इसे 10 मीटर की दूरी तक चलाने में कितना कार्य हुआ ?

(*a*) 100 जूल (*b*) 150 जूल

(*c*) 200 जूल (*d*) इनमें से कोई नहीं

15. एक लकड़ी के टुकड़े का द्रव्यमान 4 kg तथा घनत्व 6000 किग्रा./मी.^{3} है। यह पानी पर तैर रहा है। अधिकतम अतिरिक्त द्रव्यमान जो यह टुकड़ा उठ सकता है, होगी–

(*a*) 0.6 किग्रा. (*b*) 2.4 किग्रा.

(*c*) 600 किग्रा. (*d*) 2.6 किग्रा.

16. d_1 घनत्व के एक पिण्ड को d_2 घनत्व के अश्यान द्रव में गिराया जाता है। पिण्ड किस त्वरण से द्रव में डूबेगा (गुरुत्वीय त्वरण = g)

(*a*) $(d_1-d_2)g$ (*b*) $\frac{(d_1-d_2)}{d_1}g$

(*c*) $\frac{(d_1-d_2)}{d_2}g$ (*d*) $\left(\frac{d_1+d_2}{d_1}\right)$

17. पृष्ठ तनाव निम्नलिखित में किसका गुण है

(*a*) ठोस (*b*) द्रव

(*c*) गैस (*d*) सभी

18. हिलीयम गैस के अणुओं का वर्ग-माध्य-मूल वेग हाइड्रोजन अणुओं के वर्ग-माध्य मूल वेग का $\frac{5}{7}$ वाँ भाग है। यदि हाइड्रोजन गैस का ताप 0°C है तो यदि हाइड्रोजन गैस का ताप 0°C है तो हीलीयम का ताप लगभग होगा–

(*a*) 5°C (*b*) 0 K

(*c*) 273°C (*d*) 100°C

19. वायु में दो तरंगों के तरंगदैर्ध्य का अनुपात 1 : 4 है। इनकी आवृत्तियों का अनुपात होगा–

(*a*) 1 : 4 (*b*) 4 : 1

(*c*) 1 : 16 (*d*) 1 : 2

20. बरसात में बिजली की चमक पहले दिखाई देती है पर बादलों की गड़गड़ाहट बाद में सुनाई देती है क्योंकि–

(*a*) प्रकाश का वेग ध्वनि वेग की अपेक्षा कम होता है।

(*b*) प्रकाश का वेग ध्वनि के वेग की अपेक्षा अधिक है।

(*c*) आँख कान की अपेक्षा ज्यादा सक्रिय होती है।

(*d*) बरसात बादलों की गड़गड़ाहट में कुछ रुकावट डालता है।

21. जल, ठोस एवं द्रव दोनों ही स्वरूपों में जिस तापमान पर विद्यमान रहता है वह है–

(*a*) 25°C (*b*) 0°C

(*c*) –50°C (*d*) 4°C

22. प्रेशर कुकर में खाना जल्दी बन जाता है क्योंकि–

(*a*) क्वथन अधिक ताप पर होने लगता है

(*b*) क्वथन कम ताप पर होता है

(*c*) दाब स्थिर रहता है

(*d*) कोई पदार्थ बाहर नहीं निकल पाता है

23. अवस्था परिवर्तन के समय प्रदत्त गुप्त ऊष्मा के प्रभाव से–

(*a*) पदार्थ के अणुओं की स्थितिज ऊर्जा बढ़ती है

(*b*) पदार्थ के अणुओं की गतिज ऊर्जा बढ़ती है

(*c*) पदार्थ के अणुओं की आन्तरिक ऊर्जा बढ़ती है

(*d*) पदार्थ के अणुओं की स्थितिज ऊर्जा घटती है

24. 'n' अपवर्त्तनांक वाले पदार्थ की मोटाई 't' की पट्टी से प्रकाश गुजरता है। निर्वात में प्रकाश की चाल सेमी./से. है तो पट्टी पार करने में प्रकाश को कितना समय लगेगा ?

(*a*) $\frac{t}{nc}$ (*b*) ntc

(*c*) $\frac{nt}{c}$ (*d*) $\frac{tc}{n}$

25. किसी माध्यम का अपवर्त्तनांक एवं क्रान्तिक कोण के बीच का सही संबंध है–

(*a*) $\mu = \sin c$ (*b*) $\mu = \frac{1}{\sin c}$

(*c*) $\mu + \sin c = 0$ (*d*) $\mu = \frac{1}{1 + \sin c}$

26. प्रतिरोध का S.I. मात्रक है–

(*a*) कूलॉम (*b*) ऐम्पियर

(*c*) ओम (*d*) जूल

27. शुष्कसेल में भरा होता है–

(*a*) कार्बन चूर्ण (*b*) अमोनियम क्लोराइड

(*c*) मैग्नीज डाइऑक्साइड (*d*) इन तीनों का मिश्रण

28. पृथ्वी के चुम्बकीय विषुवत रेखा पर नमन कोण होता है–

(*a*) 0° (*b*) 60°

(*c*) 90° (*d*) 180°

29. घन किरणें निम्न पुंज होती है–

(*a*) पॉजीट्रॉन (*b*) प्रोटॉन

(*c*) α-कण (*d*) धनायन

30. ट्रान्सफार्मर को कोड बनाने के लिए कौन-सा पदार्थ सर्वाधिक उपर्युक्त है ?

(*a*) स्टील (*b*) ताँबा

(*c*) नर्म लोहा (*d*) निकेल

रसायन विज्ञान

31. वह अवस्था जिसमें आण्विक आकर्षण गति तीव्र होता है

(*a*) ठोस (*b*) द्रव

(*c*) गैस (*d*) इनमें से कोई नहीं

32. किसका द्रव्यमान अधिकतम होगा ?

(*a*) 0.9 ग्राम परमाणु हाइड्रोजन

(*b*) 0.75 ग्राम अणु CO_2

(*c*) 0.26 ग्राम अणु AgCl

(*d*) 5 ग्राम परमाणु Ca

33. परमाणु भार (A) विशिष्ट उष्मा (S) में सम्बन्ध है–

(*a*) $A \times S = 6.4$

(*b*) $A \times S = 6.4$ (लगभग)

(*c*) $A \times 6.4 = S$

(*d*) $A = S \times 6.4$

34. P_1 तथा P_2 आंशिक दाब वाली दो गैसों के मिश्रित गैस का कुल दाब होगा

(*a*) $P_1 + P_2$ (*b*) $\sqrt{P_1P_2}$

(*c*) $\frac{P_1 + P_2}{2}$ (*d*) $P_1 - P_2$

35. Torr (टॉर) किसकी इकाई है ?

(*a*) दाब का (*b*) ताप का

(*c*) आयतन का (*d*) इनमें से कोई नहीं

36. M_{17}^{25} केन्द्रक में न्यूट्रॉनों की संख्या होगी–

(*a*) 17 (*b*) 18

(*c*) 19 (*d*) 20

37. सोडियम का परमाणु द्रव्यमान 23 तथा परमाणु संख्या 11 है। इसमें इलेक्ट्रॉन, न्यूट्रॉन एवं प्रोटॉन की संख्याएँ क्रमशः क्या होगी ?

(*a*) 11, 11, 12 (*b*) 12, 11, 11

(*c*) 12, 12, 11 (*d*) 11, 12, 11

38. रासायनिक अभिक्रिया में फॉस्फोरस के ऑक्साइड का काम

(*a*) एक उत्प्रेरक का है।

(*b*) एक अपचायक का है।

(*c*) एक क्षारीय एनहाइड्राइड का है।

(*d*) एक अम्लीय ऑक्साइड का है।

39. वह कौन-सी गैस है जो अमोनिया के सम्पर्क में आने पर सफेद धुआँ देता है ?

(*a*) SO_2 (*b*) HCl

(*c*) N_2 (*d*) O_2

40. $BaCl_2 + H_2SO_4 \longrightarrow BaSO_4 + 2HCl$ है एक

(*a*) संयोजन अभिक्रिया
(*b*) वियोजन अभिक्रिया
(*c*) विस्थापन अभिक्रिया
(*d*) दोहरी विस्थापन अभिक्रिया

41. Al + तनु NaOH गर्म करने पर देते हैं।

(*a*) $NaAlO_2 + H_2$ (*b*) $NaAlO_2 + H_2O$
(*c*) $Al_2O_3 \cdot H_2O$ (*d*) $Al(OH)_3$

42. सान्द्र $HNO_3 + I_2$ देते हैं।

(*a*) HIO (*b*) HIO_3
(*c*) HIO_4 (*d*) HI

43. निम्नांकित में से सबसे हल्की धातु है।

(*a*) Li (*b*) Mg
(*c*) Na (*d*) Ca

44. हाइड्रोकार्बन के ऑक्सीकरण का अंतिम उत्पादन है–

(*a*) एल्डिहाइड (*b*) एल्कोहल
(*c*) $H_2O + CO_2$ (*d*) H_2O

45. पॉलीथीन इसके बहुलीकरण से प्राप्त होता है–

(*a*) मिथेन (*b*) इथेन
(*c*) एसिटीलीन (*d*) इथिलीन

46. धातुओं के निष्कर्षण में गालक के साथ बना यौगिक है–

(*a*) अपचायक (*b*) अशुद्ध धातु
(*c*) धातुमल (*d*) शुद्ध धातु

47. किस अयस्क में ऑक्सीजन नहीं है।

(*a*) बॉक्साइट (*b*) मैकेलाइट
(*c*) क्रायोलाइट (*d*) डोलामाइट

48. यदि किसी विलयन का pH मान 8 है तो वह होगा–

(*a*) अम्लीय (*b*) क्षारीय
(*c*) उदासीन (*d*) अम्लीय या क्षारीय

49. निम्नलिखित में से कौन-सा ठोस में विलयन है ?

(*a*) गोंद (*b*) दूध
(*c*) नमक का घोल (*d*) पीतल

50. एक पदार्थ का बहुत अधिक ईंधन मान है। इसके एक ग्राम के पूर्ण दहन पर अधिक प्राप्त होता है–

(*a*) CO_2 (*b*) जलवाष्प
(*c*) कैलोरी ऊष्मा (*d*) राख

51. प्रोड्यूसर गैस निम्नलिखित में से किसका मिश्रण है ?

(*a*) $CO + N_2$ (*b*) $CO_2 + N_2$
(*c*) $CO + H_2$ (*d*) $CO_2 + H_2$

52. किसी प्रथम कोटि की अभिक्रिया का अर्द्ध आयु काल 34.65 सेकण्ड है। इसका वेग स्थिरांक होगा–

(*a*) $2 \times 10^{-3}\ s^{-1}$ (*b*) $4 \times 10^{-2}\ s^{-1}$
(*c*) $20\ s^{-1}$ (*d*) $2 \times 10^{-2}\ s^{-1}$

53. अभिक्रिया की दरों के संघट्ट वाद के अनुसार–

(*a*) क्रियाकारकों के मध्य हुआ प्रत्येक संघट्ट वाद रासायनिक क्रिया को उत्पन्न करता है
(*b*) अभिक्रिया की दर अणुओं के वेग के समानुपाती होती है
(*c*) वे सभी अभिक्रियाएं जो गैसीय प्रावस्था में होती है शून्य कोटि अभिक्रियाएं होती है
(*d*) अभिक्रिया की दर प्रति सेकण्ड हुए संघट्टों की संख्या के समानुपाती होती है

54. जब CH_2Cl_2 का जलीय क्षार के साथ जल-अपघटन करवाया जाता है तो निम्न में से कौन-सा यौगिक बनता है–

(*a*) HCHO (*b*) HCOOH
(*c*) CH_3OH (*d*) CH_3COOH

55. कैल्सियम ऐसीटेट को कैल्सियम फॉर्मेट के साथ आसवन अथवा गरम करने पर प्राप्त होता है–

(*a*) मेथेनॉल (*b*) ऐसीटिक अम्ल
(*c*) ऐसीटैल्डिहाइड (*d*) ऐसीटोन

56. जब कैल्सियम ऐसीटेट को गरम किया जाता है तो कौन-सा यौगिक प्राप्त होता है–

(*a*) फॉर्मेल्डिहाइड (*b*) ऐसीटोन
(*c*) ऐसीटैल्डिहाइड (*d*) एथिल ऐसीटेट

57. NaCl क्रिस्टल में प्रत्येक क्लोराइड आयन घिरा रहता है–

(*a*) 6 सोडियम आयनों से

(*b*) 6 क्लोराइड आयनों से

(*c*) 8 सोडियम आयनों से

(*d*) 4 सोडियम आयनों से

58. सोडियम क्लोराइड के क्रिस्टल में सोडियम आयन की समन्वय संख्या है–

(*a*) 2 (*b*) 4

(*c*) 6 (*d*) 8

59. निम्न में से किसमें सबसे अधिक अनुचुम्बकीय गुण है–

(*a*) Fe^{2+} (*b*) Co^{3+}

(*c*) Co^{2+} (*d*) Mn^{2+}

60. Zn तथा Cd, d-ब्लॉक तत्वों के समान परिवर्ती संयोजकता प्रदर्शित नहीं करते हैं, क्योंकि–

(*a*) d-कक्षक पूर्ण रूप से भरे होते हैं

(*b*) इनकी बाहरी कक्षा में दो इलेक्ट्रॉन होते हैं

(*c*) इनके गलनांक कम होते हैं

(*d*) सभी

जीव विज्ञान

61. जीवाणु में श्वसनीय कोशिकांग होते हैं–

(*a*) केन्द्रक (*b*) माइटोकॉण्ड्रिया

(*c*) मिजोसोम (*d*) सभी

62. हरित लवक की आन्तरिक झिल्ली किसके लिए पारगम्य नहीं होती?

(*a*) ट्रायोज-1 फॉस्फेट (*b*) आर्थोफास्फेट

(*c*) सुक्रोज (*d*) प्लुटेमीन

(*d*) उपरोक्त में किसी का नहीं

63. फ्रक्टोज इकाइयों द्वारा निर्मित होमोपॉलिसैकेराइड है–

(*a*) सेलुलोज (cellulose)

(*b*) काइटिन (chitin)

(*c*) इन्यूलिन (inulin)

(*d*) ग्लाइकोजन (glycogen)

64. निम्न में से कौन-सी शर्करा वेवल स्तनधारियों में पाई जाती है–

(*a*) माल्टोज (*b*) लेक्टोज

(*c*) ग्लूकोज (*d*) ट्रिहेलोज

65. सबसे सरलतम शर्कराएँ हैं–

(*a*) ग्लूकोज व फ्रक्टोज

(*b*) मेनोज व रेबिनोज

(*c*) ग्लिसरैल्डिहाइड व डाइहाइड्रॉक्सीऐसीटोन

(*d*) राइबोज व डी ऑक्सीराइबोज

66. कार्बोहाइड्रेट का सामान्य सूत्र है–

(*a*) $C_x(H_2O)_y$ (*b*) C_xH_2O

(*c*) $C_x(H_2O_2)_y$ (*d*) $C_x(HO)_y$

67. कृषि सुधार कार्यक्रम के अन्तर्गत अगुणित पौधे महत्वप्रद होते हैं, क्योंकि वे–

(*a*) द्विगुणित होने के पश्चात समयुग्मजी वंशक्रम बनाते हैं

(*b*) द्विगुणित पादपों की तुलना में इन्हें आधी मात्रा में ही खाद की आवश्यकता होती है

(*c*) प्रतिकूल परिस्थितियों में स्वस्थ वृद्धि करते हैं

(*d*) अर्द्धसूत्री विभाजन के अध्ययन में उपयोगी होते हैं

68. जीन की क्रियात्मक इकाई है–

(*a*) रिकॉन (Recon) (*b*) सिस्ट्रॉन (Cistron)

(*c*) म्यूटॉन (Muton) (*d*) इनमें से सभी

69. जीन संरचना में सबसे छोटा भाग कौन-सा होता है?

(*a*) रिकॉन (*b*) म्यूटॉन

(*c*) सिस्ट्रॉन (*d*) सब बराबर होते हैं

70. प्रोटीन संश्लेषण के दौरान m-RNA राइबोसोम जुड़ता है–

(*a*) छोटी उप-इकाई में (*b*) बड़ी उप-इकाई में

(*c*) केन्द्रिका में (*d*) इनमें से सभी से

71. m-RNA पर प्रथम आनुवंशिक कूट (genetic code) है–

(*a*) CCC (*b*) AGG

(*c*) AUG (*d*) CUG

72. Saccharomyces cerevisiae है–

(*a*) अकैरियोट (*b*) प्रोकैरियोट

(*c*) मीजोकैरियोट (*d*) यूकैरियोट

73. यीस्ट की कोशिका भित्ति में होता है–

(*a*) एमाइलोज व ग्लूकोज

(*b*) ग्लूकोज व मेनोज

(*c*) ग्लूकोज व म्यूरेमिक अम्ल

(*d*) सुक्रोज व मेनोज

74. चावल की बेकेनी (Bakane) रोग किसमें होता है–

(*a*) *Erysiphe* (*b*) *Gibberella*

(*c*) *Phytophthora* (*d*) *Albugo*

75. समान पौधों का एक समूह जो आपस में जनन करते हैं–

(*a*) वंश है (*b*) कुल है

(*c*) जाति है (*d*) पारिसितिक प्रारूप है

76. कैपसेला में द्विनिषेचन और त्रिसंलयन का उत्पाद क्या है–

(*a*) $3x$ निषिक्तांड एवं $2x$ भ्रूणपोष मातृ-कोशिका

(*b*) $2x$ निषिक्तांड एवं $2x$ भ्रूणपोष मातृ-कोशिका

(*c*) $2x$ निषिक्तांड एवं $3x$ भ्रूणपोष मातृ-कोशिका

(*d*) $3x$ निषिक्तांड एवं $3x$ भ्रूणपोष मातृ-कोशिका

77. कैपसेला में एक नर युग्मक और दो ध्रुवी कोशिकाओं के संलयन की क्रिया को क्या कहते हैं–

(*a*) द्वितीयक केन्द्रक

(*b*) त्रिसंलयन

(*c*) प्राथमिक भ्रूणपोष केन्द्रक

(*d*) युग्मनज

78. मरुस्थल में उगने वाले पौधों में वार्षिक वलय अधिक स्पष्ट होंगे–

(*a*) स्पष्ट वार्षिक वलय होगी

(*b*) स्पष्ट वार्षिक वलय नहीं होगी

(*c*) जाइलम तथा दृढ़ोतक के वलय एकान्तर क्रम में बनेगे

(*d*) एकान्तर क्रम में फ्लोएम तथा अन्य जटिल ऊतक बनेंगी

79. किसी वृक्ष को सबसे अधिक हानि किससे होगी–

(*a*) इसकी आधी शाखाएँ गिर जाने से

(*b*) इसकी आधा पत्तियों के गिर जाने से

(*c*) इसके छाल-वल्क के नष्ट हो जाने से

(*d*) इसकी सभी पत्तियों के गिर जाने से

80. पेरिडर्म (Periderm) के भाग होते हैं–

(*a*) Periblem, Phellogen, Plerome

(*b*) Periblem, Phellogen, Phelloderm

(*c*) Phellem, Phellogen, Phelloderm

(*d*) Cortex, Dermatogen, Phelloderm

81. ब्राउनियन गति किसके द्वारा प्रदर्शित की जाती है–

(*a*) जल द्वारा (*b*) इमल्शन द्वारा

(*c*) कोलॉइडल घोल द्वारा (*d*) घोल द्वारा

82. सबसे अधिक अन्तःचूषण क्षमता किसमें मिलती है–

(*a*) वसा में (*b*) पेक्टिन में

(*c*) सेलुलोज में (*d*) प्रोटीन में

83. बरसात में लकड़ी किस क्रिया द्वारा फूल जाती है?

(*a*) विसरण (Diffusion) से

(*b*) परासरण (Osmosis) से

(*c*) अन्तःशोषण (Imbibition) से

(*d*) जीवद्रव्यकुंचन (Plasmolysis) से

84. ऑस्ट्रेलियाई सवाना में घोड़ों का पारिस्थितिक तुल्यांक क्या होता है–

(*a*) कंगारू (*b*) जेबरा

(*c*) एन्टीलोप (*d*) बाइसन

85. निम्न में से पारिस्थितिक तन्त्र में सम्मिलित नहीं हैं–

(*a*) विषाणु (*b*) जीवाणु

(*c*) कवक (*d*) मानव

86. किसी पारिस्थितिक तन्त्र में यदि सभी उत्पादकों को मार दें तो क्या होगा–

(*a*) केवल मांसाहारी समाप्त हो जाएंगे

(*b*) केवल शाकाहारी समाप्त हो जाएंगे

(*c*) सभी उपभोक्ता समाप्त हो जाएंगे

(*d*) केवल सर्वाहारी समाप्त हो जाएंगे

87. निम्नलिखित में से कौन-सी फसल पेरू तथा ब्राजील में विकसित हुई, किन्तु अब मुख्य रूप से भारत में उगाई जाती है–

(*a*) मक्का (*b*) आलू

(*c*) मूंगफली (*d*) इनमें से कोई नहीं

88. दक्षिण-पूर्व एशिया को निम्न की उत्पत्ति का केन्द्र माना जाता है–

(*a*) चावल, गन्ना, आम तथा केला

(*b*) चावल, गन्ना तथा आम

(*c*) चावल तथा गन्ना

(*d*) उपरोक्त में से कोई नहीं

89. प्रथम ट्रांसजेनिक पादप किसका था?

(*a*) आलू (Potato) (*b*) टमाटर (Tomato)

(*c*) तम्बाकू (Tabacco) (*d*) मक्का (Maize)

90. कृषि सुधार कार्यक्रम के अन्तर्गत अगुणित पौधे महत्वप्रद होते हैं, क्योंकि वे–

(*a*) द्विगुणित होने के पश्चात् समयुग्मजी वंशक्रम बनाते हैं।

(*b*) द्विगुणित पादपों की तुलना में इन्हें आधी मात्रा में ही खाद की आवश्यकता होती है।

(*c*) प्रतिकूल परिस्थितियों में स्वस्थ वृद्धि करते हैं।

(*d*) अर्ध-सूत्री विभाजन के अध्ययन में उपयोगी होते हैं।

91. तन्त्रिका कोशिका में विभाजन के लिए सत्य कथन है–

(*a*) असूत्रीय-विभाजन (Amitosis)

(*b*) समसूत्रीय विभाजन (Mitosis)

(*c*) अर्द्धसूत्रीय विभाजन (Meiosis)

(*d*) इसमें विभाजन नहीं पाया जाता है।

92. टांगों तक लम्बी कोशिकाएँ हैं–

(*a*) पेशीय कोशिकाएँ (Muscle cells)

(*b*) तन्त्रिका कोशिकाएँ (Nerve cells)

(*c*) अस्थि कोशिकाएँ (Bone cells)

(*d*) उपास्थि कोशिकाएँ (Cartilage cells)

93. मनुष्य की जिह्वा में मीठा स्वाद ज्ञान कराने वाला भाग है–

(*a*) अग्र छोर (*b*) अग्र छोर के स्वाद

(*c*) पार्श्व भाग (*d*) पश्व भाग

94. मनुष्य की जिह्वा का वह भाग बताइए जो कड़वे स्वाद (bitter taste) से सम्बन्धित है–

(*a*) अग्र छोर (*b*) अग्र छोर के बाद

(*c*) पार्श्व भाग (*d*) पश्व भाग

95. मनुष्य के दाएँ फेफड़े में कितने पिण्ड पाए जाते हैं–

(*a*) दो (*b*) तीन

(*c*) चार (*d*) छः

96. मनुष्य के बाएँ फेफड़े में कितने पिण्ड पाए जाते हैं–

(*a*) दो (*b*) तीन

(*c*) चार (*d*) छः

97. मनुष्य के निलयी प्रकुंचन (Ventricular Systole) का समय है–

(*a*) 0.1 सेकण्ड (*b*) 0.7 सेकण्ड

(*c*) 0.3 सेकण्ड (*d*) 0.5 सेकण्ड

98. मनुष्य के कार्डियक चक्र का समय है–

(*a*) 0.3 सेकण्ड (*b*) 0:5 सेकण्ड

(*c*) 0.8 सेकण्ड (*d*) 0.1 सेकण्ड

99. जक्स्टा मेड्यूलरी नेफ्रोन्स (Juxta medullary nephrons) का प्रतिशत है–

(*a*) 50-60% (*b*) 65-85%

(*c*) 15-35% (*d*) 25-40%

100. जवस्टा मेड्यूलरी नेफ्रोन्स के बौमन्स सम्पुट पाए जाते हैं–

(*a*) वल्कुट की सते के पास

(*b*) मेड्यूला में

(*c*) पेल्विस के पास

(*d*) कॉर्टेक्स व मेड्यूला के जंक्शन पर

101. पार्स ट्यूबरेलिस (Pars tuberails) को रक्त संभरण प्राप्त होता है–
(*a*) हेरिंग काय (Herring body) से
(*b*) विलिस के वृत्त (Circle of Willis) से
(*c*) हाइपोथेलेमोहाइपोफाइसिल तन्त्र से
(*d*) उपरोक्त सभी से

102. मिजेट्स (Midgets) रोग का कारण है–
(*a*) वृद्धि हॉर्मोन की कमी
(*b*) वृद्धि हॉर्मोन की अधिकता
(*c*) मिनरेलोकॉर्टिकॉइड की अधिकता
(*d*) मिनरेलोकॉर्टिकॉइड की कमी

103. खरगोश के मस्तिष्क के लिए सत्य कथन है–
(*a*) कॉर्पस केलोसम की उपस्थिति
(*b*) कोरपोरा क्वाड्रीजेमिना की उपस्थिति
(*c*) ओप्टोसील अनुपस्थित
(*d*) उपरोक्त सभी

104. मेढक के मस्तिष्क में दृक पिण्डों (Optic lobes) की संख्या है–
(*a*) दो (*b*) तीन
(*c*) चार (*d*) छः

105. खरगोश में क्रूरा सेरीब्राई (Crura cerebri) पाया जाता है–
(*a*) प्रमस्तिष्क गोलार्द्ध (Cerebral hemisphere) में
(*b*) डाइएनकेफैलोन (Diencephalon) में
(*c*) मीसेनकेफैलोन (Mesencephaton) में
(*d*) हाइपोथेलेमस (Hypothalamus) में

106. निमियल क्रेस्ट (Cnemial crest) पाया जाता है–
(*a*) फीमर में (*b*) फिब्यूला में
(*c*) टिविया में (*d*) ह्यूमरस में

107. शुक्रकायान्तरण (Spermeiogenesis) के दौरान अवशिष्ट कोशिका द्रव्य (Residual cytoplasm) का भक्षण करती है–
(*a*) लेडिग कोशिका (*b*) सरटोली कोशिका
(*c*) अन्तराली कोशिका (*d*) पुट्टक कोशिका

108. पुनरुद्भवन (Regeneration) की क्षमता सबसे अधिक होती है–
(*a*) नर जन्तुओं में
(*b*) उच्च समुदाय के जन्तुओं में
(*c*) निम्न समुदाय के जन्तुओं में
(*d*) प्रोटोजोआ में

109. स्तनधारियों के किस ऊतक में सबसे कम पुनरुद्भवन की क्षमता पाई जाती है–
(*a*) त्वचा की उपकला में
(*b*) लम्बी अस्थि के अस्थीय ऊतक में
(*c*) मस्तिष्क के तन्त्रिका ऊतक में
(*d*) रुधिर वाहिनियों की एण्डोथिलियम में

110. एक दम्पत्ति की सन्तान लड़की होगी यदि युग्मनज (Zygote) में 23वीं जोड़ी के गुणसूत्र हैं–
(*a*) XX (*b*) XY
(*c*) XYY (*d*) YY

111. एक पुरुष की कायिक कोशिकाओं (somatic cells) में एक बार काय (barr body) उपस्थित हो तो उस व्यक्ति का जीनोटाइप होगा–
(*a*) XO (*b*) XXY
(*c*) XXXY (*d*) XYY

112. आधुनिक पादप प्रजनन का प्रारम्भ कब हुआ–
(*a*) 1850 में (*b*) 1880 में
(*c*) 1900 में (*d*) 1930 में

113. प्राकृतिक आवास से निकालकर भिन्न जलवायु वाले आवास में कृषि पादप को उगाना कहलाता है–
(*a*) पुरःस्थापन (*b*) दशानुकूलन
(*c*) उपनिवेशन (*d*) कृत्रिम वरण

114. घण्टी जन्तुक (Bell animalcule) है–
(*a*) बेलेन्टीडियम (Balentidium)
(*b*) वॉर्टीसेला (Vorticella)
(*c*) मोनोसिस्टिस (Monocystis)
(*d*) डिडीनियम (Didinium)

115. जलीय भालू (Water bear) है–

(*a*) बेलेन्टीडियम (*b*) वॉर्टीसेला

(*c*) मोनोसिस्टिस (*d*) टारडीग्रेड

116. निम्न में से अन-आयनीकृत (Non-ionising) किरणें बताइए जिनका दूसरों की अपेक्षा अधिक विशिष्ट जैविक प्रभाव है–

(*a*) X-किरणें (*b*) β-किरणें

(*c*) γ-किरणें (*d*) पराबैंगनी किरणें

117. उत्परिवर्तनों (mutations) की दर किससे बढ़ जाती है?

(*a*) अधिक व उत्तम प्रकाश संश्लेषण से

(*b*) लम्बे समय तक अलैंकिग जनन से

(*c*) X-किरणों से

(*d*) जड़ों को हवा में रखने से

118. औद्योगिक मिलैनिज्म (Industrial melanism) व्यक्त करता है–

(*a*) जननिक पृथक्करण (*b*) भौगोलिक पृथक्करण

(*c*) प्राकृतिक वरण (*d*) प्रेरित जीन-उत्परिवर्तन

119. पिथिकैन्थ्रॉपस इरेक्ट्स (जावा मानव) के जीवाश्म सर्वप्रथम कहां से प्राप्त हुए?

(*a*) जर्मनी में (*b*) जापान में

(*c*) चीन में (*d*) जावा में

120. काले मूत्र का निर्माण होना कहलाता है–

(*a*) क्रियेटिनिन (Creatinine)

(*b*) एल्केप्टोन्यूरिया (Alkaptonuria)

(*c*) एन्यूरिया (Anuria)

(*d*) हीमेट्यूरिया (Hematuria)

ENGLISH

Directions (Q. 121 – 125) : *Out of the four alternatives. choose the one which best expresses the meaning of the given word.*

121. EAGER

(*a*) Curious (*b*) Enthusiastic

(*c*) Devoted (*d*) Glever

122. EMPHASISE

(*a*) Measure (*b*) Describe

(*c*) Explain (*d*) Stress

123. SPECTATORS

(*a*) Group (*b*) Participants

(*c*) Onlookers (*d*) Listeners

124. CATALOGUE

(*a*) Pamphlet (*b*) List

(*c*) Record (*d*) Advertisement

125. CONSEQUENCE

(*a*) Result (*b*) Order

(*c*) Cause (*d*) Manner

Directions (Q. 126 – 130) : *Sentences are given with blanks to be filled in with an appropriate words. Four alternatives are suggested for each question. Choose the correct alternative out of the four.*

126. Undoubtedly. English is the most spoken .... language in the world today.

(*a*) elaborately (*b*) obviously

(*c*) widely (*d*) generally

127. No weapan ever invented is more .... than hunger.

(*a*) desperate (*b*) disruptive

(*c*) deceptive (*d*) deadly

128. The child's earliest words deal with concrete objects, only later he is able to grapple with ....

(*a*) decisions (*b*) maxims

(*c*) abstractions (*d*) opinions

129. He was left with five books: he gave them to .... came first.

(*a*) whichever (*b*) whoever

(*c*) who (*d*) which

130. I went to my native village with the .... of starting a school for the poor.

(*a*) intention (*b*) opinion

(*c*) suggestion (*d*) presumption

Directions (Q. 131 – 135) : *Some of the sentences have errors and some are correct. Find out which part of a sentence has an error. If there is no error, your answer is (d).*

131. The retention of(*a*) / a major portion of our earnings have (*b*) / helped build our new house (*c*)./ No error (*d*)

132. I look forward(*a*) / to receive (*b*)/ your letter (*c*)./ No error (*d*)

133. Everyone(*a*) / attended the party (*b*)/ except he (*c*)./ No error (*d*)

134. No sooner(*a*) / did we reach there (*b*) / than it began to rain (*c*)./ No error (*d*)

135. We go to school(*a*) / with a view to (*b*)/ study (*c*)./ No error (*d*)

Directions (Q. 136 – 139) : *In the following questions, four alternatives are given for the idiom / phrase. Choose the alternative which best expresses the meaning of the idiom / phrase.*

136. At one's beek and call

(*a*) to attend a call
(*b*) to be helped by someone
(*c*) to be useful to someone
(*d*) to be dominated by someone

137. To explore every avenue

(*a*) to search all streets
(*b*) to scout the wilderness
(*c*) to find adventure
(*d*) to try every opportunity

138. A red letter day

(*a*) a dangerous day in one's life
(*b*) a sorrowful day in one's life
(*c*) an important or joyful occasion in one's life
(*d*) both a dangerous and sorrowful day in one's life

139. To have something up one's sleeve

(*a*) to hide something in the sleeve
(*b*) to play a magician trick
(*c*) to have a secret plan
(*d*) to play hide and seek

Directions (Q. 140 – 143): *In the following questions, sentences are given with blanks to be filled in with an appropriate word(s). Four alternatives are suggested for each question. Choose the correct alternative out of the four as your answer.*

140. I have been looking for an apartment and I finally found the .... one.

(*a*) good (*b*) airy
(*c*) cheap (*d*) perfect

141. The youth should believe .... God.

(*a*) upon (*b*) in
(*c*) on (*d*) of

142. He was born .... India.

(*a*) off (*b*) in
(*c*) of (*d*) through

143. The convict tried his level best to justify himself but the judge looked .... him and found him guilty.

(*a*) around (*b*) at
(*c*) through (*d*) to

Directions (Q. 144 – 147) : *Choose the correct preposition :*

144. Last year his mother died .... typhoid ....the Christmas eve.

(*a*) of; on (*b*) on; of
(*c*) from; at (*d*) at; of

145. Good citizens always abide..........the law.

(*a*) with (*b*) of
(*c*) by (*d*) for

146. He died from want ....medical aid.

(*a*) with (*b*) against
(*c*) by (*d*) of

147. He has been afflicted .... rheumatism and has almost been confined .... bed .... last two months.

(*a*) with; to; for (*b*) with; on; for
(*c*) for; on; for (*d*) with; for; to

Directions (148 – 150) : *In the following sentences, for each italicised word, four possible choices are given. Choose the word, that best expresses the meaning of the italicised word.*

148. It was all a *ploy* to distract attention from his real aim.

(*a*) plot (*b*) conspiracy
(*c*) trick (*d*) explanation

149. The *honeymoon* period for the new government is over.

(*a*) inexperience (*b*) goodwill
(*c*) confidence (*d*) grace

150. An officer must know how to *handle* his men.

(*a*) manipulate (*b*) manage
(*c*) control (*d*) discipline

उत्तरमाला

भौतिक विज्ञान

1. (*a*)	**2.** (*d*)	**3.** (*d*)	**4.** (*a*)	**5.** (*b*)	**6.** (*a*)	**7.** (*a*)	**8.** (*a*)	**9.** (*c*)	**10.** (*a*)
11. (*d*)	**12.** (*a*)	**13.** (*d*)	**14.** (*b*)	**15.** (*d*)	**16.** (*b*)	**17.** (*b*)	**18.** (*a*)	**19.** (*b*)	**20.** (*b*)
21. (*b*)	**22.** (*a*)	**23.** (*a*)	**24.** (*c*)	**25.** (*b*)	**26.** (*c*)	**27.** (*d*)	**28.** (*d*)	**29.** (*d*)	**30.** (*c*)

रसायन विज्ञान

31. (*a*)	**32.** (*c*)	**33.** (*b*)	**34.** (*a*)	**35.** (*a*)	**36.** (*b*)	**37.** (*d*)	**38.** (*d*)	**39.** (*a*)	**40.** (*d*)
41. (*a*)	**42.** (*d*)	**43.** (*a*)	**44.** (*c*)	**45.** (*c*)	**46.** (*c*)	**47.** (*a*)	**48.** (*b*)	**49.** (*d*)	**50.** (*c*)
51. (*a*)	**52.** (*d*)	**53.** (*d*)	**54.** (*a*)	**55.** (*c*)	**56.** (*b*)	**57.** (*a*)	**58.** (*c*)	**59.** (*d*)	**60.** (*a*)

जीव विज्ञान

61. (*c*)	**62.** (*a*)	**63.** (*c*)	**64.** (*b*)	**65.** (*a*)	**66.** (*a*)	**67.** (*a*)	**68.** (*b*)	**69.** (*b*)	**70.** (*a*)
71. (*c*)	**72.** (*d*)	**73.** (*b*)	**74.** (*b*)	**75.** (*c*)	**76.** (*c*)	**77.** (*b*)	**78.** (*b*)	**79.** (*c*)	**80.** (*c*)
81. (*c*)	**82.** (*d*)	**83.** (*c*)	**84.** (*a*)	**85.** (*a*)	**86.** (*c*)	**87.** (*c*)	**88.** (*a*)	**89.** (*c*)	**90.** (*a*)
91. (*d*)	**92.** (*b*)	**93.** (*a*)	**94.** (*d*)	**95.** (*b*)	**96.** (*a*)	**97.** (*c*)	**98.** (*c*)	**99.** (*b*)	**100.** (*b*)
101. (*b*)	**102.** (*a*)	**103.** (*d*)	**104.** (*a*)	**105.** (*c*)	**106.** (*c*)	**107.** (*b*)	**108.** (*c*)	**109.** (*c*)	**110.** (*a*)
111. (*b*)	**112.** (*c*)	**113.** (*a*)	**114.** (*b*)	**115.** (*d*)	**116.** (*d*)	**117.** (*c*)	**118.** (*d*)	**119.** (*d*)	**120.** (*b*)

ENGLISH

121. (*a*)	**122.** (*d*)	**123.** (*c*)	**124.** (*b*)	**125.** (*a*)	**126.** (*c*)	**127.** (*d*)	**128.** (*c*)	**129.** (*b*)	**130.** (*a*)
131. (*b*)	**132.** (*b*)	**133.** (*c*)	**134.** (*d*)	**135.** (*c*)	**136.** (*d*)	**137.** (*d*)	**138.** (*c*)	**139.** (*c*)	**140.** (*a*)
141. (*b*)	**142.** (*b*)	**143.** (*b*)	**144.** (*a*)	**145.** (*c*)	**146.** (*d*)	**147.** (*a*)	**148.** (*c*)	**149.** (*d*)	**150.** (*d*)

व्याख्या

7. जब घर्षण अनुपस्थित है, तब,

$$a_1 = g \sin\theta$$

$$s_1 = \frac{1}{2}a_1t_1^2 \qquad ...(i)$$

जब घर्षण उपस्थित हो, तब,

$$a_2 = g \sin\theta - \mu \text{ kg} \cos\theta$$

$$s_2 = \frac{1}{2}a_2t_2^2 \qquad ...(ii)$$

समीकरण (i) और (ii) से,

$$\frac{1}{2}a_1t_1^2 = \frac{1}{2}a_2t_2^2$$

$$\Rightarrow \quad a_1t_1^2 = a_2(nt_1)^2$$

$$\therefore \quad t_2 = nt_1$$

$$a_1 = n^2a_2$$

$$\frac{a_2}{a_1} = \frac{1}{n^2}$$

$$\Rightarrow \frac{g\sin\theta - \mu kg\cos\theta}{g\sin\theta} = \frac{1}{n^2}$$

$$\frac{g\sin 45^\circ - \mu \text{ kg}\cos 45^\circ}{g\sin\theta} = \frac{1}{n^2}$$

$$\Rightarrow 1 - \mu k = \frac{1}{n^2}$$

$$\therefore \quad \mu k = 1 - \frac{1}{n^2}$$

11. पृथ्वी तल पर भार $= 6 \times 4 \text{ N} = 24 \text{ N}$

12. s = 72 मी.,

F = 50 ग्राम

भार = 50×9.8 न्यूटन

$W = F \times s$

$= 490 \times 72 = 35280$ जूल

14. F = 30 N

s = 10 m

$\theta = 60^\circ$

अतः $w = Fs\cos\theta = 30 \times 10 \times \cos 60^\circ$

$= 30 \times \frac{1}{2} \times 10 = 150$ जूल

15. लकड़ी का आयतन $= \frac{\text{द्रव्यमान}}{\text{घनत्व}}$

$= \frac{4}{600}\text{m}^2$

माना m = हटाये गये जल का द्रव्यमान तथा

घनत्व= 1×10^3

= 1000 किग्रा./मी.^{3}

$$\therefore \quad \frac{m}{1000} = \frac{4}{100}$$

$\Rightarrow \quad m = 6.6$ किग्रा.

अतिरिक्त भार $= 6.6 - 4.0 = 2.6$ किग्रा.

24. पदार्थ का अपवर्तनांक

$$= \frac{\text{निर्वात में प्रकाश की चाल}}{\text{पदार्थ में प्रकाश की चाल}}$$

या, $n = \frac{c}{v}$

$\therefore \quad v = \frac{c}{n}$

इसलिए, t दूरी चलने में लगा समय $= \frac{t}{\frac{c}{n}} = \frac{nt}{c}$

131. The correct sentence is "the retention of a major portion of our earnings has helped build our new house." The subject in the sentence is "retention" and not "earnings".

132. The correct sentence is "I look forward to receiving your letter." The gerund "receiving" is the object of the preposition "to".

133. The correct sentence is "everyone attended the party except him." 'Him' is the object of the preposition 'except'.

134. There is no error in the sentence.

135. The correct sentence is "we go to school with a view to studying." The gerund "studying" is the object of the preposition "to".

प्रैक्टिस सेट-5

भौतिक विज्ञान

1. आवेग का मात्रक है–

(*a*) न्यूटन (*b*) डाइन

(*c*) न्यूटन सेकेण्ड (*d*) अर्ग प्रति सेकेण्ड

2. पत्थर के किसी टुकड़े को चोटी से गिराया जाता है। 100 मीटर गिरने के बाद उसकी चाल क्या होगी ?

(*a*) 9.8 मी./से. (*b*) 44.2 मी./से.

(*c*) 19.6 मी./से. (*d*) 33.3 मीटर

3. न्यूट्रॉन के द्वारा प्रोट्रॉन पर लगाया जाने वाला बल है–

(*a*) विद्युत-चुम्बकीय (*b*) नाभिकीय

(*c*) गुरूत्वाकर्षण (*d*) क्षीण

4. किसी प्रोट्रॉन द्वारा प्रोट्रॉन पर लगाया जाने वाल बल है–

(*a*) नाभिकीय (*b*) गुरुत्वाकर्षण

(*c*) विद्युत-चुम्बकीय (*d*) क्षीण

5. m द्रव्यमान वाले दो पिण्डों पर लगे बलों का अनुपात 3 : 4 है तो उनमें उत्पन्न त्वरण में कौन-सा अनुपात होगा ?

(*a*) $m : 3$ (*b*) $m : 4$

(*c*) 4 : 3 (*d*) 3 : 4

6. दो पिण्डों के संवेग में कौन-सा अनुपात है, यदि द्रव्यमान को आधा कर उसके वेग को चार गुणा कर दिया जाये ?

(*a*) 2 : 3 (*b*) 1 : 2

(*c*) 4 : 1 (*d*) 1 : 4

7. दो असमान द्रव्यमान के कार समान टायर का प्रयोग करते हैं। अगर वे समान प्रारंभिक वेग से गतिशील है तो रूकने की न्यूनतम दूरी–

(*a*) भारी कार के लिए ज्यादा है

(*b*) हल्की कार के लिए ज्यादा है

(*c*) दोनों कार के लिए समान है

(*d*) कारों के आयतन पर निर्भर है।

8. न्यूनतम दूरी में कार को रोकने के लिए हमें–

(*a*) जोर से ब्रेक लगाना चाहिए ताकि पहिया घूर्णन करना बंद कर दे

(*b*) बस सर्पण से बचने के लिए पर्याप्त ब्रेक लगाना चाहिए

(*c*) ब्रेक दबाकर छोड़ देनी चाहिए

(*d*) इंजन बंद कर देनी चाहिए।

9. एक लिफ्ट एक समान वेग से चल रही है, उस पर खड़े मनुष्य का आभासी भार उसके वास्तविक भार–

(*a*) के बराबर होगा (*b*) से अधिक होगा

(*c*) से कम होगा (*d*) शून्य होगा

10. एक लिफ्ट एक समान त्वरण से ऊपर जा रही है, उस पर खड़े मनुष्य का आभासी भार उसके वास्तविक भार–

(*a*) के बराबर होगा (*b*) से अधिक होगा

(*c*) से कम होगा (*d*) शून्य होगा

11. m_1 तथा m_2 द्रव्यमान के दो पिण्ड विभिन्न ऊँचाइयों a तथा b से गिराए जाते हैं। इन दूरियों से गिरने में लगे समय का अनुपात क्या होगा ?

(*a*) $a : b$ (*b*) $\frac{m_1}{m_2} : \frac{b}{a}$

(*c*) $\sqrt{a} : \sqrt{b}$ (*d*) $a^2 : b^2$

12. 200 ग्राम की एक गेंद 2 मीटर ऊँचाई से गिरती है तो पृथ्वी पर पहुँचने में उसकी गतिज ऊर्जा क्या होगी ?

(*a*) 3.92 जूल (*b*) 2.99 जूल

(*c*) 3.33 जूल (*d*) इनमें से कोई नहीं

13. चलती गाड़ी में बैठे आदमी की ऊर्जा क्या होगी ?

(*a*) गतिज (*b*) स्थितिज

(*c*) दोनों (*d*) शून्य

14. पिण्डों P, Q, R एवं S में P सबसे हल्का तथा S सबसे भारी है। सभी पिण्डों की गतिज ऊर्जाऐं बराबर हैं। सबसे अधिक संवेग होगा–

(*a*) P में (*b*) Q में
(*c*) R में (*d*) S में

15. समान मोटाई तथा समान पदार्थ के दो तार जिनकी लम्बाइयों का अनुपात 1 : 2 है एक सिरे से लटकाये गये हैं, जब इनके स्वतंत्र सिरों पर समान बल लगते हैं तो इन तारों से उत्पन्न विकृत्ति का अनुपात होगा–

(*a*) 1 : 2 (*b*) 2 : 1
(*c*) 1 : 4 (*d*) 1 : 1

16. एक व्यक्ति स्थिर जल में एक नाव पर खड़ा है। यदि वह किनारे की तरफ चलता है, तो नाव–

(*a*) किनारे की तरफ चलेगी
(*b*) किनारे से दूर जायेगी
(*c*) स्थिर रहेगी
(*d*) डूब जाएगी

17. श्यानता किसका गुण है ?

(*a*) द्रव्य (*b*) द्रव
(*c*) गैस (*d*) द्रव तथा गैस

18. किसी द्विपरमाणुक गैस के अणुओं का कमरे के ताप पर वर्ग-माध्य-मूल वेग 1930 m/sec पाया गया है। तो गैस कौन-सा है?

(*a*) H_2 (*b*) F_2
(*c*) O_2 (*d*) Cl_2

19. चन्द्रमा पर एक मनुष्य दूसरे मनुष्य की आवाज नहीं सुन पाता या निर्वात में सीटी बजाने पर ध्वनि सुनाई नहीं देती, क्योंकि–

(*a*) ध्वनि निर्वात में उत्पन्न नहीं होती
(*b*) ध्वनि का परावर्तन हो जाता है
(*c*) ध्वनि के संचरण के लिए माध्यम की आवश्यकता होती है जबकि चन्द्रमा पर हवा नहीं है
(*d*) निर्वात में उत्पन्न ध्वनि वातावरण में शोषित हो जाती है

20. किसी माध्यम से ध्वनि तरंग के संचार में माध्यम के कण–

(*a*) अपनी जगह स्थिर रहते हैं
(*b*) संचार की दिशा में लम्बवत् कम्पन करते हैं
(*c*) संचार की दिशा में ही कम्पन करते हैं
(*d*) किसी भी दिशा में कम्पन करना प्रारम्भ कर देते है

21. – 5°C की 5 ग्राम बर्फ को 100°C की भाप में बदलने हेतु आवश्यक ऊष्मा की मात्रा होगी–

(*a*) 3192. 5 Cal. (*b*) 512.5 Cal.
(*c*) 3212.5 Cal. (*d*) 912.5 Cal.

22. 1 सिलेण्डर में 30 किग्रा. संपीडित वायु 9 वायुमण्डलीय दाब एवं 27°C पर है। इसका तापमान 87°C तक बढ़ा दिया जाता है। कुछ गैस वायुमण्डल में निकल जाती है जिसके कारण दाब 10 वायुमण्डल हो जाता है। निकली हुई गैस है लगभग–

(*a*) 9.3 किग्रा. (*b*) 2.22 किग्रा.
(*c*) 10.5 किग्रा. (*d*) 3.7 किग्रा.

23. एक तापमापी पर हिमांक 20°C तथा क्वथनांक 150°C है। इस तापमापी पर 60°C का ताप होगा–

(*a*) 40°C (*b*) 110°C
(*c*) 65°C (*d*) 98°C

24. किसी माध्यम का अपवर्त्तनांक $\frac{2}{\sqrt{3}}$ है तो उस माध्यम का क्रान्तिक कोण क्या होगा?

(*a*) 45° (*b*) 90°
(*c*) 15° (*d*) 60°

25. प्रकाश की एक किरण अपवर्त्तनांक 1.60 वाले माध्यम A से एक अन्य अपवर्त्तनांक 1.40 वाले माध्यम B में जा रही है। दोनों माध्यमों को विभक्त करने वाले समतल पृष्ठ पर यदि किरण 30° पर आपतित होती है, तो अपवर्तन कोण θ वह कोण होगा जिसका sin e बराबर है–

(*a*) $\frac{1.6}{1.4}\times\frac{1}{\sin 30^\circ}$ (*b*) $\sin 30^\circ\times\frac{1.6}{1.4}$
(*c*) $\frac{1.4}{1.6}\times\frac{1}{\sin 30^\circ}$ (*d*) $\sin 30^\circ\times\frac{1.4}{1.6}$

26. डायनेमो एक यंत्र है जो–

(*a*) ध्वनि ऊर्जा को यांत्रिक ऊर्जा में बदलता है

(*b*) यांत्रिक ऊर्जा को विद्युत ऊर्जा में बदलता है

(*c*) विद्युत ऊर्जा को यान्त्रिक ऊर्जा में बदलता है

(*d*) विद्युत ऊर्जा को ध्वनि ऊर्जा में बदलता है

27. किसी चालक में प्रवाहित धारा के लिए ओम का नियम कब लागू होता है ?

(*a*) जब चलाक का ताप अचर रहता है

(*b*) जब चालक का ताप चर रहता है

(*c*) जब चालक के सिरों के बीच विभवान्तर अचर रहता है

(*d*) जब चालक के सिरों के बीच विभवान्तर चर रहता है

28. एक तार की श्रेणी में जुड़े आमीटर का पठन 2A है और उसके समांतर क्रम में जुड़े वोल्टमीटर का पठन 6V है। तार का प्रतिरोध कितना है ?

(*a*) 5 Ω (*b*) 3 Ω

(*c*) 2 Ω (*d*) 1 Ω

29. कैंसर के इलाज में सामान्यत: प्रयुक्त समस्थानिक है–

(*a*) K^{40} (*b*) Co^{60}

(*c*) Sr^{90} (*d*) I^{131}

30. रेडियोएक्टिव पदार्थ किसको उत्सर्जित नहीं करता ?

(*a*) इलेक्ट्रॉन

(*b*) प्रोटॉन

(*c*) α-किरणें

(*d*) हीलियम नाभिक

रसायन विज्ञान

31. कौन मिश्रण है ?

(*a*) शर्करा (*b*) पीतल

(*c*) CO_2 (*d*) NO_2

32. बाइकार्बोनेट मूलक का सूत्र है–

(*a*) HCO_3 (*b*) CO_3

(*c*) HCO_3^- (*d*) HCO_2

33. निम्नलिखित में कौन तापोत्पादक प्रतिक्रिया नहीं है–

(*a*) $C + O_2 = CO_2; \Delta H = -94.3$ K.Cals

(*b*) $C + 2S = CS_2; \Delta H = 22$ K.Cals

(*c*) $CH_4 + 2O_2 = CO_2 + 2H_2O; \Delta H = -211$ K.Cals

(*d*) $H_2 + \frac{1}{2}O_2 = H_2O; \Delta H = -68.4$ K.Cals

34. किसी गैस का अणुभार ज्ञात कर सकते हैं

(*a*) क्वथनांक के उन्नयन से

(*b*) ग्राहम के विसरण के नियम से

(*c*) चार्ल्स के नियम से

(*d*) डाल्टन के आंशिक दाब के नियम से

35. किसी गैस का वाष्प घनत्व 49 है। हाइड्रोजन की तुलना में प्रायोगिक गैस के विसरण की गति की आपेक्षिक अनुपात क्या होगा ?

(*a*) $\frac{1}{7}$ (*b*) $\frac{1}{8}$

(*c*) $\frac{1}{9}$ (*d*) $\frac{1}{10}$

36. किसी तत्व की परमाणु संख्या 11 है। उसकी संयोजकता होगी–

(*a*) 1

(*b*) 2

(*c*) 3

(*d*) उसके परमाणु भार पर निर्भर होगी

37. क्लोरीन की परमाणु संख्या 17 है। इसके संयोजी इलेक्ट्रॉन की संख्या होगी

(*a*) 1 (*b*) 5

(*c*) 3 (*d*) 7

38. निम्न समीकरण में अपचयन की क्रिया है।

(*a*) $Fe^{+2} - e^- \rightarrow Fe^{+++}$

(*b*) $Zn - 2e^- \rightarrow Zn^{+2}$

(*c*) $Cl_2 + 2e^- \rightarrow 2Cl^-$

(*d*) $Hg^+ - e^- \rightarrow Hg^{+2}$

39. ईंधन का दहन होता है–
(*a*) एक विस्थापन अभिक्रिया
(*b*) एक दोहरी विस्थापन अभिक्रिया
(*c*) ऑक्सीकरण अभिक्रिया
(*d*) समावयवीकरण अभिक्रिया

40. लोहा तथा गंधक का मिलकर फेरस सल्फाइड बनना है–
(*a*) संयोजन (*b*) वियोजन
(*c*) उष्माक्षेपी (*d*) कोई नहीं

41. $Pb(NO_3)_2$ तीव्रता से गर्म किये जाने पर, निम्न उत्पाद मिलता है।
(*a*) NO (*b*) $O_2 + NO_2$
(*c*) NO_2 (*d*) O_2

42. इस धातु को थर्माइट प्रक्रम से प्राप्त करते है।
(*a*) Na (*b*) Mn
(*c*) Al (*d*) Hg

43. मेंडलीफ के आवर्त्त सारणी में तत्वों के वर्गीकरण का आधार है।
(*a*) परमाणु संख्या (*b*) परमाणु द्रव्यमान
(*c*) परमाणु आयतन (*d*) परमाणु घनत्व

44. नॉयलान बनाने में प्रयुक्त कच्चा पदार्थ है-
(*a*) एपिडिक अम्ल (*b*) ब्यूटाडाइन
(*c*) इथर (*d*) एल्कॉहल

45. D.D.T एक प्रमुख है-
(*a*) उर्वरक है।
(*b*) दर्दनाशक दवा है।
(*c*) कीटाणुनाशक है।
(*d*) निश्चेतक पदार्थ है।

46. वात-भट्ठी से प्राप्त लोहा है–
(*a*) ढलवाँ लोहा (*b*) पिटवाँ लोहा
(*c*) हेमेटाइट (*d*) इस्पात

47. कौन मिश्रधातु है ?
(*a*) पीतल (*b*) ताँबा
(*c*) जस्ता (*d*) स्वर्ण

48. विचर आयोडीन में निम्नलिखित में से कौन-सा विलायक है ?
(*a*) जल (*b*) एल्कोहल
(*c*) आयोडीन (*d*) इनमें सभी

49. कौन-सा ऑक्साइड अम्ल और क्षार दोनों से क्रिया करता है ?
(*a*) SO_2 (*b*) CO_2
(*c*) CaO (*d*) ZnO

50. द्रवित पेट्रोलियम गैस (LPG) मिश्रण है–
(*a*) N_2 तथा CO
(*b*) H_2 तथा CO
(*c*) ब्यूटेन तथा आइसोब्यूटेन
(*d*) इनमें से कोई नहीं

51. प्रयोगशाला में गैस बर्नर को जलाना किस प्रकार के दहन का उदाहरण है–
(*a*) द्रुत दहन (*b*) स्वत: दहन
(*c*) धीमा दहन (*d*) इनमें से कोई नहीं

52. प्रथम कोटि अभिक्रिया के लिए विशिष्ट अभिक्रिया स्थिरांक निर्भर करता है–
(*a*) अभिकारकों की सान्द्रता पर
(*b*) उत्पाद की सान्द्रता पर
(*c*) समय पर
(*d*) तापक्रम पर

53. जब प्रथम कोटि की अभिक्रिया के लिए ln K तथा 1/T के विरुद्ध ग्राफ खींचते हैं तो सरल रेखा प्राप्त होती है। रेखा का ढाल बराबर होता है–
(*a*) $\frac{E_a}{2.303}$ (*b*) $-\frac{E_a}{2.303\,R}$
(*c*) $\frac{2.303}{E_a R}$ (*d*) $-\frac{E_a}{R}$

54. वायुमण्डल में ऐल्डिहाइड उत्पन्न होते हैं–
(*a*) द्वितीयक ऐल्कोहॉलों के ऑक्सीकरण से
(*b*) ऐल्कीनों के अपचयन से
(*c*) हाइड्रोकार्बनों पर ऑक्सीजन की क्रिया से
(*d*) O_3 पर ऑक्सीजन की क्रिया से

55. अभिक्रिया $C_6H_5COCl + H_2 \rightarrow C_6H_5CHO + HCl$ के लिए इसकी उपस्थिति आवश्यक है–

(*a*) Zn/HCl (*b*) $AlCl_3$

(*c*) $Pd/BaSO_4$ (*d*) Ni/Pt

56. कमरे के ताप पर फॉर्मेल्डिहाइड है–

(*a*) गैस (*b*) द्रव

(*c*) ठोस (*d*) इनमें से कोई नहीं

57. जिंक सल्फाइड क्रिस्टल के लिए अक्षीय कोणों के बारे में निम्न संबंध सत्य है–

(*a*) $\alpha = \beta = \gamma = 90^\circ$

(*b*) $\alpha = \beta = \gamma \neq 90^\circ$

(*c*) $\alpha = \gamma = 90^\circ, \beta \neq 90^\circ$

(*d*) $\alpha \neq \beta \neq \gamma \neq 90^\circ$

58. निताक्ष क्रिस्टल तन्त्र का उदाहरण है–

(*a*) KCl

(*b*) KNO_3

(*c*) $Na_2SO_4.10H_2O$

(*d*) $CuSO_4.5H_2O$

59. निम्न में से किसमें परमाणु आयन का चुम्बकीय आघूर्ण सर्वाधिक होगा

(*a*) Fe^{3+} (Z = 26) (*b*) Sc^{3+} (Z = 21)

(*c*) Cr^{3+} (Z = 24) (*d*) कोई नहीं

60. किसी इलेक्ट्रॉन के चुम्बकीय आघूर्ण को निम्न में से किसके द्वारा निकालते हैं–

(*a*) $\mu = (n + 1)$ (*b*) $\mu = \sqrt{n(n+1)}$

(*c*) $\mu = \sqrt{n(n+2)}$ (*d*) $\mu = \sqrt{(n-2)n}$

जीव विज्ञान

61. किस जीव पर हेमरलिंग ने प्रयोग किया, जिससे पता चला कि केन्द्रक वंशागति का भौतिक आधार है–

(*a*) ऐसीटेबुलेरिया (*b*) न्युरोस्पोरा

(*c*) ड्रोसोफिला (*d*) ई. कोलाई

62. एन्टीकोडोन पाए जाते हैं–

(*a*) *m*-RNA में (*b*) *t*-RNA में

(*c*) *r*-RNA में (*d*) सभी में

63. अर्जेनीन व हिस्टीडीन है–

(*a*) अनिवार्य अमीनो अम्ल (essential amino acid)

(*b*) अनानिवार्य अमीनो अम्ल (non-essential amino acid)

(*c*) प्रोटीन्स (proteins)

(*d*) अर्ध-अनिवार्य अमीनो अम्ल (semi essential amino acid)

64. निम्न में से कौन-सी प्रोटीन रक्त में पाई जाती है–

(*a*) एक्टिन (*b*) किरेटिन

(*c*) फाइब्रिनोजन (*d*) फाइब्रोइन

65. सेलुलोज है–

(*a*) मोनोसैकेराइड (*b*) ऑलिगोसैकेराइड

(*c*) होमोपॉलिसैकेराइड (*d*) हेटरोपॉलिसैकेराइड

66. निम्न में से दुग्ध शर्करा (milk sugar) है–

(*a*) सुक्रोज (*b*) ग्लूकोज

(*c*) माल्टोज (*d*) लेक्टोज

67. जीवाणु में अतिरिक्त गुणसूत्रीय छोटे वृत्तीय (Circular) DNA अणु को क्या कहते हैं?

(*a*) न्यूक्लियॉड (*b*) प्लाज्मिड

(*c*) जीनोफोर (*d*) मीसोसोम

68. यदा-कदा कुछ वंशागति इस प्रकार के लक्षणों की भी होती है, कि वे गुण जीन्स पर स्थापित या उसके द्वारा निर्धारित नहीं होते, किन्तु तरुणों (young ones) में मातृ-गुण आ जाते हैं–

(*a*) कोशिकाद्रव्य वंशागति

(*b*) अनुजनन (Epigenesis)

(*c*) प्लास्टिड वंशागति

(*d*) गुणसूत्रीय वंशागति

69. वंशागतिक-स्थानान्तरण की मूल क्रिया-विधि क्या है?

(*a*) बहुगुणिता (*b*) समसूत्री विभाजन

(*c*) गुणसूत्र द्विगुणन (*d*) लैंगिक जनन

70. प्रोटीन संश्लेषण के दौरान दो अमीनो अम्लों के बीच बनने वाला बन्ध है–

(*a*) पेप्टाइड बन्ध

(*b*) ग्लाइकोसाइडिक बन्ध

(*c*) हाइड्रोजन बन्ध

(*d*) सल्फर बन्ध

71. ऑपेरॉन संकल्पना का प्रतिपादन किसने किया?

(*a*) वाटसन व क्रिक (*b*) जैकब व मोनॉड

(*c*) बेटसन (*d*) गैरोड

72. फाइकोइरिथ्रिन किसमें पाया जाता है?

(*a*) फ्यूकस (*b*) सारगैसम

(*c*) ओडोमोनियम (*d*) पोलीसाइफोनिया

73. लाल रंग की शैवाल जिसमें लाल रंग का अभाव होता है, है–

(*a*) *Chondrus*

(*b*) *Batrachospernum*

(*c*) *Gelidium*

(*d*) *Porphyra*

74. वह क्लोरोफिल जो फियोफाइसी में तो मिलता है, किन्तु रोडोफाइसी में अनुपस्थित होता है, है–

(*a*) क्लोरोफिल-c (*b*) क्लोरोफिल-a

(*c*) क्लोरोफिल-b (*d*) क्लोरोफिल-d

75. ध्रुवीय केन्द्रक और नर युग्मक के संलयन का उत्पाद है–

(*a*) द्वितीयक केन्द्रक

(*b*) त्रिसंलयन

(*c*) प्राथमिक भ्रूणपोष केन्द्रक

(*d*) युग्मनज

76. कैपसेला के भ्रूणपोष का स्तर क्या है–

(*a*) $2x$ (*b*) $1x$

(*c*) $3x$ (*d*) कोई भी नहीं

77. यदि किसी आवृतबीजी पौधे के लघुबीजाणु मातृ कोशिकाओं की गुणसूत्र संख्या 12 हो तो उसवे भ्रूणपोष में गुणसूत्र होंगे–

(*a*) 6 (*b*) 18

(*c*) 36 (*d*) 24

78. वार्षिक वलय किन क्षेत्रों में उगने वाले पादपों से स्पष्ट होती है–

(*a*) आर्कटिक प्रदेश

(*b*) शीतोष्ण प्रदेश

(*c*) उष्ण कटिबन्ध प्रदेश

(*d*) घास स्थल

79. निम्न में से यदि इन्हें स्वतंत्र खुला रखा जावे तो किसका शीघ्रता से सड़ना-गलना प्रारंभ होगा–

(*a*) रस काष्ठ

(*b*) अन्तः काष्ठ

(*c*) मुलायम काष्ठ

(*d*) अधिक मात्रायुक्त रेशे वाली काष्ठ

80. एधा की सक्रियता सर्वाधिक किस समय होती है–

(*a*) बसन्त में

(*b*) सर्दियों में

(*c*) पतझड़ में

(*d*) किसी में नहीं

81. समसान्द्री (isotonic) घोल में रखने पर कोशिका में परासरण क्रिया क्यों नहीं होती है

(*a*) दोनों और SP शून्य होता है

(*b*) दोनों और DP समान होता है

(*c*) दोनों ओर OP समान होता है

(*d*) उपरोक्त सभी

82. 0.1M सान्द्रता वाले घोल का 0°C पर परासरण दाब होगा–

(*a*) 22.4 वायुमंडलीय दाब

(*b*) 2.24 वायुमंडलीय दाब

(*c*) 0.224 वायुमंडलीय दाब

(*d*) 224 वायुमंडलीय दाब

83. साधारण पोटोमीटर की सहायता से हम मापते है:–

(*a*) वाष्पोत्सर्जन द्वारा चूषण

(*b*) वाष्पोत्सर्जन दर

(*c*) ट्रेकिड्स की अवशोषण क्षमता

(*d*) रसाकर्षण तथा अवशोषण की दर

84. एक खाद्य जाल में
(*a*) साधारण आहार शृंखलाएँ नहीं होतीं
(*b*) आहार शृंखलाएँ नहीं होती
(*c*) एक-दूसरे से जुड़ी हुई अनेक आहार शृंखलाएं होती हैं
(*d*) एक-दूसरे से नहीं जुड़ी अनेक आहार शृंखलाएं होती हैं

85. मृत जन्तुओं पर उगने वाले जीवाणु खाद्य शृंखला की कौन-सी कड़ी में आते हैं–
(*a*) अन्तिम कड़ी एवं अपघटक
(*b*) तृतीय कड़ी
(*c*) द्वितीय कड़ी
(*d*) प्रथम कड़ी

86. घास स्थलीय पारिस्थितिक तन्त्र में ऊर्जा का पिरैमिड होता है–
(*a*) सीधा (*b*) सीधा या उल्टा
(*c*) रेखीय (*d*) उल्टा

87. गेहूँ की उत्पत्ति का केन्द्र है–
(*a*) दक्षिण-पूर्व एशिया
(*b*) दक्षिण-पश्चिम एशिया
(*c*) एशिया माइनर तथा अफगानिस्तान
(*d*) उपरोक्त में से कोई नहीं

88. वेवीलोव के फसली पादपों के उत्पति केन्द्र स्थित हैं–
(*a*) उष्ण कटिबन्धीय क्षेत्रों के पहाड़ों पर
(*b*) शीतोष्ण क्षेत्रों के पहाड़ों पर
(*c*) उष्ण कटिबन्धीय तथा शीतोष्ण दोनों के पहाड़ों पर
(*d*) उष्ण कटिबन्धीय क्षेत्रों के मैदानों में

89. जेनेटिक इन्जीनियरिंग से कौन-से कोशिकांग संबंधित थे?
(*a*) गॉल्जीकाय (*b*) लाइसोसोम
(*c*) माइटोकॉण्ड्रिया (*d*) प्लाज्मिड्स

90. पायेन तथा पेरसोज (Payen and Persoz) ने खोज की विकर–
(*a*) इन्वर्टेज की (*b*) प्रोटीएज की
(*c*) डायस्टेज की (*d*) पाइरुवेज की

91. स्तनधारियों की अस्थि में हैवरसियन केनाल (Haversian Canal) को जोड़ने वाली अनुप्रस्थ नलिका है–
(*a*) वक्षण नाल (Inguinal canal)
(*b*) बिडर केनाल (Bidder's canal)
(*c*) वोल्कमेन केनाल (Volkmann's canal)
(*d*) अर्द्धचन्द्राकार नलिका (Semicircular canal)

92. निसल कणिकाएँ (Nissal's granules) पाई जाती हैं–
(*a*) न्यूरोन्स में (*b*) नेफ्रोन्स में
(*c*) साइटोन में (*d*) डेन्ड्रोन्स में

93. मनुष्य की जिह्वा का वह भाग बताइए जो नमकीन स्वाद (salt taste) से सम्बन्धित है–
(*a*) अग्र छोर (*b*) अग्र छोर के बाद
(*c*) पार्श्व भाग (*d*) पश्व भाग

94. किस जन्तु में जिह्वा ताप नियमन से संबंधित है–
(*a*) खरगोश (*b*) मनुष्य
(*c*) कुत्ता (*d*) उपरोक्त सभी में

95. खरगोश के बाएँ फेफड़े में कितने पिण्ड पाए जाते हैं–
(*a*) दो (*b*) तीन
(*c*) चार (*d*) छ:

96. मनुष्य में कूपिकाओं (alveoli) की कुल संख्या है–
(*a*) 30 करोड़ (*b*) 40 करोड़
(*c*) 50 करोड़ (*d*) 75 करोड़

97 मनुष्य के कार्डियक चक्र में प्रथम ध्वनि (First heart sound) का कारण है–
(*a*) AVV के बन्द होने से
(*b*) अर्धचन्द्राकार कपाट के बन्द होने से
(*c*) यूस्टेकियन नलिका के बन्द होने से
(*d*) थिबेसियस कपाट के बन्द होने से

98. रक्त बैंक (blood bank) है:–
(*a*) प्लीहा (spleen)
(*b*) यकृत (liver)
(*c*) अस्थिमज्जा (bone marrow)
(*d*) उपरोक्त सभी

99. पोडोसाइट्स (Podocytes) की कोशिकाएँ पाई जाती है–

(*a*) ग्लोमेरुलस एण्डोथिलियम में

(*b*) आधार कला में

(*c*) बौमन्स सम्पुट की विसरल उपकला में

(*d*) उपरोक्त सभी में

100. छिद्रित (Porous) स्तर है–

(*a*) ग्लोमेरुलम एण्डोथिलियम (glomerulus endothelium)

(*b*) आधार कला (basement membrane)

(*c*) बौमन्स सम्पुट उपकला (epithelium of Bowmann's capsule)

(*d*) उपरोक्त सभी

101. वयस्क अवस्था में किस हॉर्मोन की कमी से साइमण्ड रोग (Simmond's disease) होता है–

(*a*) GH (*b*) ACTH

(*c*) TSH (*d*) थायरॉक्सीन

102. सर्कस के बौने किस ग्रन्थि की विकृति से होते हैं–

(*a*) पीयूष ग्रन्थि (*b*) थायरॉइड ग्रन्थि

(*c*) पिनियल काय (*d*) एड्रीनल ग्रन्थि

103. खरगोश के अनुमस्तिष्क (Cerebellum) में पिण्डों की संख्या है–

(*a*) दो (*b*) तीन

(*c*) चार (*d*) पांच

104. खरगोश के मस्तिष्क में वर्मिस व फ्लोक्यूलस पिण्ड किस भाग में पाए जाते हैं–

(*a*) सेरीब्रम (Cerebrum)

(*b*) सेरीबेलम (Cerebellum)

(*c*) मेड्यूला (Medulla)

(*d*) हाइपोथेलेमस (Hypothalamus)

105. खरगोश के अनुमस्तिष्क (Cerebellum) का सबसे बड़ा पिण्ड है–

(*a*) हिप्पोकैम्पल पिण्ड (Hippocampal lobe)

(*b*) वर्मिस (Vermis)

(*c*) पार्श्व पिण्ड (Lateral lobe)

(*d*) फ्लोक्यूलस (Flocculus)

106. कपाल (cranium) का वह भाग जिसमें क्रेनियम, घ्राण कोष व दृक कोष पाए जाते हैं, कहलाता है–

(*a*) डरमोक्रेनियम (Dermocranium)

(*b*) स्प्लेंकनोक्रेनियम (Splanchnocranium)

(*c*) न्यूरोक्रेनियम (Neucrocranium)

(*d*) उपरोक्त में से कोई नहीं

107. एन्टीमुलेरियन हॉर्मोन (Antimullerian hormone) का स्रावण करती है–

(*a*) लेडिग कोशिका (Leydig cell)

(*b*) सरटोली कोशिका (Sertoli cell)

(*c*) अन्तराली कोशिका (Interstitial cell)

(*d*) पुट्टक कोशिका (Follicle cell)

108. ऐसे पदार्थ जो शरीर की वृद्धि व नई कोशिकाओं के निर्माण के लिए आवश्यक हैं–

(*a*) प्रोटीन (*b*) विटामिन

(*c*) ग्लूकोज (*d*) कार्बोहाइड्रेटस

109. मनुष्य की किस आयु में जाकर भौतिक वृद्धि रुक जाती है–

(*a*) 6 महीने (*b*) 7 महीने

(*c*) 9 महीने (*d*) 18 वर्ष

110. ड्रोसोफिला मक्खी जो आधी नर व आधी मादा है–

(*a*) एलीमोर्फ (*b*) गाइनेण्ड्रोमोर्फ

(*c*) (*a*) व (*b*) दोनों (*d*) इनमें से कोई नहीं

111. किस प्रकार के सिण्ड्रोम से पीड़ित मनुष्य अधिक लम्बेपन, मानसिक दोष एवं असामाजिक आचरण का शिकार होते हैं?

(*a*) क्लिनेफेल्टर्स सिण्ड्रोम

(*b*) टर्नर्स सिण्ड्रोम

(*c*) डाउन सिण्ड्रोम

(*d*) XYY सिण्ड्रोम

112. फसल सुधार की सबसे प्राचीनतम महत्त्वपूर्ण विधि है–

(*a*) संकरण (*b*) प्रेरित उत्परिवर्तन

(*c*) प्रेरित बहुगुणित (*d*) वरण

113. पौधों की नई किस्में पैदा करने में प्रयुक्त प्रसिद्ध विधि होती है–

(*a*) चयन तथा कायिक प्रवर्धन

(*b*) रासायनिक चिकित्सा एवं चयन

(*c*) विकिरण तथा चयन के लिए खुलापन

(*d*) चयन तथा संकरण

114. समुद्र की ज्वाला (Burning of sea) कहा जाता है–

(*a*) मोनोसिस्टिस (Monocystis) को

(*b*) बेलेन्टीडियम (Balentidium) को

(*c*) नॉक्टील्यूका (Noctiluca) को

(*d*) वॉर्टीसेला (Vorticella) को

115. सबसे आदिम जन्तु (Most primitive) है–

(*a*) अमीबा (*b*) यूलीना

(*c*) नॉक्टील्यूका (*d*) एन्टामीबा

116. मुख्यतया उत्परिवर्तन आवश्यक हैं–

(*a*) प्राकृतिक चयन में

(*b*) उपार्जित लक्षणों की वंशागति में

(*c*) जीवों में विभिन्नताओं के लिए

(*d*) जीनी निरन्तरता बनाए रखने के लिए

117. परमाणु बम्ब के प्रयोग से भावी पीढ़ियों में विकार उत्पन्न हो जाते हैं–

(*a*) वायु प्रदूषण के कारण

(*b*) वातावरण के परमाणुओं में परिवर्तन के फलस्वरूप

(*c*) शारीरिक परिवर्तनों के कारण

(*d*) वंशागत उत्परिवर्तन के कारण

118. समजात अंगों (homologous organs) की सही जोड़ी है–

(*a*) पक्षियों व कीटों के पंख

(*b*) टिड्डी के पंख व उड़न गिलहरी

(*c*) चमगादड़ व घोड़े के अग्र पाद

(*d*) हाइड्रा के स्पर्शक व तारा मच्छली की भुजाएं

119. पूर्व पाषाण काल से संबंधित है–

(*a*) आधुनिक मानव (*b*) आदिवासी मानव

(*c*) अध:मानव (*d*) प्रागैतिहासिक मानव

120. कॉर्निया प्रत्यारोपण (Corenea transplantation) में अत्यधिक सफलता का कारण है–

(*a*) कॉर्निया के साथ रक्त संवहनी तन्त्र व प्रतिरक्षा तन्त्र संबंधित नहीं होते हैं

(*b*) इसकी तकनीक अत्यधिक सरल है।

(*c*) कॉर्निया को आसानीपूर्व परीक्षित किया जा सकता है।

(*d*) उपरोक्त में से कोई नही

ENGLISH

Directions (Q. 121 – 125) : *In the following questions, out of the four alternatives, choose the one which best expresses the meaning of the given word.*

121. Elastic

(*a*) rubbery (*b*) flexible

(*c*) expensive (*d*) exciting

122. Vacillate

(*a*) waver (*b*) never

(*c*) quiver (*d*) queer

123. Impeccable

(*a*) perfect (*b*) fair

(*c*) faultless (*d*) criminal

124. Impediment

(*a*) clear (*b*) ailment

(*c*) incapable (*d*) obstruction

125. Advance

(*a*) reduce (*b*) halt

(*c*) progress (*d*) extend

Directions (Q. 126 – 130) : *Sentences are given with blanks to be filled in with an appropriate words. Four alternatives are suggested for each question. Choose the correct alternative out of the four.*

126. Prospective candidates have to prove that they have sufficient money to cover their .... and tuition.

(*a*) lodging (*b*) maintenance

(*c*) boarding (*d*) sustenance

127. Jagdish plays football .... an experienced person.

(*a*) as if (*b*) as
(*c*) as though (*d*) as of

128. People who never read or travel lend to be ....

(*a*) self-centred
(*b*) narrow-minded
(*c*) straight forward
(*d*) self-contained

129. In the fierce attack, the enemies were completely wiped ....

(*a*) off (*b*) away
(*c*) over (*d*) out

130. Mohan's property was divided .... his daughter and sons.

(*a*) between (*b*) from
(*c*) among (*d*) in

Directions (Q. 131 – 135) : *Some of the sentences have errors and some are correct. Find out the part of a sentence which has an error. If there is no error, mark your answer as (d).*

131. The (*a*) / dog (*b*) / scratched (*c*)./ No error (*d*)

132. We rented (*a*) / a house in Chelsea, (*b*) / London (*c*)./ No error (*d*)

133. The rich (*a*) / has (*b*) / to help the poor (*c*)./ No error (*d*)

134. The students shall (*a*) / pay the fees (*b*)/ not later than 30th (*c*)./ No error (*d*)

135. He planned (*a*) / to not go (*b*) / on a vacation this year (*c*)./ No error (*d*)

Directions (Q. 136 – 139) : *Four alternatives are given for the idiom / phrase in italics in the sentence. Choose the one which best expresses the meaning of the idiom / phrase given in italics.*

136. He was *cut off* in the prime of his life.

(*a*) frustrated (*b*) disappointed
(*c*) intercepted (*d*) tired

137. His best jokes *fell flat.*

(*a*) had no effect
(*b*) faced total failure
(*c*) fell with face downward
(*d*) became completely unnerved

138. His actions have *brought credit to* his family.

(*a*) got money for
(*b*) opened an account for
(*c*) monetarily helped
(*d*) brought honour to

139. You can't *get by* in London without knowing English.

(*a*) survive
(*b*) get a job
(*c*) continue your way of life
(*d*) make friends

Directions (Q. 140 – 143) : *In the following questions, sentences are given with blanks to be filled in with an appropriate word(s). Four alternatives are suggested for each question. Choose the correct alternative out of the four as your answer.*

140. My father is very .... to me, we play football every evening.

(*a*) friendly (*b*) friends
(*c*) friend-like (*d*) friendship

141. A technology - starved customer would only be .... to be presented with a new product.

(*a*) thriving (*b*) declarative
(*c*) irritable (*d*) thrilled

142. Neither Shyam .... Rohit came to the school today.

(*a*) but (*b*) or
(*c*) nore (*d*) and

143. He is getting married .... Maya.

(*a*) only (*b*) by
(*c*) with (*d*) to

Directions (Q. 144 – 147) : *Choose the correct preposition :*

144. He apologized..........his misbehaviour.

(*a*) for (*b*) to
(*c*) about (*d*) in

145. They listened..........the music.

(*a*) to (*b*) at
(*c*) from (*d*) with

146. The postscript..........the letter says that he will be on leave from tomorrow.

(*a*) of (*b*) to
(*c*) in (*d*) through

147. Perseverance is key..........success.

(*a*) of (*b*) about
(*c*) to (*d*) with

Directions (148 – 150) : *In the following sentences, for each italicised word, four possible choices are given. Choose the word, that best expresses the meaning of the italicised word.*

148. It is the first time the painting has been *displayed* to the public.

(*a*) given (*b*) distributed
(*c*) exhibited (*d*) refused

149. One must not eat anything with *grubby* hands.

(*a*) unprepared (*b*) silly
(*c*) rough (*d*) dirty

150. The *placid* waters of the lake gave him comfort and consolation,

(*a*) calm (*b*) deep
(*c*) clear (*d*) cold

उत्तरमाला

भौतिक विज्ञान

1. (*c*) **2.** (*b*) **3.** (*b*)(*c*) **4.** (*b*) **5.** (*d*) **6.** (*b*) **7.** (*a*) **8.** (*b*) **9.** (*a*) **10.** (*b*)
11. (*c*) **12.** (*a*) **13.** (*c*) **14.** (*d*) **15.** (*d*) **16.** (*b*) **17.** (*d*) **18.** (*a*) **19.** (*c*) **20.** (*c*)
21. (*c*) **22.** (*b*) **23.** (*d*) **24.** (*d*) **25.** (*d*) **26.** (*b*) **27.** (*a*) **28.** (*b*) **29.** (*b*) **30.** (*b*)

रसायन विज्ञान

31. (*b*) **32.** (*c*) **33.** (*b*) **34.** (*b*) **35.** (*a*) **36.** (*a*) **37.** (*d*) **38.** (*c*) **39.** (*c*) **40.** (*a*)
41. (*c*) **42.** (*c*) **43.** (*b*) **44.** (*a*) **45.** (*c*) **46.** (*a*) **47.** (*d*) **48.** (*b*) **49.** (*d*) **50.** (*c*)
51. (*a*) **52.** (*d*) **53.** (*b*) **54.** (*c*) **55.** (*c*) **56.** (*a*) **57.** (*a*) **58.** (*d*) **59.** (*a*) **60.** (*c*)

जीव विज्ञान

61. (*a*) **62.** (*b*) **63.** (*d*) **64.** (*c*) **65.** (*c*) **66.** (*d*) **67.** (*b*) **68.** (*a*) **69.** (*c*) **70.** (*a*)
71. (*b*) **72.** (*d*) **73.** (*b*) **74.** (*a*) **75.** (*c*) **76.** (*c*) **77.** (*b*) **78.** (*b*) **79.** (*a*) **80.** (*a*)
81. (*d*) **82.** (*a*) **83.** (*b*) **84.** (*c*) **85.** (*a*) **86.** (*a*) **87.** (*b*) **88.** (*a*) **89.** (*d*) **90.** (*c*)
91. (*c*) **92.** (*a*) **93.** (*b*) **94.** (*c*) **95.** (*a*) **96.** (*d*) **97.** (*a*) **98.** (*a*) **99.** (*c*) **100.** (*a*)
101. (*a*) **102.** (*a*) **103.** (*d*) **104.** (*b*) **105.** (*d*) **106.** (*c*) **107.** (*b*) **108.** (*a*) **109.** (*d*) **110.** (*b*)
111. (*d*) **112.** (*d*) **113.** (*d*) **114.** (*c*) **115.** (*b*) **116.** (*c*) **117.** (*d*) **118.** (*c*) **119.** (*d*) **120.** (*a*)

ENGLISH

121. (*b*) **122.** (*a*) **123.** (*a*) **124.** (*d*) **125.** (*c*) **126.** (*c*) **127.** (*b*) **128.** (*d*) **129.** (*d*) **130.** (*a*)
131. (*c*) **132.** (*d*) **133.** (*b*) **134.** (*d*) **135.** (*b*) **136.** (*b*) **137.** (*a*) **138.** (*d*) **139.** (*a*) **140.** (*a*)
141. (*d*) **142.** (*c*) **143.** (*d*) **144.** (*a*) **145.** (*a*) **146.** (*b*) **147.** (*c*) **148.** (*c*) **149.** (*d*) **150.** (*a*)

व्याख्या

12. पृथ्वी पर गतिज ऊर्जा

= ऊँचाई पर स्थितिज ऊर्जा

$= mgh$

$= 0.2 \times 9.8 \times 2$

= 3.92 जूल

21. बर्फ का ताप 0°C करने के लिए आवश्यक

ऊष्मा = msA

$= 9 \times 0.5 \times 5 = 12.5$ Cal.

अब इसी ताप पर बर्फ को जल में बदलने हेतु आवश्यक ऊष्मा

$= mL = 80 \times 5 = 400$ Cal..... (*ii*)

अब इसका ताप 100°C करने के लिए

आवश्यक ऊष्मा $= 5 \times 1 \times 100$

= 500 Cal.

अब इसे 100°C पर भाप में बदलने के लिए आवश्यक ऊष्मा

$= 5 \times 540 = 2700$

कुल आवश्यक ऊर्जा

$= 2700 + 500 + 12.5$

3212.5 Cal.

24. $\mu = \dfrac{1}{\sin c}$

या, $\dfrac{2}{\sqrt{3}} = \dfrac{1}{\sin c}$

या, $\sin c = \dfrac{\sqrt{3}}{2} = \sin 60^\circ$

131. The correct sentence is "the dog scratched itself". For verbs used reflexively like "scratched" there must be a reflexive pronoun after the verb.

132. There is no error in the sentence.

133. A collective noun is always plural and requires a plural verb. The correct sentence is "the rich have to help the poor."

134. There is no error in the sentence. In the formal context, shall is used more often.

135. Inserting a word between the "to" and the verb of an infinitive, results in split infinitive. The correct sentence is "he planned not to go on a vacation this year."

■■

प्रैक्टिस सेट-6

भौतिक विज्ञान

1. एक घड़ी लगभग बराबर होती है–

(*a*) 30 मिनट (*b*) 60 मिनट

(*c*) 24 मिनट (*d*) 72 मिनट

2. घड़ी के मिनट की सुई में 1 घंटे में

(*a*) विस्थापन शून्य होती है।

(*b*) दूरी-शून्य होती है।

(*c*) औसत चाल शून्य होती है।

(*d*) औसत वेग शून्य होती है।

3. चलती बस से उतरते समय यात्री को

(*a*) बस की दिशा के विपरित कुछ दूर तक दौड़ना चाहिए।

(*b*) बस की गति की दिशा में कुछ दूर तक दौड़ना चाहिए।

(*c*) बस की गति की लम्बवत् दिशा में कुछ दूर तक दौड़ना चाहिए।

(*d*) उतर कर स्थिर होना चाहिए।

4. चलती हुई बस में खड़ा यात्री बस के एकाएक रूकने पर किस ओर गिरता है–

(*a*) आगे की ओर

(*b*) पीछे की ओर

(*c*) दांयी ओर

(*d*) बांयी ओर

5. A एवं B दो पिण्ड टकराते हैं। यदि A का संवेग 2 किग्रा. मी./से. हो तथा B का द्रव्यमान 4 किग्रा. है, तो टक्कर के पश्चात् B का वेग क्या होगा ?

(*a*) 4 मी./से.

(*b*) 12 मी./से.

(*c*) 3 मी./से.

(*d*) 0 मी./से.

6. बर्फ पर चलना कठिन है क्योंकि–

(*a*) बर्फ काफी ठंडी होती है।

(*b*) बर्फ पिघलती रहती है।

(*c*) उसमें घर्षण अधिक होता है।

(*d*) उसमें घर्षण कम होता है।

7. वस्तु A द्वारा वस्तु B पर लगाया जाने वाला संपर्क बल दोनों के बीच अभिलंब प्रतिक्रिया के बराबर है। इसका अर्थ है कि–

(*a*) सतह घर्षणहीन होना चाहिए

(*b*) दोनों के बीच घर्षण बल शून्य है

(*c*) घर्षण तथा प्रतिक्रिया बल समान है

(*d*) वस्तुएँ खुरदरी हो सकती हैं लेकिन वे एक-दूसरे पर नहीं सरकती हैं।

8. स्नेहकों का सही उपयोग भी कम नहीं कर सकता–

(*a*) स्थैतिक घर्षण को (*b*) जड़त्व को

(*c*) सर्पीय घर्षण को (*d*) लोटनी घर्षण को

9. चलती हुई रेलगाड़ी में बैठे व्यक्ति द्वारा उर्ध्वाधर दिशा में फेंकी हुई गेंद–

(*a*) मनुष्य के हाथ के आगे गिरेगी

(*b*) मनुष्य के हाथ के पीछे गिरेगी

(*c*) डिब्बे में कही भी गिर सकती है।

(*d*) ठीक हाथ में गिरेगी

10. जड़त्वीय द्रव्यमान तथा गुरुत्वीय द्रव्यमान के संबंध में कौन-सा कथन सत्य है ?

(*a*) परिमाण में भिन्न, संकल्पना में समतुल्य है

(*b*) संकल्पना में भिन्न, परिमाण में समतुल्य है

(*c*) संकल्पना तथा परिमाण दोनों में भिन्न है

(*d*) संकल्पना तथा परिमाण दोनों में समतुल्य है।

11. यदि कोई वस्तु गुरुत्वीय क्षेत्रों से दूर हो जाए तो वस्तु का गुरुत्वीय द्रव्यमान हो जायेगा–

(*a*) शून्य

(*b*) अनिर्णीय

(*c*) अनन्त

(*d*) ठीक वही जो पृथ्वी पर है।

12. किसी वस्तु को ऊपर ले जाने पर–

(*a*) उसकी गतिज ऊर्जा बढ़ती है।

(*b*) उसकी स्थितिज ऊर्जा बढ़ती है।

(*c*) उसकी स्थितिज ऊर्जा घटती है।

(*d*) कुछ भी संभव है।

13. यदि एक उपग्रह अपनी गतिज ऊर्जा कम करता है तो वह–

(*a*) पृथ्वी के पास गिरेगा

(*b*) फिर से पृथ्वी के ऊपर चलने लगेगा।

(*c*) उसकी गति तेज हो जाएगी।

(*d*) पृथ्वी के आकर्षण को ज्यादा देर तक संतुलित नहीं कर पायेगा।

14. एक टैम्पो, एक कार एवं एक ट्रक समान गतिज ऊर्जा से चल रहे हैं। यदि समान बल लगाकर इन्हें रोक दिया जाए तो सबसे पहले कौन रुकेगा ?

(*a*) ट्रक

(*b*) कार

(*c*) टैम्पो

(*d*) सभी एक साथ रुकेंगे

15. यदि कोई ठोस पानी में डूब जाता है, तो उसका आपेक्षिक घनत्व है–

(*a*) इकाई से कम (*b*) इकाई के बराबर

(*c*) इकाई से अधिक (*d*) शून्य

16. जल पर बर्फ का टुकड़ा तैरता है, क्योंकि–

(*a*) बर्फ से जलवाष्प उठती है

(*b*) बर्फ के भीतर भाप बनता है

(*c*) बर्फ का घनत्व जल से अधिक रहता हैं

(*d*) बर्फ का घनत्व जल से कम रहता है

17. चार्ल्स नियम का पालन करते हैं–

(*a*) ठोस में (*b*) द्रव में

(*c*) गैस में (*d*) सभी में

18. अणु गति सिद्धांत से परम शून्य ताप पर अणुओं का वेग

(*a*) अनन्त होता है

(*b*) घनात्मक किन्तु नगण्य होता है

(*c*) शून्य होता है

(*d*) कुछ निश्चित नहीं होता

19. अनुप्रस्थ तरंग में–

(*a*) कणों का कम्पन तरंग की दिशा में होता है

(*b*) कणों का कम्पन तरंग की दिशा के लम्बवत् होता है

(*c*) कणों के कम्पन की दिशा अनिश्चित होती है

(*d*) कणों के कम्पन की दिशा ताप पर निर्भर करती है

20. ध्वनि तरंगें–

(*a*) अनुदैर्ध्य होती हैं

(*b*) अनुप्रस्थ होती हैं

(*c*) अंशत: अनुप्रस्थ अनुदैर्ध्य होती हैं

(*d*) कभी अनुप्रस्थ तथा कभी अनुदैर्ध्य होती हैं

21. यदि 0°C पर 10 किग्रा. बर्फ को 100°C की 2 kg भाप से मिलाया जाता है, तब परिणामी मिश्रण का ताप होगा यदि बर्फ की गुप्त ऊष्मा = 80 कैलोरी/ग्राम वाष्पण की गुप्त ऊष्मा = 540 कैलोरी/ग्राम है।

(*a*) 40°C (*b*) 28°C

(*c*) 23°C (*d*) 0°C

22. एक वस्तु 50°C से 40°C तक 5 मिनट में ठंडी होती है, यदि वातावरण का तापक्रम 20°C हो, तो 10 मिनट बाद उस वस्तु का तापक्रम क्या होगा ?

(*a*) 10°C (*b*) 28°C

(*c*) 28.6°C (*d*) 26.8°C

23. 10 ग्राम बर्फ को – 10°C से 100°C जलवाष्प तक लाने में कितनी ऊष्मा की आवश्यकता होगी, यदि बर्फ की गुप्त ऊष्मा = 80 कैलोरी/ग्राम तथा वाष्प की गुप्त ऊष्मा = 540 कैलोरी/ग्राम है–

(*a*) 3250 Cal. (*b*) 7250 Cal.
(*c*) 1350 Cal. (*d*) 4350 Cal.

24. किसी माध्यम $\left(m = \frac{\sqrt{2}}{\sqrt{3}}\right)$ से प्रवेश करते किसी खास रंग वाले प्रकाश का आपतन कोण 60° है, तो माध्यम से अन्दर प्रकाश का विपथन क्या होगा ?

(*a*) 15° (*b*) 30°
(*c*) 45° (*d*) 0°

25. किसी समान्तर पृष्ठों वाले काँच पट्ट में एक किरण एक पृष्ठ से 50° का आपतन कोण बनाती हुई प्रवेश करती है, तो विपरीत पृष्ठ से निर्गत किरण अभिलंब से–

(*a*) 50° का कोण बनाएगी
(*b*) 90° का कोण बनाएगी
(*c*) 60° का कोण बनाएगी
(*d*) 0° का कोण बनाएगी

26. यह तथ्य कि धारा एक चुम्बकीय क्षेत्र से संबंधित है, इनके द्वारा दिया गया–

(*a*) ओर्स्टेड (*b*) मैक्सवेल
(*c*) फैराडे (*d*) ओम

27. जस्ता का बर्तन ऋण आवेशित होता है–

(*a*) अमोनियम क्लोराइड से प्रतिक्रिया कर
(*b*) मैग्नीज डाइऑक्साइड से प्रतिक्रिया कर
(*c*) कार्बन–चूर्ण से प्रतिक्रिया कर
(*d*) तीनों से प्रतिक्रिया कर

28. किसी तत्व के रासायनिक गुण निर्भर करते हैं–

(*a*) उस तत्व में प्रोटॉनों की संख्या पर
(*b*) उस तत्व में न्यूट्रॉनों की संख्या पर
(*c*) उस तत्व में इलेक्ट्रॉनों की संख्या पर
(*d*) U-235 के एक नाभिक के विखण्डन पर

29. रेडियोसक्रिय तत्व की अर्द्ध आयु T है तथा λ उसका क्षमांक है, तो–

(*a*) $\lambda T = 1$ (*b*) $\lambda T = \frac{1}{2}$
(*c*) $\lambda T = \log_e 2$ (*d*) $\lambda = -\log_e 2T$

30. वर्ष 1945 में नागासाकी पर गिराए गए बम में कौन से विखण्डनीय पदार्थ का प्रयोग किया गया था ?

(*a*) यूरेनियम (*b*) नैप्च्यूनियम
(*c*) बर्कोलियम (*d*) प्लूटोनियम

रसायन विज्ञान

31. निम्न में कौन-सा अवयवों के गुणों को नहीं दर्शाता है ?

(*a*) जल (*b*) वायु
(*c*) शर्करा विलयन (*d*) इनमें से कोई नहीं

32. निम्नलिखित में कौन सही है ?

(*a*) आंतरिक ऊर्जा = गठन का ताप
(*b*) आंतरिक ऊर्जा = 2 × गठन का ताप
(*c*) आंतरिक ऊर्जा = –गठन का ताप
(*d*) दोनों में से कोई संबंध नहीं।

33. निम्नलिखित में कौन-सा यौगिक नहीं है ?

(*a*) अमोनिया
(*b*) कार्बन डाइऑक्साइड
(*c*) हवा या नाइट्रोजन
(*d*) हवा एवं नाइट्रोजन

34. 88 ग्राम CO_2 का 182° C तथा 175 mm पारे के दाब पर आयतन क्या होगा ?

(*a*) 44.8 लीटर (*b*) 75.66 लीटर
(*c*) 46.01 लीटर (*d*) इनमें से कोई नहीं

35. अमोनिया का 30°C तथा 5 गुने वायुमंडल दाब पर घनत्व है।

(*a*) 17 ग्राम/लीटर (*b*) 8.5 ग्राम/लीटर
(*c*) 3.42 ग्राम/लीटर (*d*) 2.83 ग्राम/लीटर

36. किसी उदासीन परमाणु पर एक इलेक्ट्रॉन जोड़ देने पर उसकी परमाणु-संख्या–

(*a*) एक बढ़ जायेगी

(*b*) समान होगी

(*c*) एक घटर जायेगी

(*d*) उपर्युक्त में से कोई नहीं

37. द्रव का ऊर्जा में परिवर्तन होना निम्न में से किस वैज्ञानिक के नियम द्वारा सत्य है–

(*a*) क्यूरी (*b*) चैडविक

(*c*) आइन्सटीन (*d*) रदरफोर्ड

38. अपचायक वह पदार्थ है जो

(*a*) इलेक्ट्रॉन को ग्रहण करता है।

(*b*) इलेक्ट्रॉन को त्यागता है।

(*c*) प्रोटॉन को ग्रहण करता है।

(*d*) प्रोटॉन को त्यागता है।

39. फेरस सल्फेट से लोहा को निम्न में से कौन-सी धातु विस्थापित करेगी ?

(*a*) Sn (*b*) Cu

(*c*) Zn (*d*) Ag

40. हाइड्रोजन तथा ऑक्सीजन के संयोग से जल बनने की क्रिया क्या है ?

(*a*) उष्माशोषी अभिक्रिया

(*b*) उष्माक्षेपी अभिक्रिया

(*c*) उभयगामी अभिक्रिया

(*d*) अवक्षेपण अभिक्रिया

41. निम्नलिखित धातुओं में आसवन द्वारा परिशोधित की जाती है ?

(*a*) Cu (*b*) Al

(*c*) Hg (*d*) Fe

42. भूर्पपटी में सबसे अधिक पाई जाने वाली अधातु है।

(*a*) Si (*b*) S

(*c*) P (*d*) O

43. आवर्त्त सारणी के उदग्त स्तंभों को क्या कहते है ?

(*a*) आवर्त्त (*b*) वर्ग

(*c*) आवर्त्त या वर्ग (*d*) इनमें से कोई नहीं।

44. पॉलीथीन है-

(*a*) हैलोजन यौगिक (*b*) नाइट्रोजन यौगिक

(*c*) हाइड्रोकार्बन (*d*) फास्फोरस यौगिक

45. घरेलू गैस के सिलेण्डर में कौन-सी गैस भरी रहती है ?

(*a*) मिथेन (*b*) इथेन

(*c*) ब्यूटेन (*d*) एसीटिलीन

46. क्लोरीन गैस है–

(*a*) रंगहीन (*b*) हरा

(*c*) हरित पीत (*d*) पीला

47. कपड़ा को विरंजित करने के लिए क्या आवश्यक होता है ?

(*a*) $CaCl_2$ (*b*) SO_2

(*c*) $Ca(OCl)Cl$ (*d*) $Ca(OCl)_2$

48. निम्नलिखित में से कौन-सा विलयन कोलाइडी विलयन नहीं है।

(*a*) दूध (*b*) गोंद

(*c*) रक्त (*d*) चीनी का शर्बत

49. वास्तविक विलयन में कणों का आकार होता है।

(*a*) 10^{-6} cm

(*b*) 10^{-7} cm से कम

(*c*) 10^{-7} cm से अधिक

(*d*) 10^{-4} cm

50. श्वेत फास्फोरस का हवा में जलना एक उदाहरण है–

(*a*) द्रुत दहन (*b*) स्वत: दहन

(*c*) धीमा दहन (*d*) विस्फोटक

51. ऐसी प्रतिक्रिया जिसमें बड़ी मात्रा में ताप, प्रकाश गैस तथा ध्वनि उत्पन्न होती है, को कहते हैं ?

(*a*) द्रुत दहन (*b*) केवल दहन

(*c*) धीमा दहन (*d*) विस्फोटक

52. कौन-सा मूल प्रक्रम अभिक्रिया का वेग निर्धारित करता है?

(*a*) मन्दतम

(*b*) तीव्रतम

(*c*) मध्यम गति वाला

(*d*) कोई भी नहीं

53. $2HI + H_2O_2 \rightarrow 2H_2O + I_2$ किस कोटि की अभिक्रिया होगी?

(*a*) शून्य (*b*) प्रथम

(*c*) द्वितीय (*d*) तृतीय

54. फॉर्मैलिन इसका जलीय विलयन है–

(*a*) फॉर्मिक अम्ल

(*b*) फॉर्मैल्डिहाइड

(*c*) फ्लुओरोसीन

(*d*) फरफोरोल

55. ऐसीटोन का क्वथनांक है–

(*a*) 56° (*b*) 60°

(*c*) 90° (*d*) 100°

56. फॉर्मैल्डिहाइड व अमोनिया की क्रिया से निम्न में से क्या बनता है–

(*a*) फॉर्मिक अल्म

(*b*) फॉर्मैल्डिहाइड अमोनिया

(*c*) हेक्सामेथिलीन टेट्राऐमीन

(*d*) मेथेनॉल

57. अष्टफलकीय रिक्ति में–

(*a*) एक सरल त्रिकोणीय रिक्ति चार गोलकों से घिरी होती है

(*b*) एक द्वित्रिकोणीय रिक्ति चार गोलकों से घिरी होती है।

(*c*) एक द्वित्रिकोणीय रिक्ति छ: गोलकों से घिरी होती है।

(*d*) एक द्वित्रिकोणीय रिक्ति आठ गोलकों से घिरी होती है।

58. आयोडीन के क्रिस्टल निम्न प्रारूप के अन्तर्गत आते हैं–

(*a*) आणविक क्रिस्टल (*b*) धात्विक क्रिस्टल

(*c*) सहसंयोजक क्रिस्टल (*d*) आयनिक क्रिस्टल

59. कौन-सा जल में रंगहीन है–

(*a*) Ti^{3+} (*b*) V^{3+}

(*c*) Cr^{3+} (*d*) Sc^{3+}

60. $Fe(CO)_5$ की आकृति है–

(*a*) पिरामिडल

(*b*) वर्गाकार पिरामिडल

(*c*) चतुष्फलकीय

(*d*) त्रिभुजाकार द्विपिरामिडी

जीव विज्ञान

61. DNA पॉलीमरेज एन्जाइम किसके संश्लेषण के काम आता है?

(*a*) DNA से DNA

(*b*) RNA से DNA

(*c*) न्यूक्लिओटाइड से DNA

(*d*) किसी के नहीं

62. रिकॉन (Recon) क्या है?

(*a*) पुनर्योजन इकाई (*b*) प्रकार्यात्मक इकाई

(*c*) उत्परिवर्तित इकाई (*d*) उपरोक्त सभी

63. प्लाज्मा झिल्ली का रासायनिक संघटन है–

(*a*) फॉस्फोलिपिड्स व प्रोटीन्स

(*b*) केवल फॉस्फोलिपिड्स

(*c*) ग्लाइकोलिपिड्स व लिमोप्रोटीन्स

(*d*) फॉस्फोलिपिड्स, प्रोटीन्स व शर्करा

64. निम्न में से किन क्रियाओं में ऊर्जा खर्च नहीं होती है–

(*a*) सोडियम पम्प व ग्लूकोज अवशोषण

(*b*) फेगोसाइटोसिस व पिनोसाइटोसिस

(*c*) विसरण व परासरण

(*d*) उपरोक्त सभी

65. यदि RBC को आसुत जल में रखा जाए तो क्या होगा?

(*a*) हीमोलाइसिस (Haemolysis)

(*b*) क्रिनेशन (Crenation)

(*c*) प्लाज्मोलाइसिस (Plasmmolysis)

(*d*) उपरोक्त सभी

66. कोशिका द्वारा बाह्य माध्यम से ठोस कणों का अन्तर्ग्रहण कहलाता है–

(*a*) फेगोसाइटोसिस (Phagocytosis)

(*b*) पिनोसाइटोसिस (Pinocytosis)

(*c*) एन्डोसाइटोसिस (Endocytosis)

(*d*) एक्सोसाइटोसिस (Exocytosis)

67. म्यूटॉन, सिस्ट्रॉन व रिकॉन शब्द देने वाले थे–

(*a*) इन्ग्राम (*b*) बेटसन

(*c*) बैन्जर (*d*) लेडरबर्ग

68. फिलाडेल्फिया गुणसूत्र किस प्रकार के गुणसूत्री उत्परिवर्तन का प्रतिफल है?

(*a*) द्विगुणन (डुप्लीकेशन)

(*b*) स्थानान्तरण (ट्रांसलोकेशन)

(*c*) विलोपन (डिलीशन)

(*d*) व्युत्क्रमण (इनवर्जन)

69. लिंग निर्धारित करने वाले गुणसूत्रों को क्या कहते हैं?

(*a*) A-गुणसूत्र (*b*) ऑक्सीसोम्स

(*c*) ऑटोसोम (*d*) एलोसोम

70. DNA फिंगर प्रिंटिंग के जनक हैं–

(*a*) जैकब व मोनॉड (*b*) गैरोड

(*c*) एलेक जेफरेस (*d*) मुलर

71. पहली कृत्रिम जीन का निर्माण करने वाले वैज्ञानिक थे–

(*a*) गैरोड

(*b*) मुलर

(*c*) हरगोविन्द खुराना

(*d*) निरेनबर्ग

72. मॉस के बीजाणु अंकुरण उपरान्त क्या बनता है?

(*a*) प्रोटोनीमा

(*b*) पर्णी युग्मकोद्‌भिद्

(*c*) बीजाणुधानी

(*d*) बीजाणुद्‌भिद्

73. निम्न में से किसका सबसे बड़ा युग्मकोद्‌भिद् है–

(*a*) साइकैस (*b*) सिलेजिनेला

(*c*) मॉस (*d*) एन्जियोस्पर्म

74. मॉस संपुटिका में स्फुटन करने वाली संरचना होती है–

(*a*) ऑपरकुलम (*b*) एनुलस

(*c*) पेरीस्टोम (*d*) केलिपट्रा

75. कैपसेला में भ्रूणपोष का विकास किस प्रकार का होता है–

(*a*) कोशिकीय

(*b*) नाभिकीय

(*c*) माध्यमिक

(*d*) उपरोक्त में से कोई नहीं

76. एकबीजपत्री एवं द्विबीजपत्री भ्रूण का प्रारम्भिक विकास किस अवस्था तक समान होता है–

(*a*) द्वियक अवस्था

(*b*) चतुर्थांशक अवस्था

(*c*) अष्टांशक अवस्था

(*d*) गोलाकार अवस्था

77. यदि किसी पौधे के भ्रूणपोष में गुणसूत्रों की संख्या 24 हो तो उसके बीजाण्डकाय, बीजाणु जनक, मूलाग्र और बीज में कितने गुणसूत्र होंगे–

(*a*) 8 (*b*) 16

(*c*) 20 (*d*) 24

78. पादप कोशिकाओं में निम्न में से किसमें अधिक टोटीपोटेन्सी (Totipotency = अंगों का परिवर्धन या विकास) का लक्षण होगा–

(*a*) वल्कुट (*b*) विभज्योतक

(*c*) जाइलम (*d*) चालनी नलिकाएं

79. समुद्री किनारों के वृक्षों में वार्षिक वलय नहीं पाई जाती, क्योंकि–

(*a*) ये एकबीजपत्री होते है

(*b*) वहां की मृदा बलुई होती है

(*c*) वहां अधिक नमी होती है

(*d*) वहां की जलवायु में अल्प अन्तर होता है

80. वृक्षों में अधिक मात्रा होती है–

(*a*) सेलुलोज (*b*) लिग्निन

(*c*) लिग्नोसेलुलोज (*d*) मण्ड

81. एक पादप कोशिका में परासरणी-दाब (OP) किसके समतुल्य होता है–

(*a*) TP – DP (*b*) DPD + TP

(*c*) DPD – TP (*d*) TP – DPD

82. सान्द्र-प्रवणता (concentration gradient) के विरुद्ध कौन-सी प्रक्रिया उत्पन्न होती है–

(*a*) वाष्पोत्सर्जन (*b*) परासरण

(*c*) विसरण (*d*) रसारोहण

83. विसरण क्रिया की गति कब बढ़ती है–

(*a*) ताप, दाब तथा सान्द्रता बढ़ाने पर

(*b*) केवल ताप बढ़ाने पर

(*c*) केवल दाब बढ़ाने पर

(*d*) उपरोक्त कोई भी नहीं है

84. ऊर्जा का प्रवाह है–

(*a*) एकदिशीय (unidirectional)

(*b*) द्विदिशीय (bidirectional)

(*c*) बहुदिशीय (multidirectional)

(*d*) चक्र (cycle) में

85. निम्न में खाद्य श्रृंखला का क्रम सही है–

(*a*) घास-भेड़िया-हिरन-भैंस

(*b*) घास-सांप-कीड़ा-हिरन

(*c*) घास-कीड़ा-चिड़िया-सांप

(*d*) जीवाणु-घास-खरगोश-भेड़िया

86. आहार श्रृंखला में प्राय: कितने पोषण स्तर होते हैं–

(*a*) तीन (*b*) चार से पांच

(*c*) दो (*d*) एक

87. जूट प्राप्त किया जाता है–

(*a*) लाइनम जाति की पत्तियों से

(*b*) कोर्कोरस जाति के तने के द्वितीयक फ्लोयम से

(*c*) लाइनम जाति के तने के द्वितीयक फ्लोयम से

(*d*) कोर्कोरस जाति की पत्तियों से

88. गन्ने की अधिकांश परिष्कृत जातियां नोबल केन एवं कोब केन के बीच संस्करण द्वारा उत्पन्न हुई हैं, जिनके क्रमश: नाम हैं–

(*a*) सैकरम रोबस्टम और सै. स्पोन्टेनियम

(*b*) सै. स्पोन्टेनियम और सै. ऑफिसिनेरम

(*c*) सै. ऑफिसिनेरम और सै. रोबस्टम

(*d*) सै. ऑफिसिनेरम और सै. स्पोन्टेनियम

89. कृत्रिम जीन का संश्लेषण किसने किया था–

(*a*) नीरेनबर्ग (*b*) बीडल

(*c*) मॉर्गन (*d*) खुराना

90. कॉल्वीसीन के खोजकर्ता वैज्ञानिक थे–

(*a*) हाउडे (*b*) लुन

(*c*) ब्लैक्सली (*d*) वुल्फिया

91. त्वचा की एपिडर्मिस (Epidermis) में पाई जाती है–

(*a*) ग्रन्थिल कोशिकाएँ (Glandular cells)

(*b*) स्तम्भाकार कोशिकाएँ (Columnar cells)

(*c*) स्क्वमैस स्तृत उपकला (Squamous stratified epithelium)

(*d*) उपरोक्त में से कोई नहीं

92. निजल कणिकाएँ (Nissal's granules) किस कोशिका की विशेषता है–

(*a*) अस्थि कोशिका (Bone cell)

(*b*) उपास्थि कोशिका (Cartilage cell)

(*c*) न्यूरोन्स (Neurons)

(*d*) मास्ट कोशिका (Mast cell)

93. मनुष्य की जिह्वा में कौन-से स्वादांकुर अनुपस्थित होते हैं–

(*a*) फिलिफॉर्म पैपीला (*b*) पर्णिल पैपीला

(*c*) सरकमवेलेट पैपीला (*d*) फन्जीफॉर्म पैपीला

94. कुत्ते की जिह्वा गर्मियों में संबंधित होती है–

(*a*) ऊष्मा के संरक्षण से (*b*) ऊष्मा की हानि से

(*c*) ऊष्मा की प्राप्ति से (*d*) स्वेद स्रावण से

95. मनुष्य में कूपिकाओं की भित्ति का कुल क्षेत्रफल है–

(*a*) 10 वर्ग मीटर (*b*) 100 वर्ग मीटर

(*c*) 1000 वर्ग मीटर (*d*) 10000 वर्ग मीटर

96. खरगोश में बायां ब्रोन्कस, कितनी पिण्डीय श्वसनियों (lobar bronchial) में बंट जाता है–

(*a*) दो (*b*) चार

(*c*) आठ (*d*) अनेक

97. यदि हृदय स्पंदन दर व स्ट्रोक आयतन क्रमश: 70-70 हो तो कार्डियक आउटपुट (Cardiac output) होगा–

(*a*) 7 लीटर (*b*) 49 लीटर

(*c*) 4.9 लीटर (*d*) 7.7 लीटर

98. हृदय स्पंदन केन्द्र (Cardiac beat centre) की स्थिति है–

(*a*) हाइपोथेलेमस (*b*) पोनस

(*c*) मेड्यूला ऑब्लोंगेटा (*d*) सेरीबेलम

99. ग्लोमेरुलस एण्डोथिलियम की पारगम्यता अन्य रुधिर केशिकाओं की तुलना में होती है–

(*a*) 10 गुना अधिक

(*b*) 5 गुना अधिक

(*c*) 100 से 1000 गुना अधिक

(*d*) 10000 गुना अधिक

100. ग्लोमेरुलस (glomerulus) में कोशिकाओं की संख्या होती है–

(*a*) 10-20 (*b*) 30-50

(*c*) 50-70 (*d*) 75-100

101. रिवर्सल टू गौरिला (Reversal to Gorilla) का कारण है–

(*a*) वयस्क अवस्था में थायरॉक्सीन की कमी

(*b*) वयस्क अवस्था में थायरॉक्सीन की अधिकता

(*c*) वयस्क अवस्था में GH की कमी

(*d*) वयस्क अवस्था में GH की अधिकता

102. शुक्रजनक नलिकाओं (Seminiferous tubules) व शुक्रजनन को प्रेरित करता है–

(*a*) FSH (*b*) GH

(*c*) LH (*d*) LTH

103. चार वेन्ट्रिकल्स पाए जाते हैं–

(*a*) खरगोश के हृदय में

(*b*) खरगोश के मस्तिष्क में

(*c*) खरगोश के मस्तिष्क व हृदय में

(*d*) खरगोश के वृक्क में

104. मस्तिष्क के वेन्ट्रीकल का अस्तर है–

(*a*) इपेन्डाइमल एपिथिलियम का

(*b*) ड्यूरामेटर का

(*c*) पायामोटर का

(*d*) एरेकनॉइड का

105. खरगोश के मस्तिष्क के किस भाग में पार्श्व निलय (Lateral ventricles) पाए जाते हैं–

(*a*) सेरीब्रल गोलार्द्धों में

(*b*) मेड्यूला ओब्लोंगेटा में

(*c*) डाइएनकेफैलोन में

(*d*) हाइपोथेलेमस में

106. मेढक के अग्रवाद का अंगुलिसूत्र (Digital formula) है–

(*a*) 0, 3, 2, 3, 3,

(*b*) 0, 2, 2, 3, 3

(*c*) 2, 2, 3, 3, 3

(*d*) 2, 3, 3, 3

107. ABP (एन्ड्रोजन बाइंडिंग प्रोटीन) स्रावी कोशिका है–

(*a*) लेडिग कोशिका
(*b*) सबटेन्टेक्यूलर कोशिका
(*c*) अन्तराली कोशिका
(*d*) पुटक कोशिका

108. यदि एक प्लेनेरियन को दो आधे हिस्सों में काट दिया जाए तो–

(*a*) दोनों भाग मृत हो जाते हैं
(*b*) दोनों भागों का पुनरुद्भवन हो जाता है
(*c*) केवल अग्र भाग का पुनरुद्भवन होता है
(*d*) केवल पश्च भाग का पुनरुद्भवन होता है

109. बाल्यावस्था में वृद्धि दर का नियन्त्रण करती है–

(*a*) थाइमस ग्रन्थि (*b*) थायरॉइड ग्रन्थि
(*c*) पीयूष ग्रन्थि (*d*) इनमें से कोई नहीं

110. नर टिड्डे (male grasshopper) में पाया जाता है–

(*a*) एक X व एक Y गुणसूत्र
(*b*) एक X गुणसूत्र
(*c*) एक X व एक Z गुणसूत्र
(*d*) एक Y गुणसूत्र

111. X व Y गुणसूत्र लिंग निर्धारण करते हैं यह पता लगाया था–

(*a*) मेण्डल ने (*b*) ह्वाइट ने
(*c*) स्टीवेन्स ने (*d*) ब्राउन ने

112. वास्तविक जनन (True breeding) करने वाला पौधा–

(*a*) सदैव लैंगिक जनन करता है
(*b*) लैंगिक जनन कर सकता है
(*c*) जब अन्य समान पौधे से क्रॉस कराया जाए तो एक जैसे व्यवहार वाली संतति उत्पन्न करेगा
(*d*) उपरोक्त में से कोई नहीं

113. अधिक उपज प्राप्ति के अतिरिक्त पादप प्रजनन किस दृष्टि से महत्त्वपूर्ण है–

(*a*) गुणवत्ता सुधारने में
(*b*) प्रतिरोध विकास हेतु
(*c*) विकास अवधि में परिवर्तन
(*d*) उपर्युक्त सभी

114. एस्कॉन नाल तन्त्र (Ascon canal system) का उदाहरण है–

(*a*) ल्यूकोसोलेनिया (Luecosolenia)
(*b*) साइकन (Sycon)
(*c*) स्पोन्जिला (Spongilla)
(*d*) उपरोक्त सभी

115. किस प्रकार के नाल तन्त्र (Ascon canal system) में कोएनोसाइटस कोशिकाएं केवल कशाभित कोष्ठ (Flagellated chamber) में पाई जाती है–

(*a*) साइकॉन नाल तन्त्र
(*b*) एस्कॉन नाल तन्त्र
(*c*) ल्यूकॉन नाल तन्त्र
(*d*) उपरोक्त सभी

116. बैक्टीरिया में उत्परिवर्तन प्रेरित किए जा सकते हैं–

(*a*) पोषक माध्यम (nutritive medium) में सभी आवश्यक पदार्थ मिलाकर
(*b*) उन्हें भूखा रखकर
(*c*) उच्च ऊर्जा विकिरणों द्वारा
(*d*) एक ही संवर्धन माध्यम में इनके पृथक् वंशों को रखकर

117. किसी जीन विशेष में हम सुगमतापूर्वक उत्परिवर्तन नहीं कर सकते हैं, क्योंकि–

(*a*) जीन्स बहुत छोटे होते हैं इन्हें प्रकाश सूक्ष्मदर्शी द्वारा नहीं देखा जा सकता है
(*b*) यह अत्यधिक खर्चीला काम है
(*c*) जीन्स गुणसूत्रों पर होते हैं
(*d*) हमें इस विधि का अब तक ज्ञान नहीं है।

118. जैव-विकास (Organic evolution) का अच्छा प्रमाण है–

(*a*) समजात व अवशेषी अंग

(*b*) समरूप व समजात अंग

(*c*) समरूप व अवशेषी अंग

(*d*) इनमें से सभी

119. वर्तमान मानव के कंकाल के समान कंकाल किस मानव के पूर्वज का है?

(*a*) जावा मानव (*b*) निएन्डरथल मानव

(*c*) क्रो-मैगनॉन मानव (*d*) पेकिंग मानव

120. निम्न में से प्रतिजैविक (antibiotics) है–

(*a*) ग्लिसरीन (*b*) स्ट्रेप्टोमायसिन

(*c*) इन्सुलिन (*d*) पालिमिक्सिन

ENGLISH

Directions (Q. 121 – 125) : *In each of the following questions, a word is followed by four options. Select the option that best expresses the meaning of the given word.*

121. Cherubic

(*a*) Angelic (*b*) Snobbish

(*c*) Restless (*d*) Honest

122. Copious

(*a*) Powerful (*b*) Delaying

(*c*) Plentiful (*d*) Foolish

123. Banter

(*a*) Cheating (*b*) Ruthless

(*c*) Jest (*d*) Curious

124. Abet

(*a*) Assist (*b*) Persuade

(*c*) Day dreaming (*d*) Prayer

125. Gainsay

(*a*) Support (*b*) Deny

(*c*) Reiterate (*d*) Mercy

Directions (Q. 126 – 130) : *In the following questions, sentences are given with blanks to be filled in with appropriate word(s). Four alternatives are suggested for each question. Choose the correct alternative out of the four given below each sentence.*

126. The headmaster congratulated Rajan .... getting the merit scholarship.

(*a*) for (*b*) about

(*c*) with (*d*) on

127. Smallpox has been eradicated .... India.

(*a*) in (*b*) from

(*c*) within (*d*) out of

128. The police offered a .... for information about the stolen money.

(*a*) reward (*b*) award

(*c*) profit (*d*) prize

129. There is no possibility of .... coming late.

(*a*) they (*b*) their

(*c*) them (*d*) theirs

130. His friend .... unexpectedly.

(*a*) returned to

(*b*) come back

(*c*) turned up

(*d*) get down

Directions (Q. 131 – 135) : *Some of the sentences have errors and some are correct. Find out the part of a sentence which has an error. If there is no error, mark your answer as (d).*

131. There were no less (*a*) / than forty boys (*b*) / in the class (*c*)./ No error (*d*)

132. No sooner did (*a*) / I reach (*b*) / Patna railway station than the train departed (*c*)./ No error (*d*)

133. The jury (*a*) / is (*b*) / fighting among them selves (*c*)./ No error (*d*)

134. Ten miles (*a*) / is (*b*) / a long distance (*c*)./ No error (*d*)

135. We returned back to the hotel (*a*) / impressed with what (*b*) / we had seen (*c*)./ No error (*d*)

Directions (Q. 136 – 139): *In the following questions, four alternatives are given for the idiom / phrase printed in the sentence. Choose the alternative which best expresses the meaning of the idiom / phrase.*

136. The student is **on the verge of** breakdown.
(*a*) on the brink of (*b*) at the outset of
(*c*) in the midst of (*d*) at the risk of

137. My repeated attempts to get refund from the civic authorities were **of no avail**.
(*a*) unsuccessful (*b*) postponed
(*c*) useless (*d*) delayed

138. He was progressing **by leaps and bounds** because of his hardwork.
(*a*) rapidly (*b*) slowly
(*c*) peacefully (*d*) strongly

139. To emerge **out of thin air** means to
(*a*) appear suddenly
(*b*) descend gradually
(*c*) fall down quickly
(*d*) enter from space

Directions (Q. 140 – 143): *In the following questions, sentences are given with blanks to be filled in with an appropriate word(s). Four alternatives are suggested for each question. Choose the correct alternative out of the four as your answer.*

140. Medical doctors should try to .... as many patients as possible.
(*a*) heel (*b*) heal
(*c*) kill (*d*) hale

141. Can you tell the difference .... butter and Margarine.
(*a*) over (*b*) with
(*c*) between (*d*) among

142. I'm not very good .... repairing things.
(*a*) at (*b*) for
(*c*) in (*d*) about

143. Will all of you .... up for prayer?
(*a*) raise (*b*) rise
(*c*) raze (*d*) race

Directions (Q. 144 – 147) : *Choose the correct preposition :*

144. In the morning, I am often short .... time and so I have a glance..........the newspaper headlines.
(*a*) at; of (*b*) of; of
(*c*) of; at (*d*) of; about

145. My friend has been suffering ....fever .... last Monday,
(*a*) from; for (*b*) from; since
(*c*) with; since (*d*) with; for

146. We are committed ....maintain peaceful relations..........our neighbours.
(*a*) to; with (*b*) with; to
(*c*) to; against (*d*) with; about

147. They quarrelled.........us..........a trifle,
(*a*) with; for (*b*) with; over
(*c*) to; for (*d*) with; about

Directions (148 – 150) : *In the following sentences, for each italicised word, four possible choices are given. Choose the word, that best expresses the meaning of the italicised word.*

148. He spent a night in a *plush* hotel.
(*a*) elegant (*b*) cheap
(*c*) antique (*d*) modern

149. By dint of hard work, he reached the *acme* of success.
(*a*) proud position (*b*) fruitful end
(*c*) sweet (*d*) highest stage

150. The *effluent* from the factory makes the river unsafe for swimming.
(*a*) poisonous matter
(*b*) sewage
(*c*) waste matter
(*d*) surplus matter

उत्तरमाला

भौतिक विज्ञान

1. (c)	2. (a)(d)	3. (b)	4. (a)	5. (c)	6. (d)	7. (c)	8. (b)	9. (d)	10. (b)
11. (c)	12. (b)	13. (d)	14. (c)	15. (c)	16. (d)	17. (c)	18. (c)	19. (a)	20. (a)
21. (a)	22. (c)	23. (b)	24. (a)	25. (a)	26. (a)	27. (c)	28. (c)	29. (c)	30. (d)

रसायन विज्ञान

31. (a)	32. (c)	33. (c)	34. (b)	35. (c)	36. (b)	37. (c)	38. (b)	39. (c)	40. (b)
41. (c)	42. (b)	43. (b)	44. (c)	45. (c)	46. (c)	47. (c)	48. (d)	49. (b)	50. (b)
51. (d)	52. (a)	53. (c)	54. (b)	55. (a)	56. (c)	57. (c)	58. (a)	59. (d)	60. (d)

जीव विज्ञान

61. (a)	62. (a)	63. (d)	64. (c)	65. (a)	66. (a)	67. (c)	68. (b)	69. (d)	70. (c)
71. (c)	72. (a)	73. (c)	74. (b)	75. (b)	76. (c)	77. (b)	78. (b)	79. (d)	80. (c)
81. (b)	82. (b)	83. (a)	84. (a)	85. (c)	86. (b)	87. (b)	88. (d)	89. (d)	90. (c)
91. (c)	92. (c)	93. (b)	94. (b)	95. (c)	96. (a)	97. (c)	98. (c)	99. (c)	100. (b)
101. (d)	102. (a)	103. (b)	104. (a)	105. (a)	106. (b)	107. (b)	108. (b)	109. (a)	110. (b)
111. (c)	112. (c)	113. (d)	114. (a)	115. (c)	116. (c)	117. (d)	118. (d)	119. (c)	120. (b)

ENGLISH

121. (a)	122. (c)	123. (c)	124. (a)	125. (b)	126. (d)	127. (a)	128. (a)	129. (b)	130. (c)
131. (a)	132. (d)	133. (b)	134. (d)	135. (a)	136. (a)	137. (c)	138. (a)	139. (a)	140. (b)
141. (c)	142. (a)	143. (b)	144. (c)	145. (b)	146. (a)	147. (b)	148. (a)	149. (d)	150. (c)

व्याख्या

5. $12 = 4 \times v$

$\therefore \quad v = 3$ m/s

21. माना कि मिश्रण का ताप T°C है

तो, भाप द्वारा दी गई ऊष्मा बर्फ द्वारा ली गई ऊष्मा के बराबर होगी।

या $2 \times 10^3 \times 540 + 2 \times 10^9 \times 1 \times (100 - T)$

$= 10 \times 10^3 \times 80 + 10 \times 10^3 (T - 0°C)$

$\Rightarrow 2 \times 540 \times 10^3 + 2 \times 100 \times 10^3 - 2 \times 10^3\, T°C$

$= 10 \times 80 \times 10^3 + 10 \times 10^3\, T°C - 0°C$

$\Rightarrow 1080 \times 10^3 + 200 \times 10^3 - 2 \times 10^3\, T°C$

$= 800 \times 10^3 + 10 \times 10^3\, T°C$

$\Rightarrow 10^3 (1080 + 200 - 2T°C)$

$= 10^3(800 + 10\, T°\, C)$

$\Rightarrow 1080 + 200 - 2T°C$

$= 800 + 10\, T°C$

$\Rightarrow 12\, T°C = 1280 - 800$

$\Rightarrow 12\, T°C = 480$

$\Rightarrow T°C = \dfrac{480}{12} = 40°\, C$

22. $\theta_1 = 50°C$ $\theta_2 = 40°C$, $t_1 = 5$ मिनट

$\theta_0 = 20°$ C, $t_2 = 10$ मिनट्स

सूत्र से,

$$\frac{\theta_1 - \theta_2}{t_1} = K\left(\frac{\theta_1 + \theta_2}{2} - \theta_0\right)$$

$$\Rightarrow \frac{50-40}{5} = K\left(\frac{50+40}{2} - 20\right)$$

$$\Rightarrow \quad 2 = K(45 - 20)$$

$$\Rightarrow \quad 2 = K \times 25$$

$$\Rightarrow \quad K = \frac{2}{25}$$

फिर, $\theta_1 = 40°C$, $\theta_2 = T°\, C$

सूत्र से,

$$\frac{\theta_1 - \theta_2}{t_2} = K\left(\frac{\theta_1 + \theta_2}{2} - \theta_0\right)$$

$$\Rightarrow \frac{40 - T}{10} = \frac{2}{25}\left(\frac{40+T}{2} - 20\right)$$

$$\Rightarrow \frac{40 - T}{2} = \frac{2}{25}\left(\frac{40+T-40}{2}\right)$$

$$\Rightarrow \frac{40 - T}{1} = \frac{2}{25} \times T$$

$$\Rightarrow 2\,T = 200 - 5T$$

$$\Rightarrow 7\,T = 200$$

$$\therefore T = \frac{200}{7} = 28.6°\, C$$

23. कुल ऊष्मा $\theta_1 + \theta_2 + \theta_3 + \theta_4$

$\Rightarrow MS\Delta T + m\,L\,f + msDT + mLV$

$= 10 \times 0.5 \times 10 + 10 \times 80 + 10 \times 1 \times 100 + 10 \times 540$

$= 50 + 1800 + 100 + 5400$

$= 7250$ Cal.

24. $d = i - r$

$= 60° - 45° = 15°$

121. "Cherubic" means a winged celestial being. "Angelic" is the word most similar in meaning to cherubic. "Snobbish" means pretentious. "Restless" means marked by a lack of quiet, repose, or rest. "Honest" which means marked by or displaying integrity is inappropriate in the given context and thus negated.

122. "Copious" means yielding or containing plenty. "Plentiful" is the word most similar in meaning to the given word. "Powerful" means having or capable of exerting power. "Delaying" means to postpone until a later time. "Foolish" means lacking or exhibiting a lack of good sense or judgment.

123. "Banter" means good-humored, playful conversation. "Jest" which means an utterance (as a jeer or quip) intended to be taken as mockery or humor is the word most similar in meaning to "banter". "Ruthless" means having no pity. "Cheating" means to deprive of something valuable by the use of deceit or fraud. "Curious" means marked by desire to investigate and learn.

124. 'Abet' means to assist or support in the achievement of a purpose. The word most similar in meaning to "abet" is "assist". "Persuade" means to move by argument, entreaty. "Daydreaming" means to have a daydream. "Prayer" means an address (as a petition) to God.

125. "Gainsay" means to declare to be untrue or invalid. "Deny" is the word most similar in meaning to "gainsay". "Reiterate" means to state or do over again or repeatedly. "Mercy" means compassion or forbearance shown especially to an offender. "Support" which means to uphold or defend as valid or right is opposite in meaning to the given word.

131. The correct sentence is "there were no fewer than forty boys in the class". As "fewer" is used to denote number or countable nouns and "less" is used to denote quantity, or uncountable nouns.

132. There is no error in the sentence.

133. The correct sentence is "the jury are fighting among themselves."A collective noun takes a singular verb when the collection is thought of as a whole;plural verb when the individuals of which it is composed are thought of.

134. There is no error in the sentence.

135. The correct sentence is "we returned to the hotel impressed with what we had seen." "Return back" is redundant usage.Use just "return", unless you mean to say instead "turn back."

136. on the brink of

137. useless

138. Idiom **by leaps and bounds** means : very quickly ; in large amounts.

139. Idiom out of thin air means : from nowhere as if by magic.

■■

प्रैक्टिस सेट-7

भौतिक विज्ञान

1. प्रेरकत्व का मात्रक है–

(*a*) बेबर (*b*) हेनरी

(*c*) ओम मीटर (*d*) हेनरी/मीटर

2. किसी वस्तु में हो सकता है

(*a*) बदलती चाल के साथ बदलता वेग

(*b*) एक समान चाल के साथ बदलता वेग

(*c*) एक समान वेग के साथ अशून्य त्वरण

(*d*) एक समान चाल के साथ अशून्य त्वरण

3. मुक्त रूप से गिरते हुए पिंड द्वारा तय की हुई दूरी समानुपाती है–

(*a*) चलने के कुल समय के

(*b*) पिंड के द्रव्यमान के

(*c*) गिरने के समय के

(*d*) गुरूत्वजनित त्वरण के वर्ग के

4. चलती हुई रेलगाड़ी में बैठे मनुष्य द्वारा उर्ध्वाधर दिशा में फेंकी हुई गेंद–

(*a*) मनुष्य के हाथ के आगे गिरेगी

(*b*) मनुष्य के हाथ के पीछे गिरेगी

(*c*) डिब्बे में कही भी गिर सकती है

(*d*) ठीक हाथ पर गिरेगी

5. यदि पृथ्वी अपनी धुरी पर नाचना बन्द कर दे, तो भूमध्य रेखा पर '*g*'–

(*a*) घटेगा (*b*) बढ़ेगा

(*c*) स्थिर रहेगा (*d*) शून्य हो जाएगा

6. एक हाथ में पानी भरी बाल्टी ले जाने पर दूसरे हाथ को विपरित दिशा में क्यों उठाना होता है।

(*a*) गुरूत्व केन्द्र को सन्तुलित करने के लिए

(*b*) संवेग के संरक्षण के नियम से

(*c*) गति के तीसरे नियम से

(*d*) बल-आघूर्ण के सिद्धांत से

7. एक रूखड़े टेबल पर जिसका घर्षण गुणांक 0.5 है, 10 किग्रा. का एक ब्लॉक रखा है जिसपे 100 N का बल कार्यरत है। अगर वहाँ पर g का मान 100 मी./से.^{2} है तो ब्लॉक का त्वरण है–

(*a*) शून्य (*b*) 10 मी./से.^{2}

(*c*) 5 मी./से.^{2} (*d*) 5.2 मी./से.^{2}

8. 2 किग्रा. द्रव्यमान की एक वस्तु फर्श पर रखी है। स्थैतिक घर्षण का मान 0.4 है। अगर 2.8 N का कोई बल फर्श के समानान्तर वस्तु पर आरोपित होता है तो वस्तु तथा फर्श के बीच घर्षण का मान है– ($g = 10\ ms^{-2}$)

(*a*) 2.8 N (*b*) 8 N

(*c*) 2 N (*d*) शून्य

9. u वेग से प्रक्षेपित पिंड द्वारा महत्तम ऊँचाई तक पहुँचने में लगा समय है–

(*a*) $\frac{2u}{g}$ (*b*) $\frac{u}{g}$

(*c*) $\frac{u^2}{g}$ (*d*) $\frac{v^2}{g}$

10. पृथ्वी तल पर एक पिण्ड का भार w न्यूटन है उसका भार शून्य कहाँ पर होगा?

(*a*) चन्द्रतल पर

(*b*) मंगल ग्रह पर

(*c*) पृथ्वी के केन्द्र पर

(*d*) कहीं पर नहीं

11. एक बंदर एक खम्भे पर 27 मी./से. के वेग से चढ़ रहा है और एक कुत्ता 36 मी./से. के वेग से खम्भे की और दौड़ता है। कुत्ते एवं बंदर के बीच का सापेक्ष वेग है–

(*a*) 9 मी./से. (*b*) 36 मी./से.

(*c*) 45 मी./से. (*d*) 63 मी./से.

12. 40 किग्रा. का एक लड़का सीढ़ी पर दौड़कर चढ़ता है और 9 मीटर ऊँचे प्रथम तल पर $\frac{1}{2}$ मिनट में पहुँच जाता है। लड़के द्वारा विकसित शक्ति है–

(*a*) 600 वाट (*b*) 720 वाट
(*c*) 420 वाट (*d*) 640 वाट

13. समतल सड़क पर एक स्कूटर चालक गति को 30 किमी./घं. से 15 किमी./घं. करने के लिए ब्रेक लगाता है। ब्रेक द्वारा किया गया कार्य क्या होगा यदि स्कूटर कार द्रव्यमान 85 किग्रा. तथा स्कूटर चालक तथा पेट्रोल का द्रव्यमान 65 किग्रा. है–

(*a*) 4375 जूल (*b*) 2812.5 जूल
(*c*) 4500 जूल (*d*) 3906.2 जूल

14. जल को 5 अश्व शक्ति द्वारा 20 मीटर ऊँचाई तक पम्प द्वारा चढ़ाया जाता है यहाँ यदि पम्प की दक्षता 80% हो तो प्रति मिनट पम्प द्वारा पहुँचाये गये पानी की मात्रा होगी ?

(*a*) 1406.25 ली. (*b*) 900 ली.
(*c*) 9000 ली. (*d*) इनमें से कोई नहीं

15. बर्फ की सिल्ली पर तार का फंदा लगाकर फन्दे से भारी भार लटका देने पर तार बर्फ की सिल्ली को आर-पार बिना काटे हुए निकल जाता है, क्योंकि–

(*a*) भार के दाब से गलनांक घट जाता है
(*b*) लोहा ताप का सुचालक है
(*c*) तार पतला होता है
(*d*) भार के दाब से गलनांक बढ़ जाता है

16. एक लकड़ी का गुटका पानी में 1/3 भाग डूबता है तथा दूसरे द्रव में 2/3 भाग डूबता है। द्रव का घनत्व है–

(*a*) 2 ग्राम/सेमी.^{3} (*b*) 0.75 ग्राम/सेमी.^{3}
(*c*) 4/9 ग्राम/सेमी.^{3} (*d*) 0.50 ग्राम/सेमी.^{3}

17. प्याल्स नियम का पालन करते हैं ?

(*a*) ठोस (*b*) गैस
(*c*) द्रव (*d*) सभी

18. किसी निश्चित द्रव्यमान की गैस के दाब में कितने प्रतिशत वृद्धि की जाय कि स्थिर ताप पर इसके आयतन में 10% की गिरावट आ जाये?

(*a*) 10% (*b*) 11%
(*c*) 9% (*d*) 8%

19. प्रतिध्वनि का कारक है–

(*a*) ध्वनि का अपवर्तन
(*b*) ध्वनि का परावर्तन
(*c*) ध्वनि का टक्कर
(*d*) इनमें से कोई नहीं

20. जब ध्वनि एक माध्यम से दूसरे माध्यम में गुजरती है, तब वह मात्रा जो अपरिवर्तित रहती है–

(*a*) दिशा (*b*) आवृत्ति
(*c*) तरंगदैर्ध्य (*d*) चाल

21. 100 ग्राम पानी का ताप 5°C से 95°C तक बढ़ाने में कितनी ऊष्मा लगेगी ?

(*a*) 38800J (*b*) 37800J
(*c*) 36800J (*d*) 35800J

22. – 20°C की 5 ग्राम बर्फ को 30°C के 5 ग्राम जल में डाल देने पर मिश्रण का ताप होगा–

(*a*) 10°C (*b*) 20°C
(*c*) 0°C (*d*) 5°C

23. किसी लोहे की छड़ का ताप कितना बढ़ाया जाय कि उसकी लम्बाई 0.5% बढ़े।
($\propto = 10 \times 10^{-6}$/°C) की

(*a*) 1000°C (*b*) 500°C
(*c*) 250°C (*d*) 750°C

24. पहले माध्यम से दूसरे माध्यम में प्रकाश के जाने का अपवर्तनांक और दूसरे माध्यम से पहले माध्यम में प्रकाश के जाने का अपवर्तनांक–

(*a*) परस्पर विलोम होता है
(*b*) परस्पर बराबर होता है
(*c*) परस्पर आधा होता है
(*d*) सभी गलत है

25. एक कार की बत्ती में अवतल दर्पण लगा है। दीप्त तन्तु की लम्बाई 4 मिमी. है। तन्तु का प्रतिबिम्ब 40 सेमी. बड़ा तथा दर्पण से 5 मीटर की दूरी पर बनाने के लिए दर्पण की फोकस दूरी होगी–

(*a*) –4.95 सेमी. (*b*) –5 सेमी.
(*c*) –40 सेमी. (*d*) 5.37 सेमी.

26. एक बल्ब में 5 मिनट तक 10 ऐम्पियर की धारा प्रवाहित करने पर कितने कूलॉम आवेश प्रवाहित होगा ?

(*a*) 3500 कूलॉम (*b*) 3000 कूलॉम
(*c*) 4000 कूलॉम (*d*) 3030 कूलॉम

27. घरों में विद्युत से दुर्घटना किसके कारण होती है–

(*a*) फ्यूज तार के कारण
(*b*) शॉर्ट सर्किट के कारण
(*c*) उच्च धारा-प्रवाह के कारण
(*d*) बिजली के अधिक खपत के कारण

28. सामान्य दिष्टकारी में प्रयुक्त प्रधान इलेक्ट्रोनिक युक्ति का नाम है–

(*a*) सामान्य सन्धि डायोड
(*b*) जेनर डायोड
(*c*) भंजन डायोड
(*d*) सुरंग डायोड

29. डायोड को वाल्व कहते हैं क्योंकि यह विद्युत धारा को–

(*a*) केवल कैथोड में प्लेट की ओर बहने देता है
(*b*) केवल प्लेट से कैथोड की ओर बहने देता है।
(*c*) दोनों और बहने देता है
(*d*) दो वाल्वों का कार्य करता है।

30. N-P-N ट्रांजिस्टर P-N-P ट्रांजिस्टर की तुलना में श्रेष्ठ होते हैं, क्योंकि

(*a*) ये सस्ते होते हैं
(*b*) इनमें ऊर्जा क्षय कम होता है
(*c*) इनमें इलेक्ट्रॉन का प्रवाह अधिक होता है।
(*d*) ये अधिक ताप सहन करने की क्षमता रखते हैं।

रसायन विज्ञान

31. नमक का जलीय विलयन है–

(*a*) तत्त्व (*b*) यौगिक
(*c*) समांग मिश्रण (*d*) विषमांग मिश्रण

32. किसी पदार्थ के एक ग्राम अणु के ऑक्सीजन या हवा में पूर्व ऑक्सीजन से प्राप्त ताप को कहा जाता है।

(*a*) विलय का ताप (*b*) विघटन का ताप
(*c*) गठन का ताप (*d*) दहन का ताप

33. $Fe + CuSO_4 = FeSO_4 + Cu$ अभिक्रिया का उदाहरण है–

(*a*) प्रतिस्थापन का
(*b*) उष्मीय अपघटन का
(*c*) योगात्मक प्रतिक्रिया का
(*d*) उत्प्रेरक का

34. किसी गैस का वाष्प घनत्व 14 है। इसका अणुभार क्या होगा ?

(*a*) 14 (*b*) 28
(*c*) 7 (*d*) इनमें से कोई नहीं

35. परम ताप स्केल पर -10° C है।

(*a*) 283 K (*b*) 310 K
(*c*) 263 K (*d*) 290 K

36. प्रोटॉन का द्रव्यमान है–

(*a*) 166.2×10^{-24} ग्राम
(*b*) 1.662×10^{-24} ग्राम
(*c*) 16.62×10^{-24} ग्राम
(*d*) 0.1662×10^{-24} ग्राम

37. समस्थानिक भिन्न होते हैं–

(*a*) प्रोटॉन की संख्या में (*b*) न्यूट्रॉन की संख्या में
(*c*) संयोजकता में (*d*) रासायनिक सक्रियता में

38. ऑक्सीकरण में होता है–

(*a*) इलेक्ट्रॉन का योग (*b*) हाइड्रोजन का योग
(*c*) ऑक्सीजन का योग (*d*) इलेक्ट्रॉन का ह्रास

39. सिल्वर नाइट्रेट के विलयन में ताँबा डालने पर कौन-सा धातु प्राप्त होता है ?

(a) शुद्ध ताँबा (b) सोना

(c) हरा सोना (d) चाँदी

40. मैग्नेशियम तथा ऑक्सीजन के संयोग से मैग्नेशियम ऑक्साइड का बनना कौन-सी अभिक्रिया है

(a) वियोजन (b) संयोजन

(c) उष्माशोषी (d) कोई नहीं

41. सुपरफास्फेट उर्वरक है।

(a) $CaSiO_3$ (b) $Ca_3(PO_4)_2$

(c) $Ca(H_2PO_4)_2$ (d) $CaSO_4$

42. सिसली विधि किस धातु के निष्कासन में प्रयुक्त किया जाता है।

(a) क्लोरीन के निष्कासन में

(b) लोहे के निष्कासन में

(c) गंधक के निष्कासन में

(d) ताँबा के निष्कासन में

43. आवर्त्त सारणी में किसी आवर्त का अंतिम सदस्य निम्नलिखित में से कौन है ?

(a) हाइड्रोजन (b) हीलियम

(c) ऑक्सीजन (d) नाइट्रोजन

44. किसकी क्रियाशीलता सर्वाधिक होगी ?

(a) CH_4 (b) C_2H_6

(c) C_2H_4 (d) C_2H_2

45. $C_2H_5-CO-C_2H_5$ का नाम है

(a) प्रोपेनान (b) प्रोपेनल

(c) पेण्टेनॉल (d) प्रोपेल कीटोन

46. ब्लीचिंग पॉवडर CO_2 की क्रिया से बनता है।

(a) Cl_2 (b) $CaCl_2$

(c) $C + O_2$ (d) इनमें से कोई नहीं

47. HOCl, $HClO_4$ से है–

(a) ज्यादा शक्तिशाली (b) कम शक्तिशाली

(c) बराबर शक्तिशाली (d) कोई नहीं

48. pH शब्द किससे उत्पन्न हुआ ?

(a) हाइड्रोजन शुद्धता (b) शुद्ध हाइड्रोजन

(c) हाइड्रोजन पावर (d) हाइड्रोजन की शुद्धता

49. pH मान शून्य का एक जलीय विलयन होता है ?

(a) अम्लीय (b) समाक्षारीय

(c) उदासीन (d) अम्लीय या समाक्षारीय

50. ऐसा दहन जो बाहरी ताप से संपादित होता है, कहलाता है–

(a) द्रुत दहन (b) धीमा दहन

(c) स्वत: दहन (d) निरपेक्ष दहन

51. दहन के लिए अनुपोषक है–

(a) ऑक्सीजन (b) कार्बन डाइऑक्साइड

(c) नाइट्रोजन (d) हाइड्रोजन

52. छद्म कोटि अभिक्रिया का उदाहरण है–

(a) N-क्लोरोऐसीटैनिलाइड का पैरा-क्लोरो-ऐसीटैनिलाइड में परिवर्तन

(b) N_2O_5 का ऊष्मीय अपघटन

(c) एस्टर का क्षारीय जल-अपघटन

(d) गर्म करने पर अमोनियम सायेनट का यूरिया में परिवर्तन

53. अभिक्रिया–

$NO_{2(g)} + CO_{(g)} \rightarrow CO_{2(g)} + NO_{(g)}$

500 K के नीचे निम्न दो पदों में से होती है–

$NO_2 + NO_2 \rightarrow NO + NO_3$, पद 1 (मन्द)

$NO_3 + CO \rightarrow CO_2 + NO_2$, पद 2 (तीव्र)

निम्न में से कौन-सा दर व्यंजक उपरोक्त अभिक्रिया के लिए सही है–

(a) दर $= \frac{-d(NO_2)}{dt} = k[NO_2]$

(b) दर $= \frac{-d(CO)}{dt} = k[NO_2]$

(c) दर $= \frac{-d(NO_2)}{dt} = k[NO_2]^2$

(d) दर $= \frac{-d(NO_2)}{dt} = k[NO_2][CO]$

54. यूरोट्रोपीन अमोनिया के निम्न के साथ क्रिया करने पर प्राप्त होती है–

(*a*) यूरिया (*b*) HCHO

(*c*) CH_3CHO (*d*) CH_3Cl

55. कीटोन से सायनोहाइड्रिन का बनना, एक उदाहरण है–

(*a*) इलेक्ट्रोफिलिक योगात्मक

(*b*) न्यूक्लि ओफिलिक योगात्मक

(*c*) न्यूक्लि ओफिलिक प्रतिस्थापन

(*d*) इलेक्ट्रोफिलिक प्रतिस्थापन

56. ऐसीटैल्डिहाइड हाइड्रोजन सायनाइड के साथ क्रिया करके निम्न बनाता है–

(*a*) ऐसीटिक अम्ल

(*b*) एथिल सायनाइड

(*c*) ऐसीटैल्डिहाइड सायनोहाइड्रिन

(*d*) एथिल ऐल्कोहॉल

57. किसी एक-परमाणवीय पदार्थ के कार्य-केन्द्रित घनाकृतिक एकक सेल में परमाणुओं की संख्या होगी–

(*a*) एक (*b*) दो

(*c*) तीन (*d*) चार

58. किसी एकक सेल की कोर के केन्द्र पर एक परमाणु होने पर उसकी एकक सेल में भागीदारी होगी–

(*a*) 1 (*b*) 1/2

(*c*) 1/4 (*d*) 1/8

59. निम्न में से किसका सबसे कम चुम्बकीय घूर्णन हैं–

(*a*) Sc^{3+} (*b*) Cr^{3+}

(*c*) Fe^{3+} (*d*) Co^{3+}

60. निम्न में से कौन-सा संक्रमण तत्व अपचायक नहीं है–

(*a*) Cr (*b*) Fe

(*c*) Cu (*d*) Zn

जीव विज्ञान

61. गेहूँ के पादप में 100 बीज प्राप्त करने के लिए कितने अर्द्धसूत्री विभाजनों की आवश्यकता होगी?

(*a*) 50 (*b*) 100

(*c*) 125 (*d*) 200

62. अचानक और अनियन्त्रित समसूत्री विभाजन में होता है–

(*a*) एड्स (AIDS) रोग

(*b*) नव अंग का निर्माण

(*c*) केन्सर

(*d*) गुणसूत्रों की संख्या में कमी

63. ER का खोजकर्ता (discoverer) है–

(*a*) गारनियर (Garnier)

(*b*) पोर्टर (Porter)

(*c*) रॉबर्टसन (Robertson)

(*d*) प्लॉव (Plowe)

64. ER निम्न में से किस रूप में पाई जाती है?

(*a*) सिस्टर्नी (Cisternae)

(*b*) वेसीकल्स (Vesicles)

(*c*) नलिकाएँ (Tubules)

(*d*) उपरोक्त सभी

65. कोशिका के परिवहन तन्त्र (circulatory system) के रूप में कार्य करने वाला कोशिका अंगक (cell organelle) है–

(*a*) राइबोसोम (Ribosome)

(*b*) गॉल्जीकाय (Golgi body)

(*c*) अन्त:प्रद्रव्यी जालिका (ER)

(*d*) केन्द्रक (Nucleus)

66. कौन-सा कोशिका अंगक (cell organelle), कोशिका इंजन (cell engine) कहलाता है–

(*a*) राइबोसोम (*b*) माइटोकॉण्ड्रिया

(*c*) लाइसोसोम (*d*) केन्द्रक

67. सिर गंजा होने का कारण है–

(*a*) गलत ढंग के केश तेल का उपयोग

(*b*) अधिक दिमागी कार्य करना

(*c*) आनुवंशिक कारक

(*d*) कवक का संक्रमण

68. रक्त में ABO की वंशगति किस प्रकार की होती है?

(*a*) पूर्ण प्रभाविकता (*b*) आंशिक प्रभाविकता

(*c*) संयुक्त वंशागति (*d*) मिश्रित वंशागति

69. सार्विक दाता (Universal donor) रक्त वर्ग है–

(*a*) A (*b*) B

(*c*) AB (*d*) O

70. रिवर्स ट्रान्सक्रिप्टेज एन्जाइम का संबंध है–

(*a*) DNA $\rightarrow$ RNA (*b*) RNA $\rightarrow$ DNA

(*c*) RNA $\rightarrow$ प्रोटीन (*d*) प्रोटीन $\rightarrow$ RNA

71. नॉन-सेंस या टर्मिनेटिंग कोडॉन है–

(*a*) UAA (*b*) UAG

(*c*) UGA (*d*) इनमें से सभी

72. टेरिडोफाइट, मॉस या ब्रायोफाइट्स से मुख्यत: अन्तर रखते हैं, क्योंकि उनमें पाया जाता है–

(*a*) स्वतन्त्र युग्मकोद्भिद् (*b*) सुविकसित संहवन तन्त्र

(*c*) स्त्रीधानी (*d*) कशाभिकीय पुमणु

73. *Azolla/Marsilea* है–

(*a*) लिवरवर्ट (*b*) मॉस

(*c*) वृक्ष फर्न (*d*) जल फर्न

74. ब्रायोफाइटा शब्द देने वाले थे–

(*a*) आयंगर (*b*) बेन्थम

(*c*) लिनियस (*d*) ब्रान

75. भ्रूणकोष में कोशिकाएं व्यवस्थित होती हैं–

(*a*) 2 + 2 + 4 क्रम में

(*b*) 3 + 2 + 3 क्रम में

(*c*) 2 + 3 + 3 क्रम में

(*d*) 4 + 4 क्रम में

76. चर्बिताभ भ्रूणपोष (Ruminate Endosperm) किसके बीज में होता है?

(*a*) क्रूसीफेरी (*b*) कम्पोसिटी

(*c*) यूफोर्बियेसी (*d*) एनोनेसी

77. कैपसेला में निषेचन पश्चात् परिवर्धन–

(*a*) द्वितीयक केन्द्रक का निर्माण है

(*b*) युग्मक का निर्माण है

(*c*) भ्रूणकोष परिवर्धन है

(*d*) भ्रूणकोष का परिवर्धन है

78. एक्जीनिक-संवर्धन (Axenic cultures) को सबसे उत्तम रूप से परिभाषित किया जा सकता है, निम्न में से किस रूप में–

(*a*) कोशिकाओं का संवर्धन जिनमें सूक्ष्मजीवी उपस्थित न होग

(*b*) कोशिकाओं का संवर्धन (Cell cultures)

(*c*) कीटभक्षी पादपों की कोशिकाओं का संवर्धन

(*d*) कोशिकाओं का संवर्धन जिनमें अन्य किसी जीव की उपस्थिति न हो

79. जाइलोटोमी (xylotomy) किसका अध्ययन है–

(*a*) काष्ठ की उपयोगिता का

(*b*) काष्ठ की संरचना का

(*c*) काष्ठ के कार्य का

(*d*) काष्ठ के परिवर्धन का

80. द्विबीजपत्रियों में 3 या 4 वर्षों की द्वितीयक वृद्धि पश्चात् वल्कुट की स्थिति होगी–

(*a*) कॉर्क में परिवर्तित हो जाएगा

(*b*) ज्यों का त्यों रहेगा

(*c*) बहुत कुछ नष्ट हो जाएगा

(*d*) उपरोक्त सभी सही हैं

81. विलयन जिसमें ऊतक को रखने पर उसके भार में कमी आ जाती है, है–

(*a*) मन्दपरासारी (*b*) अतिपरासारी

(*c*) समपरासारी (*d*) अल्पपरासारी

82. एक कोशिका को अतिपरासारी विलयन में रखने पर क्रिया होगी, उसे कहते हैं–

(*a*) परासरण (*b*) जीवद्रव्य संकुचन

(*c*) विसरण (*d*) अन्तःपरासरण

83. यदि एक कोशिका को किसी विलयन में रखने पर उसके आयतन या भार में कोई परिवर्तन न हो तो इसका क्या कारण हो सकता है–

(*a*) OP समान है (*b*) WP समान है

(*c*) TP समान है (*d*) DPD समान है

84. संख्या का पिरैमिड किस पारिस्थितिक तन्त्र में उल्टा होता है

(*a*) स्थलीय तन्त्र में (*b*) जलीय तन्त्र में

(*c*) वृक्षीय तन्त्र में (*d*) उपरोक्त सभी में

85. पारिस्थितिक तन्त्र में गति देता है–

(*a*) पौधों में कार्बोहाइड्रेट (*b*) जीवभार

(*c*) उत्पादक (*d*) सूर्य का प्रकाश

86. दूरदराज के जंगल में बांस का पौधा कौन-से पोष स्तर का होता है–

(*a*) प्रथम पोष स्तर (*b*) द्वितीय पोष स्तर

(*c*) तृतीय पोष स्तर (*d*) चतुर्थ पोष स्तर

87. निम्नलिखित में से कौन-सा पश्चिम एशिया का मूल निवासी है?

(*a*) गेहूँ (*b*) जौ

(*c*) आलू (*d*) राई

88. एल्केलॉयड का ऐसा युग्म जो पूर्णतः राइबोल्फिया से असम्बद्ध है?

(A) रेसरपाइन (B) एफिड्रिन

(C) अजमेलीन (D) कॉल्वीसीन

निम्न में से कौन-सा युग्म सही है–

(*a*) AB (*b*) BC

(*c*) BD (*d*) CD

89. ओज शक्ति (Hybrid Vigour) का कारण है–

(*a*) सहलग्नता (*b*) क्याज्मा

(*c*) जीन विनिमय (*d*) विषमयुग्मता

90. क्या कारण है कि कुछ उत्परिवर्तन हानिकारक होते हुए भी जीन पूल में विलोपित नहीं होते–

(*a*) ये प्रभावी होते हैं और अधिक तीव्रता से दिखाई देते हैं।

(*b*) ये अप्रभावी होते हैं और विषमयुग्मजी सदस्य द्वारा ले जाये जाते हैं।

(*c*) ये भविष्य में जीवीत्ता महत्त्व रखते हैं।

(*d*) छोटी समष्टि (Population) के कारण जेनेटिक ड्रिफ्ट होता है।

91. कर्ण पल्लव (ear pinna) में पाए जाते हैं–

(*a*) अस्थि (Bone)

(*b*) टेन्डोन (Tendon)

(*c*) उपास्थि (Cartilage)

(*d*) लिगामेन्ट (Ligament)

92. श्वेत तन्तु ऊतक (White fibres tissue) पाया जाता है–

(*a*) कोशिका में (*b*) उपास्थि में

(*c*) अस्थि में (*d*) टेन्डोन में

93. स्तनधारियों के दांत के लक्षण हैं–

(*a*) गर्तदन्ती, द्विबारदन्ती व विषमदन्ती

(*b*) गर्तदन्ती, एकबारदन्ती व विषमदन्ती

(*c*) गर्तदन्ती, द्विबारदन्ती व समदन्ती

(*d*) गर्तदन्ती, द्विबारदन्ती व समदन्ती

94. गर्तदन्ती दांत पाए जाते हैं–

(*a*) खरगोश में (*b*) खरहे में

(*c*) मनुष्य व मगरमच्छ में (*d*) उपरोक्त सभी में

95. खरगोश का दायां ब्रोन्कस कितने पिण्डीय श्वसनियों (lobar bronchial) में बंटा होता है–

(*a*) दो (*b*) चार

(*c*) आठ (*d*) अनेक

96. खरगोश में पसलियों की संख्या होती है–

(*a*) 10 जोड़ी (*b*) 11 जोड़ी

(*c*) 12 जोड़ी (*d*) 13 जोड़ी

97. हृदय गति को मंद करता है–

(*a*) एसिटोकोलिन (*b*) एड्रीनेलिन

(*c*) नोरएड्रीनेलिन (*d*) थायरॉक्सीन

98. निम्न में से सर्वाधिक हृदय गति (Heart beat) किस जन्तु की है–

(*a*) मनुष्य (*b*) हाथी

(*c*) चूहा (*d*) श्रियू

99. सत्य कथन है–

(*a*) अभिवाही (afferent) व अपवाही (efferent) धमनिका का व्यास एकसमान होता है

(*b*) अभिवाही (afferent) धमनिका का व्यास अधिक व अपवाही धमनिका (efferent) का व्यास कम होता है

(*c*) अभिवाही (afferent) धमनिका का व्यास कम व अपवाही धमनिका (efferent) का व्यास अधिक होता है

(*d*) उपरोक्त में से कोई नहीं

100. ग्लोमेरुलस जलस्थैतिक दाब (glomerulus hydrostatic pressure) होता है–

(*a*) 10 mmHg (*b*) 25 mmHg

(*c*) 70-75 mmHg (*d*) 75-100 mmHg

101. टेस्टोस्टीरोन (Testosterone) को प्रेरित करने वाला हॉर्मोन है–

(*a*) FSH (*b*) ICSH

(*c*) LTH (*d*) GH

102. FSH व LH का रासायनिक संघटन है–

(*a*) ग्लाइकोप्रोटीन (Glycoprotein)

(*b*) लिपोप्रोटीन (Lipoprotein)

(*c*) न्यूक्लियोप्रोटीन (Nucleoprotein)

(*d*) स्टीरॉइड्स (Steroides)

103. खरगोश के मस्तिष्क में राइनोसील (Rhinocoel) गुहापाई जाती है–

(*a*) प्रमस्तिष्क गोलार्द्धों (Cerebral hemisphere) में

(*b*) घ्राण पिण्डों (Olfactory lobes) में

(*c*) सेरीबेलम (Cerebellum) में

(*d*) मेड्यूला (Medulla) में

104. खरगोश के मस्तिष्क में IV वेन्ट्रिकल स्थित होता है–

(*a*) प्रमस्तिष्क गोलार्द्धों में (*b*) हाइपोथेलेमस में

(*c*) सेरीबेलम में (*d*) मेड्यूला में

105. खरगोश में पार्श्व वेन्ट्रिकल किस छिद्र द्वारा III वेन्ट्रिकल में खुलते हैं–

(*a*) मोनरों का रन्ध्र (Foramen of Monaro)

(*b*) मेगेन्डी का रन्ध्र (Foramen of Magendie)

(*c*) फॉरामन ऑफ ओवेलिस (Foramen of ovalis)

(*d*) फेनिस्ट्रा रोट्यून्डस (Fenestra rotundus)

106. सिग्मॉइड खांच (Sigmoid notch) पाया जाता है–

(*a*) फीमर में (*b*) ह्यूमरस में

(*c*) रेडियो अल्ना में (*d*) उपरोक्त सभी में

107. शुक्राणुओं को पोषण व संरक्षण प्रदान करती है–

(*a*) सरटोली कोशिका (Sertoli cell)

(*b*) लेडिग कोशिका (Leydig cell)

(*c*) अन्तराली कोशिका (Interstial cell)

(*d*) पुट्टिका कोशिका (Follicle cell)

108. अधिकांश नियततापी कशेरुकियों में वृद्धि होती है–

(*a*) अनियन्त्रित (*b*) अनियत

(*c*) नियत (*d*) इनमें से कोई नहीं

109. जीवों में खोये हुए भागों में पुनरुत्पादन क्षमता को प्रस्तुत करने वाला वैज्ञानिक था–

(*a*) ट्रेम्बले (*b*) हक्सले

(*c*) हेनले (*d*) स्टोरर

110. टर्नर्स सिण्ड्रोम (Turner's Syndrome) में X गुणसूत्रों की संख्या है–

(*a*) दो (*b*) एक

(*c*) चार (*d*) पांच

111. XXY गुणसूत्र युक्त अपसामान्यता से बनने वाला लिंग बताइए व इस दशा को क्या कहते हैं?

(*a*) मादा व टर्नस सिण्ड्रोम

(*b*) नर व टर्नस सिण्ड्रोम

(*c*) मादा व क्लिनेफेल्टर्स सिण्ड्रोम

(*d*) नर व क्लिनेफेल्टर्स सिण्ड्रोम

112. निम्न में से कौन फसल के सुधार के लिए प्रयुक्त नहीं होता–

(*a*) इनब्रीडिंग (inbreeding)

(*b*) पुरःस्थापन (introduction)

(*c*) संकरण (hybridization)

(*d*) उत्परिवर्तन (mutation)

113. पौधों को किस उपचार द्वारा रोग-प्रतिरोधी बनाया जाता है–

(*a*) कॉल्चीसीन उपचार द्वारा

(*b*) IAA-उपचार द्वारा

(*c*) GA-उपचार द्वारा

(*d*) सम्बन्धित जंगली प्रजातियों के साथ संकरण उपचार द्वारा

114. किस फाइलम के सदस्यों में संवेदी व तान्त्रिका कोशिकाएं अनुपस्थित होती हैं–

(*a*) पॉरीफेरा में (*b*) एनेलिडा में

(*c*) आर्थ्रोपोडा में (*d*) उपरोक्त सभी में

115. ज्वाला कोशिका (Flame cells) का पाया जाना लक्षण है–

(*a*) सीलेन्टरेटा का (*b*) एनेलिडा का

(*c*) पॉरीफेरा का (*d*) प्लैटीहेम्लिन्थीज का

116. एक नवजात शिशु में यदि एक ही वृक्क है तो किस प्रकार की विभिन्नता व्यक्त करता है?

(*a*) धनात्मक संख्यात्मक विभिन्नताएं

(*b*) ऋणात्मक संख्यात्मक विभिन्नताएं

(*c*) गुणात्मक विभिन्नताएं

(*d*) जननिक विभिन्नताएं

117. अधिकांश उत्परिवर्तन होते हैं–

(*a*) हानिकारक (*b*) लाभकारक

(*c*) प्रभावी (*d*) अप्रभावी

118. हल्के रंग के धब्बेदार पतंगों (बिस्टन बिटूलैरिया) का कारबोनेरिया नामक गहरे रंग की किस्म में परिवर्तन किसके कारण हुआ?

(*a*) औद्योगिक कार्बन के पतंगों के पंखों पर जमा होने से

(*b*) औद्योगिक प्रदूषण के कारण एक जीन के खण्ड के विलोपन से

(*c*) कार्बन की अधिकता के कारण जीन्स के एक समूह के स्थानान्तरण से

(*d*) धुएंदार औद्योगिक वातावरण में जीवित रहने के लिए एक ही मेण्डलीय जीन में उत्परिवर्तन (mutation) के कारण

119. प्रागैतिहासिक मानव जिसकी कपाल गुहा (cranial cavity) आधुनिक मानव (होमो सेपियेन्स) के समान थी–

(*a*) होमो हैबिलिस

(*b*) होमो सेपियेन्स निएन्डरथलैन्सिस

(*c*) होमो इरैक्टस

(*d*) होमो हीडलबरजेन्सिस

120. एलर्जी (Allergy) के कारण उत्पन्न होने वाला रोग है–

(*a*) हे-ज्वर (*b*) आन्त्र ज्वर

(*c*) ग्वाइटर (*d*) त्वचा-कैन्सर

ENGLISH

Directions (Q. 121 – 125) : *In each of the following questions, a word is followed by four options. Select the option that best expresses the meaning of the given word.*

121. Prudent

(*a*) Discretion (*b*) Cheerless

(*c*) Wise (*d*) Anxious

122. Incapable

(*a*) Hard (*b*) Disagree

(*c*) Solicit (*d*) Ineffective

123. Beseech
(a) Request (b) Ally
(c) Derogatory (d) Counterpart

124. Ligature
(a) Bind (b) Hateful
(c) Fluid (d) Performance

125. Construe
(a) Shed (b) Interpret
(c) Extinct (d) Careless

Directions (Q. 126 – 130) : *Sentences are given with blanks to he filled in with an appropriate word(s). Four alternatives are suggested for each question. Choose the correct alternative out of the four given below each sentence.*

126. As the mountaineer looked down the gorge, his head began to..........
(a) round (b) turn
(c) circle (d) swim

127. The director pointed out in favour of the manager that the profitability of the plant had..........since he took over.
(a) arisen
(b) increased
(c) declined
(d) developed

128. She has been writing the letter..........the last three hours.
(a) since (b) from
(c) during (d) for

129. I was..........to see the match.
(a) anxious (b) ready
(c) eager (d) curious

130. Please let me know ....the width of this curtain material is before I make my choice.
(a) about (b) that
(c) whether (d) what

Directions (Q. 131 – 135) : *Some of the sentences have errors and some have none. Find out which part of a sentence has an error and blacken the rectangle [■] corresponding to the appropriate letter (a, b, c). If there is no error, blacken the rectangle [■] corresponding to (d) in the Answer Sheet.*

131. Last night I dream (a) /I was a Sheikh on (b) the 169th floor (c) / of Burj Khalifa. No error. (d)

132. As soon as (a)/ the lion saw the deer (b) / he began to run after it. (c) No error. (d)

133. The police asked us (a) / about our movements (b) /on a night of the crime. (c) No error. (d)

134. Did he tell you (a) / why he hasn't (b) / come yesterday ? (c) No error. (d)

135. It was a pleasant (a) / four hours drive (b) / from Pune to Nashik. (c) No error. (d)

Directions (Q. 136 – 139) : *In the following questions four alternatives are given for the idiom / phrase printed in bold in the sentence. Choose the alternative which best expresses the meaning of the idiom / phrase.*

136. It is high time he **came out of his shell.**
(a) appeared suddenly
(b) became more sociable
(c) became a loser
(d) removed his clothes

137. Every political party is at present **playing to the gallery**.

(*a*) adopting cheap tactics

(*b*) befooling the common man

(*c*) fighting for votes

(*d*) appeasing the masses

138. His blood ran cold when he heard his uncle was murdered.

(*a*) He was frightened

(*b*) He was horrified

(*c*) He was disgusted

(*d*) He was depressed

139. This is so simple that even **a man in the street** can understand it.

(*a*) an ordinary person

(*b*) an illiterate person

(*c*) an unknown person

(*d*) a stranger

Directions (Q. 140 – 143) : *In the following questions, sentences are given with blanks to be filled in with an appropriate word(s). Four alternatives are suggested for each question. Choose the correct alternative out of the four.*

140. The new government took .... last year.

(*a*) after (*b*) over

(*c*) upon (*d*) out

141. Mohan's career has taken some .... twists and turns.

(*a*) interesting (*b*) interactive

(*c*) intuitive (*d*) incentive

142. Sheila gained an advantage .... me.

(*a*) from (*b*) on

(*c*) over (*d*) upon

143. She was remarkably .... in singing and dancing.

(*a*) conducive (*b*) fluctualing

(*c*) cooperative (*d*) accomplished

Directions (Q. 144 – 147) : *Choose the correct preposition :*

144. A driver rescued him..........drowning,

(*a*) for (*b*) through

(*c*) about (*d*) from

145. The hunter aimed..........the bird.

(*a*) at (*b*) on

(*c*) from (*d*) of

146. When Dev was..........London, he stayed..........the Cumberland Hotel.

(*a*) in; at (*b*) at; in

(*c*) at; about (*d*) into; near

147. She hides her cunningness..........the mask ....innocence,

(*a*) under; of (*b*) of; under

(*c*) in; for (*d*) at; of

Directions (148 – 150) : *In the following sentences, for each italicised word, four possible choices are given. Choose the word, that best expresses the meaning of the italicised word.*

148. He sat *glowering* at his opponent.

(*a*) threatening

(*b*) cheering

(*c*) swearing

(*d*) fixing

149. He narrated a *scary* ghost story.

(*a*) causing laughter

(*b*) causing fear

(*c*) causing disbelief

(*d*) causing disturbance

150. Subsequent events *vindicated* his suspicions.

(*a*) added (*b*) removed

(*c*) refuted (*d*) proved

उत्तरमाला

भौतिक विज्ञान

1. (b)	**2.** (b)(d)	**3.** (c)	**4.** (d)	**5.** (a)	**6.** (a)	**7.** (c)	**8.** (a)	**9.** (b)	**10.** (c)
11. (c)	**12.** (b)	**13.** (d)	**14.** (b)	**15.** (a)	**16.** (d)	**17.** (b)	**18.** (b)	**19.** (b)	**20.** (d)
21. (b)	**22.** (c)	**23.** (b)	**24.** (a)	**25.** (a)	**26.** (b)	**27.** (b)	**28.** (a)	**29.** (b)	**30.** (c)

रसायन विज्ञान

31. (d)	**32.** (d)	**33.** (a)	**34.** (b)	**35.** (c)	**36.** (b)	**37.** (b)	**38.** (d)	**39.** (d)	**40.** (b)
41. (c)	**42.** (b)	**43.** (b)	**44.** (d)	**45.** (c)	**46.** (a)	**47.** (b)	**48.** (c)	**49.** (a)	**50.** (c)
51. (a)	**52.** (a)	**53.** (c)	**54.** (b)	**55.** (b)	**56.** (c)	**57.** (b)	**58.** (c)	**59.** (a)	**60.** (c)

जीव विज्ञान

61. (c)	**62.** (c)	**63.** (b)	**64.** (d)	**65.** (c)	**66.** (b)	**67.** (c)	**68.** (b)	**69.** (d)	**70.** (b)
71. (d)	**72.** (b)	**73.** (d)	**74.** (d)	**75.** (b)	**76.** (d)	**77.** (d)	**78.** (d)	**79.** (b)	**80.** (c)
81. (b)	**82.** (b)	**83.** (d)	**84.** (c)	**85.** (d)	**86.** (a)	**87.** (a)	**88.** (c)	**89.** (d)	**90.** (b)
91. (c)	**92.** (d)	**93.** (a)	**94.** (d)	**95.** (b)	**96.** (d)	**97.** (a)	**98.** (d)	**99.** (b)	**100.** (c)
101. (b)	**102.** (a)	**103.** (b)	**104.** (d)	**105.** (a)	**106.** (c)	**107.** (a)	**108.** (c)	**109.** (a)	**110.** (b)
111. (d)	**112.** (a)	**113.** (d)	**114.** (a)	**115.** (d)	**116.** (b)	**117.** (a)	**118.** (d)	**119.** (b)	**120.** (a)

ENGLISH

121. (c)	**122.** (d)	**123.** (a)	**124.** (a)	**125.** (b)	**126.** (d)	**127.** (b)	**128.** (d)	**129.** (a)	**130.** (d)
131. (a)	**132.** (d)	**133.** (c)	**134.** (b)	**135.** (b)	**136.** (b)	**137.** (d)	**138.** (a)	**139.** (a)	**140.** (b)
141. (a)	**142.** (c)	**143.** (d)	**144.** (d)	**145.** (a)	**146.** (a)	**147.** (a)	**148.** (a)	**149.** (b)	**150.** (d)

व्याख्या

7. $F = \mu R = \mu mg$

$= 0.5 \times 10 \times 10 = 50$ N

त्वरित करने वाला बल

$f = P - F$

$= 100 - 50 = 50$ N

$a = \frac{f}{m} = \frac{50}{10} = 5$ मी./से.^{2}

8. ब्लॉक के चलने के लिए आवश्यक न्यूनतम बल = μmg

$= \mu mg$

$= 0.4 \times 2 \times 10$

$= 8.0$ N

चूँकि आरोपित बल केवल = 2.8 N अर्थात, ब्लॉक गति करने में असफल हो जाती है।

अतः स्थैनिक घर्षण बल

= आरोपित बल

= 2.8 N

9. $V = u - gt$

या $0 = u - gt$

$\therefore \quad t = \frac{u}{g}$

13. प्रारंभिक गति $= V_1$

= 30 किमी./घं.

$= \frac{30 \times 1000}{60 \times 60}$ मी./से.

$= \frac{7.5}{9}$ मी./से.

अंतिम गति $= V_2$

= 15 किमी./घं.

$= \frac{15 \times 1000}{60 \times 60}$

$= \frac{25}{6}$ मी./से.

कुल द्रव्यमान $= m$

$= (85 + 56 + 150)$ किग्रा.

किया गया कार्य

= गतिज ऊर्जा में परिवर्तन

$= \frac{1}{2} m \left[v_1^2 - v_2^2 \right]$

$= \frac{1}{2} \times 150 \left[\left(\frac{25}{3} \right)^2 - \left(\frac{25}{6} \right)^2 \right]$

$= 75 \times \frac{1875}{36}$

= 3906.25 जूल

21. यहां है, $m = 100$ ग्राम

= 0.1 किग्रा.

$\Delta T = 95 - 5 = 90°$ C

आवश्यक ऊष्मा $= mc\Delta T$

$= 0.1 \times 4200 \times 90$

= 37800 जूल

22. बर्फ द्वारा ली गई ऊष्मा,

जल द्वारा दी गई ऊष्मा के बराबर है।

$\Rightarrow 5 \times 1 (0 + 20° \text{ C}) + 5 \times 80 + 5 \times 1 (T - 0)$

$\Rightarrow 5 \times 1x (50 - T)$

$\Rightarrow 100 + 400 + 5T = 150 - ST$

$\Rightarrow 10T = -350$

$\Rightarrow T = -35°C$

इससे स्पष्ट है कि बर्फ पूरी तरह नहीं पिघल पाएगी इसलिए मिश्रण का तापक्रम शून्य हो जाएगा।

23. लम्बाई में भिन्नात्मक परिवर्तन $= \frac{\Delta l}{l}$

$= \frac{0.5}{1000}$

$= 5 \times 10^{-3}$

ताप में आवश्यक परिवर्तन $= \Delta T°C$

$\propto = \frac{\Delta l / l}{\Delta T}$

$\Rightarrow \quad \Delta T = \frac{\Delta l / l}{\propto}$

$= \frac{5 \times 10^{-3}}{10 \times 10^{-6}} = \frac{1}{2} \times 10^3 = 500°C$

26. $t = 5$ मिनट $= 5 \times 60 = 300$ से.

I = 10 ऐम्पीयर

$q = It = 10 \times 300 = 3000$ कूलॉम

121. "Prudent" means marked by wisdom or judiciousness. "Wise" is most similar in meaning to "prudent". "Discretion" means individual choice or judgment. "Cheerless" means bleak or lacking qualities that cheer. "Anxious" means characterized by extreme uneasiness of mind.

122. "Incapable" means lacking capacity, ability, or qualification for the purpose or end in view. "Ineffective" which means not capable of performing efficiently or as expected is the word most similar in meaning to "incapable". "Hard" means not easily penetrated. "Disagree" means to fail to agree. "Solicit" means to approach with a request or plea.

123. "Beseech" means to request earnestly. "Request" is the word most similar in meaning to the given word. "Ally" means to unite or form a connection. "Derogatory" means expressive of a low opinion. "Counterpart" means a thing that fits another perfectly.

124. "Ligature" means the action of binding or tying. "Bind" is the word most similar in meaning to the given word. "Fluid" means characterized by or employing a smooth easy style. "Hateful" means deserving of or arousing hate. "Performance" means something accomplished.

125. "Construe" means to analyze the arrangement and connection of words in (a sentence or sentence part). The word most similar in meaning to the given word is "interpret". "Shed" means to cause (blood) to flow by cutting or wounding. "Extinct" means no longer existing. "Careless" means free from care.

131. Write 'dreamt'.

133. Write 'on the night to the crime'.

134. Write 'Why he hadn't'

135. Write 'four hour drive'.

■■

प्रैक्टिस सेट-8

भौतिक विज्ञान

1. एक नेनो सेकेण्ड बराबर होता है–

(*a*) 10^{-10} सेकेण्ड (*b*) 10^{-1} सेकेण्ड

(*c*) 10^{-20} सेकेण्ड (*d*) 10^{-9} सेकेण्ड

2. मुक्त रूप से गिरने वाली वस्तु का वेग अनुक्रमानुपाती होता है–

(*a*) वस्तु के द्रव्यमान का

(*b*) गिरने के समय का

(*c*) गिरने के समय के वर्ग का

(*d*) गिरने की दूरी का

3. बेंत से झाड़ने पर धूलकण गिर जाते है–

(*a*) जड़त्व के कारण

(*b*) गुरूत्व के कारण

(*c*) गति जड़त्व के कारण

(*d*) विरामावस्था के जड़त्व के कारण

4. एक पिंड 24 किमी./घंटा के समान वेग से सीधी रेखा में चल रहा है। यदि पिंड पर कोई बल कार्य न करे तो यह–

(*a*) इसी वेग से चलता रहेगा।

(*b*) रूक जाएगा

(*c*) अपरिवर्तित रहेगा

(*d*) रूक भी सकता है और समान वेग से भी चल सकता है

5. दरवाजे के हत्थे दरवाजे के उस छोर पर होते है जो कब्जे वाले छोर से अधिकतम दूरी पर हो क्योंकि तब–

(*a*) वे सुन्दर लगते है

(*b*) उन्हें लगाने में सुविधा होती है।

(*c*) उनके गुरूत्व केन्द्र से दूरी अधिक होती है।

(*d*) वहाँ लगने वाले बल का आघूर्ण अधिक होता है।

6. कोई लटकता हुआ पिण्ड उस स्थिति में आकर स्थिर हो जाता है, जब गुरूत्व केन्द्र निलंबन बिन्दु से ठीक–

(*a*) ऊपर हो (*b*) नीचे हो

(*c*) बांयी ओर हो (*d*) दांयी ओर हो

7. अनंत तल पर रखा कोई द्रव्यमान साम्यावस्था में है। अगर घर्षण का गुणांक μ हो तो तल का क्षितिज से अधिकतम परास है।

(*a*) $\tan^{-1}\mu$ (*b*) $\tan^{-1}\left(\frac{\mu}{2}\right)$

(*c*) $\sin^{-1}\mu$ (*d*) $\cos^{-1}\mu$

8. 20 kg द्रव्यमान की वस्तु प्रारंभ में विरामावस्था से 75 N के बल के अरोपित होने गतिमान हो जाती है। गति के बाद, 60 N के बल की आवश्यकता है वस्तु को नियत चाल में रहने के लिए। स्थैतिक घर्षण का गुणांक है–

(*a*) 0.6 (*b*) 0.52

(*c*) 0.44 (*d*) 0.35

9. एक पिण्ड 30 मीटर की ऊँचाई से विराम से मुक्त रूप से गिर रहा है। 2 सेकेंड बाद उसकी चाल निम्नलिखित में से कौन होगी ?

(*a*) 24 मी./से. (*b*) 19.6 मी./से.

(*c*) 40.5 मी./से. (*d*) 32.2 मी./से.

10. पृथ्वी पर स्थिर एक बिन्दु से एक पिण्ड को ऊपर की ओर 100 मी./से. के वेग से फेंका जाता है। लौटते समय उस पिंड का उसी बिन्दु पर वेग क्या होगा ?

(*a*) 500 मी./से.

(*b*) 980 मी./से.

(*c*) 1000 मी./से.

(*d*) 9800 मी./से.

11. किसी खास बल के लिए पिंड का द्रव्यमान एवं त्वरण किस प्रकार संबंधित है ?

(*a*) बराबर है

(*b*) समानुपाती है।

(*c*) उत्क्रमानुपाती है

(*d*) एक-दूसरे का 4 गुणा है

12. पृथ्वी की सतह से समान ऊँचाई पर स्थित दो पिण्डों की मात्राओं का अनुपात 1 : 2 है। उनकी स्थितिज ऊर्जाओं का अनुपात होगा–

(*a*) 2 : 1 (*b*) 1 : 2

(*c*) 1 : 1 (*d*) 4 : 1

13. दो भिन्न-भिन्न मात्राओं वाले पिण्डों की गतिज ऊर्जा का मान बराबर है। उनके संवेगों का मान–

(*a*) भी बराबर होगा।

(*b*) भिन्न होगा और हल्के पिण्ड के लिए अधिक होगा।

(*c*) भिन्न होगा और भारी पिण्ड के लिए अधिक होगा।

(*d*) इनमें से कोई नहीं।

14. 30 N का एक बल एक पिण्ड पर लगकर उसमें 10 मीटर विस्थापन उत्पन्न करता है। यदि विस्थापन और बल की क्रियारेखा की दिशा के बीच कोण 60° हो तो सम्पादित कार्य का मान क्या होगा ?

(*a*) 150 जूल (*b*) 300 जूल

(*c*) $150\sqrt{3}$ जूल (*d*) 20 जूल

15. स्वच्छ जल का सबसे अधिक घनत्व होता है–

(*a*) 0°C पर (*b*) 100°C पर

(*c*) 4°C पर (*d*) 25°C पर

16. लोहे की एक छड़ की लम्बाई 1 मीटर एवं अनुप्रस्थ काट का क्षेत्रफल 1 cm^2 है। लोहे का यंग प्रत्यास्थता गुणांक $y = 10^{11}$ N/m^{-2} है। छड़ के दोनों सिरों को खींचने पर 1 mm लम्बाई में वृद्धि हो सके इसके लिए आवश्यक बल होगा–

(*a*) 10^5 N (*b*) 10^3 N

(*c*) 10^{12} N (*d*) 10^4 N

17. द्रवों का घनत्व गैसों के घनत्व से–

(*a*) अधिक होता है

(*b*) कम होता है

(*c*) बराबर होता है

(*d*) सभी

18. एक मोल नाइट्रोजन गैस के दाब तथा ताप बदले जाते हैं। प्रयोग को उच्च ताप तथा निम्न दाब पर किया जाता है। प्राप्त फल चित्र में प्रदर्शित है। $\frac{PV}{RT}$ तथा P के साथ सही परिवर्त्तन का वक्र कौन-सा है?

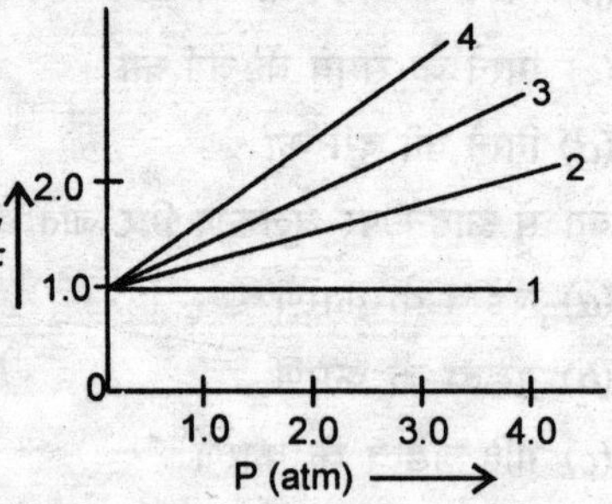

(*a*) 1 (*b*) 2

(*c*) 3 (*d*) 4

19. किसी ध्वनि का तरंगदैर्ध्य 500 सेमी. है तथा आवृत्ति 66 कम्पन प्रति सेकेण्ड है तो ध्वनि का वेग होगा–

(*a*) 320 मी./से. (*b*) 330 मी./से.

(*c*) 33 मी./से. (*d*) 400 मी./से.

20. एक स्वरित्र को पानी में कम्पित कर अनुप्रस्थ तरंगें उत्पन्न करते हैं। पानी के कणों की कम्पन की दिशा एवं तरंग संचरण की दिशा के मध्य कोण होगा

(*a*) 90° (*b*) 45°

(*c*) 180° (*d*) 0°

21. 0°C पर 5 ग्राम बर्फ और 45°C पर 20 ग्राम पानी को मिलाया जाता है तो मिश्रण का तापमान है–

(*a*) 10°C (*b*) 20°C

(*c*) 30°C (*d*) 40°C

22. लोहे के आधा किलोग्राम द्रव्यमान का एक टुकड़ा 100°C ताप पर है। उसे 1 किग्रा. पानी में डाला जाता है, जिसका ताप 30°C है। मिश्रण का ताप क्या होगा ?
(लोहे के लिए C = 437 J/kg/°C और पानी के लिए C = 4200 J/kg/°C)
(*a*) 40°C
(*b*) 33.2°C
(*c*) 36.1°C
(*d*) 42.2°C

23. किसी ठोस पदार्थ से एकांक द्रव्यमान को उसके गलनांक पर ठोस से द्रव में बदलने के लिए आवश्यक ऊष्मा को कहते हैं–
(*a*) ठोस का गलनांक
(*b*) ठोस के गलन की गुप्त ऊष्मा
(*c*) ठोस का क्वथनांक
(*d*) वाष्पण

24. हवा के बुलबुले का पानी के अन्दर चमकते नजर आने का कारण है–
(*a*) अपवर्त्तन (*b*) परावर्त्तन
(*c*) पूर्ण परावर्त्तन (*d*) परिक्षेपन

25. गन्दे पानी के एक तालाब में पानी के अन्दर 3 मी. गहराई पर एक मछली स्थित है। ऊर्ध्वाधर रूप से ऊपर देखने पर उसे तालाब की तह पर 4 मी. अर्धव्यास का वृत्त प्रकाशित दिखता है तथा सतह का बाकी भाग अंधेरा दिखता है। तालाब के पानी का अपवर्तनांक होगा–
(*a*) 1.10 (*b*) 1.25
(*c*) 1.33 (*d*) 1.42

26. किसी तार से प्रवाहित धारा के कारण तार से किसी दूरी पर चुम्बकीय बल क्षेत्र समानुपाती होता है–
(*a*) तार से इसकी दूरी के
(*b*) तार से प्रवाहित धारा के
(*c*) तार के सिरों के बीच विभवान्तर के
(*d*) तार के प्रतिरोध के

27. विद्युत हीटर में लगा तार–
(*a*) निकेल, क्रोमियम, लोहा, मैग्नीज, मिश्रधातु नाइक्रोम का बना होता है
(*b*) निकेल, ताँबा, क्रोमियम का बना होता है
(*c*) क्रोमियम का बना होता है
(*d*) लोहा, मैग्नीज तथा एलुमिनियम का बना होता है

28. निम्न में से किस किरण की आयन क्षमता सर्वाधिक है ?
(*a*) α-किरणों की
(*b*) β-किरणों की
(*c*) γ-किरणों की
(*d*) इनमें से कोई नहीं

29. रेडियोयेक्टिव पदार्थ से उत्सर्जित कण है–
(*a*) विद्युत चुम्बकीय तरंग
(*b*) नाभिक के परित: घूमने वाले इलेक्ट्रॉन
(*c*) नाभिक से उत्सर्जित अवेशित कण
(*d*) उदासीन कण

30. वह यूरेनियम जिसमें निम्न समस्थानिक की समृद्धता है–
(*a*) U-239 (*b*) U-235
(*c*) U-238 (*d*) U-239

रसायन विज्ञान

31. बारूद, दूध, जल, धुआँ तथा गंधक इनमें विषमांग मिश्रण पदार्थ कितने हैं ?
(*a*) दो (*b*) तीन
(*c*) चार (*d*) पाँचों

32. कौन-सा समीकरण उत्क्रमणीय अभिक्रिया का उदाहरण है ?
(*a*) $2Na + 2HOH \rightarrow 2NaOH + H_2$
(*b*) $AgNO_3 + NaCl \rightarrow NaNO_3 + AgCl$
(*c*) $KNO_3 + NaCl \rightarrow KCl + NaNO_3$
(*d*) $Pb(NO_3)_2 + 2NaI \rightarrow 2NaNO_3 + PbI_2$

33. एक संतुलित समीकरण, द्रव्यमान की अविनाशिता का नियम निम्नलिखित में से एक पर निर्भर करता है, क्योंकि परमाणुओं की संख्या समीकरण के दोनों ओर–

(*a*) एक-सी होती है।

(*b*) अलग-अलग होती है।

(*c*) कई बार अलग होती है।

(*d*) कई बार एक सी होती है।

34. गोताखोर किन गैसों के मिश्रण को साँस के रूप में ग्रहण करते हैं ?

(*a*) ऑक्सीजन तथा नाइट्रोजन

(*b*) ऑक्सीजन तथा हाइड्रोजन

(*c*) ऑक्सीजन तथा हीलियम

(*d*) ऑक्सीजन तथा ऑर्गन

35. एक गैस का वाष्प-घनत्व 35 है। STP पर 3.5 ग्राम गैस द्वारा अधिकृत आयतन होगा।

(*a*) 22.4 लीटर (*b*) 2.24 लीटर

(*c*) 1.12 लीटर (*d*) 36.4 लीटर

36. α-किरणों में रहते हैं–

(*a*) प्रकाश किरणें

(*b*) ऋणात्मक कण

(*c*) धनात्मक कण

(*d*) x-किरणें

37. कार्बन का परमाणु भार 12 है। इसके एक परमाणु में 6 प्रोटॉन हैं। उसकी परमाणु संख्या होगी–

(*a*) 12 (*b*) 18

(*c*) 8 (*d*) 6

38. किस यौगिक में क्लोरीन की ऑक्सीकरण संख्या 5 है ?

(*a*) $HClO_4$ (*b*) $HClO_3$

(*c*) $HClO_2$ (*d*) HClO

39. तूतिया पर उष्मा का प्रभाव अभिक्रिया है ?

(*a*) वियोजन (*b*) संयोजन

(*c*) दोनों प्रकार (*d*) कोई नहीं

40. कौन विस्थापन अभिक्रिया नहीं है ?

(*a*) $Fe + CuSO_4 \longrightarrow FeSO_4 + Cu$

(*b*) $Fe + Cu^{2+} \longrightarrow Fe^{2+} + Cu$

(*c*) $MgCO_3 \longrightarrow MgO + CO_2$

(*d*) $Zn + FeSO_4 \longrightarrow ZnSO_4 + Fe$

41. वैद्युत अपघटन में ऑक्सीकरण होता है ?

(*a*) एनोड पर

(*b*) कैथोड पर

(*c*) कैथोड एवं एनोड दोनों पर

(*d*) कैथोड एवं एनोड किसी पर नहीं

42. मिश्रधातु (Alloy) जर्मन सिल्वर के संघटन को कौन दर्शाता है ?

(*a*) Cu, Zn (*b*) Cu, Zn, Sn

(*c*) Cu, Zn, Ni (*d*) Cu, Sn, Ni

43. सबसे अधिक ऋण विधुती तत्व का वाह्यतम इलेक्ट्रॉनिक विन्यास है ?

(*a*) ns^2np^4 (*b*) ns^2np^3

(*c*) ns^2np^5 (*d*) ns^2np^2

44. कौन एल्डिहाइड मूलक है-

(*a*) –OH (*b*) –CO

(*c*) –CHO (*d*) –COOH

45. एसीटिक अम्ल का IUPAC नाम है-

(*a*) एसीटिक अम्ल (*b*) एथेनोइक अम्ल

(*c*) मेथेनाइक अम्ल (*d*) विनेगर (सिरका)

46. $HClO_4$ में क्लोरीन की ऑक्सीकरण संख्या है

(*a*) +6 (*b*) +7

(*c*) +5 (*d*) +1

47. Cl_2 एक है

(*a*) ऑक्सीकारक (*b*) अवकारक

(*c*) दोनों है (*d*) कोई नहीं

48. निम्नलिखित में से कौन-सा अम्ल पानी में सबसे अधिक घुलनशील है?

(*a*) HBr (*b*) HCl

(*c*) HI (*d*) HF

49. NaCl का एक जलीय विलयन होता है,

(*a*) अम्लीय (*b*) क्षारीय

(*c*) उदासीन (*d*) अम्लीय या क्षारीय

50. निम्नलिखित में कौन अदाह्य पदार्थ है–

(*a*) चीनी (*b*) कपूर

(*c*) पत्थर (*d*) घास

51. निम्नलिखित में कौन बाह्य पदार्थ है–

(*a*) मिट्टी (*b*) कपूर

(*c*) बालू (*d*) पत्थर

52. मिथ्या कथन इंगित कीजिए–

(*a*) एकक अवस्था, त्रिक अवस्था से कम क्रियाशील होती है

(*b*) त्रिक अवस्था एक द्वि-मूलक उत्पन्न करती है

(*c*) एकक प्रतिचुम्बकीय होते हैं

(*d*) एकक अवस्था की औसत आयु $10^{-9} - 10^{-6}$ सेकण्ड होती है

53. वह घटना, जिसमें कोई उच्च स्तर का इलेक्ट्रॉन 10^{-8} सेकण्ड में निम्न ऊर्जा स्तर में विकिरण क्षय द्वारा लौटता है, कहलाती है–

(*a*) प्रतिदीप्ति

(*b*) स्फुरदीप्ति

(*c*) प्रकाश-उत्तेजन

(*d*) प्रकाश-प्रकीर्णन

54. CH_3CHO व CH_3MgBr की क्रिया से बने हुए उत्पाद का जल-अपघटन करने पर निम्न उत्पाद बनता है–

(*a*) एक प्राथमिक ऐल्कोहॉल

(*b*) एक द्वितीयक ऐल्कोहॉल

(*c*) एक तृतीयक ऐल्कोहॉल

(*d*) एक कीटोन

55. निम्न में से नाभिकस्नेही की भांति व्यवहार कौन करेगा–

(*a*) R—O—H (*b*) $AlCl_3$

(*c*) NO_2^+ (*d*) SO_3

56. ऐल्डिहाइड अथवा कीटोन निम्न में से किस पदार्थ के साथ अभिक्रिया करके ऑक्सिम बनाते हैं–

(*a*) NH_3 (*b*) NH_2NH_2

(*c*) NH_2OH (*d*) $NH_2CONHNH_2$

57. रॉक साल्ट संरचना में प्रति एकक सेल सूत्र इकाइयों की संख्या होगी–

(*a*) 2 (*b*) 3

(*c*) 4 (*d*) 8

58. फ्लुओराइड संरचना में कैल्सियम आयन की समन्वयन संख्या होगी–

(*a*) 3 (*b*) 4

(*c*) 6 (*d*) 8

59. $[Pt(NH_3)_4Cl_2]Br_2$ व $[Pt(NH_3)_4Br_2]Cl_2$ में कौन-सी समावयवता है–

(*a*) संरचनात्मक समावयवता

(*b*) आयनन समावयवता

(*c*) लिगैण्ड समावयवता

(*d*) संयोजकता समावयवता

60. $Ni(CO)_4$ में Ni की प्रभावी परमाणु संख्या है–

(*a*) 34 (*b*) 25

(*c*) 36 (*d*) 37

जीव विज्ञान

61. जीवद्रव्य का निर्जीव भाग कहलाता है–

(*a*) साइटोप्लाज्म (*b*) ड्यूट्रोप्लाज्म

(*c*) मिसोप्लाज्म (*d*) एन्डोप्लाज्म

62. ट्यूबेलिन प्रोटीन किसमें नहीं पाए जाते–

(*a*) प्लाज्मा झिल्ली में (*b*) कशाभिकाओं में

(*c*) पक्ष्माभिकाओं में (*d*) माइक्रोट्यूबूल्स में

63. पेशियों (muscles) में टी-तन्त्र (T-system) का निर्माण करने वाला कोशिका अंगक (cell organelle) है–

(*a*) SER (*b*) RER

(*c*) गॉल्जीकाय (*d*) राइबोसोम

64. पेशीय संकुचन (muscle contraction) के समय Ca^{2+} का स्रावण करने वाला कोशिका अंगक (cell organelle) है–

(*a*) SER (*b*) RER

(*c*) गॉल्जीकाय (*d*) राइबोसोम

65. विभिन्न उपापचयी क्रियाओं (metabolic reactions) हेतु सतह प्रदान करता है–

(*a*) कोशिका द्रव्य (cytoplasm)

(*b*) ER

(*c*) गॉल्जीकाय (Golgi body)

(*d*) राइबोसोम

66. कोशिका के अन्तःकंकाल (endosketon) का कार्य करते हुए उसे यान्त्रिक बल (mechanical support) प्रदान करने वाला कोशिका अंगक (cell organelle) है–

(*a*) केन्द्रक (Nucleus)

(*b*) राइबोसोम (Ribosome)

(*c*) ER

(*d*) लाइसोसोम

67. यदि पिता तथा माता का रुधिर वर्ग क्रमशः O एवं A हो तो होने वाले बच्चे का रुधिर वर्ग होगा–

(*a*) AB

(*b*) A तथा O

(*c*) AB

(*d*) इनमें से सभी प्रकार के

68. मंगोलीय स्थिति किससे संबंधित है?

(*a*) मंगोलिया की जलवायु से

(*b*) 21वें जोड़े के एकाधिसूत्री (trisomy) से

(*c*) 10वें जोड़े के द्विन्यूनसूत्री (nullisomy) से

(*d*) 23वें जोड़े के एकन्यूसूत्री (Monosomy) से

69. फिलाडेल्फिया गुणसूत्र किस प्रकार के रोग से संबंधित है?

(*a*) अनिद्रा (*b*) यकृत विकार

(*c*) ल्यूकेमिया (*d*) पथरी

70. जीन शब्द का प्रतिपादक है–

(*a*) मुलर (*b*) मेण्डल

(*c*) जॉहन्सन (*d*) सटन

71. जीन संकल्पना (gene concept) का प्रतिपादक है–

(*a*) मुलर (*b*) मेण्डल

(*c*) जॉहन्सन (*d*) सटन

72. पौधे जिनमें संवहन आपूर्ति मिलती है, बीजों का निर्माण होता है, परन्तु बीज का अभाव होता है, कहलाते हैं–

(*a*) ब्रायोफाइटा (*b*) टेरिडोफाइटा

(*c*) एन्जियोस्पर्म (*d*) जिम्नोस्पर्म

73. अचल युग्मक पाए जाते हैं–

(*a*) यूलोथ्रिक्स में (*b*) स्पाइरोगायरा में

(*c*) फुनेरिया में (*d*) सिलेजिनेला में

74. पाइनस की काष्ठ होती है–

(*a*) विरलदारुक (manoxylic)

(*b*) घनदारुक (pycnoxylic)

(*c*) विरल व घनदारुक दोनों

(*d*) उपरोक्त में से कोई नहीं

75. कैपसेला में भ्रूणकोष स्थित होता है–

(*a*) बीजण्ड में (*b*) अण्डाशय में

(*c*) बीज में (*d*) फल में

76. कैपसेला का भ्रूणपोष अपनी प्रारम्भिक अवस्था में किस प्रकार का होता है–

(*a*) अगुणित, एक केन्द्रीय

(*b*) त्रिगुणित, संकोशिय

(*c*) द्विगुणित, बहुकोशिकीय

(*d*) चतुर्गुणित, संकोशिकीय

77. परिवर्धन की दृष्टि से कैपसेला का भ्रूणकोष कैसा होता है–

(*a*) द्विबीजाणुज, 8-केन्द्रक प्रकारी

(*b*) एक बीजाणुज, 8-केन्द्रक प्रकारी

(*c*) चतुष्की बीजाणुज, 8-केन्द्रक प्रकारी

(*d*) द्विबीजाणुज, 8-केन्द्रक प्रकारी

78. एक 50 वर्ष पुराने वृक्ष में, जिसमें स्पष्ट वार्षिक वलय बनती है, उसके स्तम्भ में लक्षण होगा–

(*a*) स्तम्भ में आधार से ऊपर तक 50 वार्षिक वलय होंगी

(*b*) स्तम्भ के आधार पर 50 से अधिक तथा ऊपर 15 वार्षिक वलय होंगी

(*c*) स्तम्भ के आधार पर लगभग 50 तथा ऊपर की ओर वार्षिक वलय कम होती जाएंगी

(*d*) स्तम्भ के आधार पर लगभग 50 से अधिक बीच में 50 तथा ऊपर वार्षिक वलय पूर्णरुपेण अनुपस्थित होगी

79. नरम (soft) व कठोर (hard) काष्ठ होती है–

(*a*) रन्ध्र काष्ठ व अरन्ध्र काष्ठ (Porous wood and non-porous wood)

(*b*) अरन्ध्र काष्ठ व रन्ध्र काष्ठ

(*c*) अन्त: काष्ठ व रस काष्ठ

(*d*) बसन्त काष्ठ व शरद काष्ठ

80. निम्न में से सघन दारुक (Pycnoxylic wood) किसमें पाई जाती है–

(*a*) साइकस (*b*) पाइनस

(*c*) सूरजमुखी (*d*) मक्का

81. किसी घोल का परासरण दाब किससे प्रभावित होता है–

(*a*) वायुमण्डलीय दाब से

(*b*) विलेय की सान्द्रता से

(*c*) विलेय के प्रकार से

(*d*) विलायक की प्रकृति से

82. कोशिका रस (cell sap) क्या होता है–

(*a*) रिक्तिका का अजीवित विलयन

(*b*) रिक्तिका का जीवित विलयन

(*c*) कोशिका का जीवित पदार्थ

(*d*) कोशिका का अजीवित पदार्थ

83. पत्तियों द्वारा CO_2 या O_2 लेने की क्रिया को कहते हैं–

(*a*) वाष्पोत्सर्जन (*b*) अन्त:परासरण

(*c*) बहि:परासरण (*d*) विसरण

84. किसी पारिस्थितिक तन्त्र या जलीय पारिस्थितिक तन्त्र की ऊर्जा का अन्तिम स्रोत क्या है–

(*a*) ATP (*b*) DNA

(*c*) जल प्रवाह (*d*) सूर्य का प्रकाश

85. एक पारिस्थितिक तन्त्र में चील तथा गिद्ध की स्थिति होती है–

(*a*) अपघटक (*b*) सर्वोच्च उपभोक्ता

(*c*) उत्पादक (*d*) द्वितीयक उपभोक्ता

86. मानव द्वारा निर्मित सबसे छोटा पारिस्थितिक तन्त्र है–

(*a*) एक उद्यान

(*b*) एक्वेरियम (Aquarium)

(*c*) खेत की एक क्यारी

(*d*) घर के बाहर हरी घास का लॉन

87. भारत की गेहूँ की फसल में किट्ट रोग समस्या का अध्ययन सर्वप्रथम किसने किया?

(*a*) बटलर ने (*b*) दस्तूर ने

(*c*) के.सी. मेहता ने (*d*) टी.एस. सदाशिवन ने

88. भारतीय मूल की गेहूँ की बौनी प्रजाति कौन-सी है?

(*a*) ट्रि. एस्टीवम (*b*) ट्रि. टर्जिडिम

(*c*) ट्रि. स्फेरोकोकम (*d*) ट्रि. डाइकोक्कम

89. आनुवंशिक इंजीनियरी में निम्न में से कौन-सा Enzyme परमावश्यक है?

(*a*) DNA पोलीमेरेज

(*b*) DNA लाइगेज

(*c*) RNA पोलीमरेज

(*d*) रिवर्स ट्रान्सक्रिप्टेज

90. अंकुरित होते हुए परागकण (Germinating Pollen Grain) से यदि सम्पूर्ण पौधा विकसित किया जावे तो इस पौधे को कहेंगे–

(*a*) चतुर्गुणित पादप (Tetraploid Plant)

(*b*) अगुणित पादप (Haploid Plant)

(*c*) द्विगुणित पादप (Diploid Plant)

(*d*) बहुगुणित पादप (Polyploid Plant)

91. एरियोलर संयोजी ऊतक जोड़ता है–

(*a*) वसा स्तर की पेशी से

(*b*) अस्थि की अस्थि से

(*c*) त्वचा की पेशी से

(*d*) अस्थि की पेशी से

92. सबसे मजबूत उपास्थि (Strongest cartilage) है–

(*a*) हाएलिन उपास्थि (Hyline cartilage)

(*b*) इलास्टिक उपास्थि (Elastic cartilage)

(*c*) तन्तुमय उपास्थि (Fibrous cartilage)

(*d*) उपरोक्त में से कोई नहीं

93. छैनी के आकार के दांत हैं–

(*a*) इन्साइजर (*b*) कैनाइन

(*c*) प्रीमोलर (*d*) मोलर

94. कुतरने से संबंधित दांत हैं–

(*a*) इन्साइजर (*b*) कैनाइन

(*c*) प्रीमोलर (*d*) मोलर

95. मनुष्य में पसलियों (ribs) की संख्या होती है–

(*a*) 10 जोड़ी (*b*) 11 जोड़ी

(*c*) 12 जोड़ी (*d*) 13 जोड़ी

96. खरगोश में गसलियों के बीच कितनी अन्तपर्शुक पेशियों (intercostal muscles) पाई जाती है–

(*a*) 10 जोड़ी (*b*) 11 जोड़ी

(*c*) 12 जोड़ी (*d*) 13 जोड़ी

97. खरगोश में हृदय स्पंदन गति है–

(*a*) 72/मिनट

(*b*) 128/मिनट

(*c*) 400/मिनट

(*d*) 210/मिनट

98. मेढक में हृदय स्पंदन गति है–

(*a*) 72/मिनट (*b*) 28/मिनट

(*c*) 64/मिनट (*d*) 80/मिनट

99. बौमन्स सम्पुट का स्तर होता है–

(*a*) शल्की उपकला (Squamous epithelium)

(*b*) घनाकार उपकला (Cuboidal epithelium)

(*c*) स्तम्भाकार उपकला (Columnar epithelium)

(*d*) स्यूडोस्ट्रैटिफाइड (Pseudostratified)

100. निकटस्थ कुण्डलित नलिका (Proximal convolu-ted tubule) का स्तर है–

(*a*) शल्की उपकला (Squamous epithelium)

(*b*) घनाकार उपकला (Cuboidal epithelium)

(*c*) स्तम्भाकार उपकला (Columnar epithelium)

(*d*) स्यूडोस्ट्रैटिफाइड (Pseudostratified)

101. पक्षियों में घोंसला निर्माण (Nesting) व्यवहार को प्रेरित करने वाला हॉर्मोन है–

(*a*) ACTH (*b*) GH

(*c*) LTH (*d*) LH

102. इण्टरमीडिन (Intermedin) हॉर्मोन है–

(*a*) MSH (*b*) मेलैटोनिन

(*c*) LH (*d*) ICSH

103. खरगोश के मस्तिष्क का कौन-सा वेन्ट्रीकल मेटासील (Metacoel) कहलाता है–

(*a*) I (*b*) II

(*c*) III (*d*) IV

104. मेगेण्डी का रन्ध्र (Foramen of Magendie) कौन-से वेन्ट्रिकल में पाया जाता है–

(*a*) I (*b*) II

(*c*) III (*d*) IV

105. लुश्का के रन्द्र (Foramen of Luschka) किस छिद्र के पार्श्व में पाए जाते हैं।

(*a*) मेगेन्डी का रन्ध्र (Foramen of Megendi)

(*b*) मोनरों का रन्ध्र (Foramen of Monaro)

(*c*) ओवेलिस का रन्ध्र (Foramen of ovalis)

(*d*) फेनिस्ट्रा रोट्यून्डस (Fenestra rotundus)

106. डेल्टॉइड उभार (Deltoid ridge) लक्षण है–

(*a*) ह्यूमरस का (*b*) रेडियस का

(*c*) अल्ना का (*d*) फीमर का

107. इनहिबिन (Inhibin) किस हॉर्मोन का संदमन करता है–

(*a*) LH का (*b*) FSH का

(*c*) LH व FSH का (*d*) LTH का

108. वयस्क में पाई जाने वाली अविभेदित कोशिकाएं जिनमें विभाजन की क्षमता पाई जाती है, कहलाती है–

(*a*) पोस्ट माइटोटिक कोशिकाएं (Post mitotic cells)

(*b*) मेरिस्टेमेटिक कोशिकाएं (Meristematic cells)

(*c*) स्टेम कोशिकाएं (Stem cells)

(*d*) प्री-माइटोटिक कोशिकाएं (Pre-mitotic cells)

109. रिनल ग्लोमेरुली (Renal glomeruli) की संख्या घटकर आधी हो जाती है–

(*a*) 50 वर्ष में (*b*) 70 वर्ष में

(*c*) 60 वर्ष में (*d*) 75 वर्ष में

110. टिड्डों (Grasshoppers) व शलभ (moths) के नर में ऑटोसोम्स (autosomes) के दो जोड़ों के साथ पाये जाने वाले लिंग गुणसूत्र है–

(*a*) X व Y गुणसूत्र

(*b*) केवल Y गुणसूत्र

(*c*) केवल X गुणसूत्र

(*d*) इनमें से कोई नहीं

111. क्लिनेफेल्टर्स सिण्ड्रोम (Klinefelter's syndrome) का कारण है–

(*a*) XXX गुणसूत्र (*b*) XXY गुणसूत्र

(*c*) XY गुणसूत्र (*d*) इनमें से कोई नहीं

112. प्रागैतिहासिक कृषि पादप है–

(*a*) चावल (*b*) जौ

(*c*) गेहूँ (*d*) मक्का

113. पादप प्रजनन का निम्न में से किससे सबसे घनिष्ठ संबंध है–

(*a*) आनुवंशिकी

(*b*) साइटोलोजी

(*c*) जैव सांख्यिकी

(*d*) विकल्प (*a*) तथा (*b*) दोनों

114. सी फर (Seafur) है:

(*a*) साइकॉन (Sycon)

(*b*) फाइसोलिया (Physolia)

(*c*) वेलेला (Vellela)

(*d*) ओबेलिया (Obelia)

115. पॉरीफेरा के सदस्य हैं–

(*a*) एमीनोटेलिक (Aminotelic)

(*b*) अमोनोटेलिक (Ammonotelic)

(*c*) यूरियोटेलिक (Ureotelic)

(*d*) यूरिकोटेलिक (Uricotelic)

116. तारा मछली में 5 के स्थान पर 6 भुजाओं का पाया जाना उदाहरण है–

(*a*) पूर्ण कायान्तरण का

(*b*) जैव-विकास का

(*c*) उत्परिवर्तन का

(*d*) विभिन्नताओं का

117. उत्परिवर्तन (Mutations) हैं–

(*a*) लक्षणों में परिवर्तन

(*b*) जीन लक्षणों में परिवर्तन

(*c*) रचना में आकस्मिक परिवर्तन

(*d*) उपर्युक्त में से कोई नहीं

118. कौन-से दो प्राणी-भौगोलिक क्षेत्र परस्पर ऊंची पर्वतमाला द्वारा पृथक् हैं–

(*a*) निआर्क्टिक पैलिआर्क्टिक

(*b*) निओट्रोपिकल व ईथिओपियन

(*c*) ओरियन्टल व ऑस्ट्रेलियाई

(*d*) पेलिआर्क्टिक व ओरियन्टल

119. निम्न में से जाति (Species) का नाम है–

(*a*) मलेरिया परजीवी (Malaria parasites)

(*b*) प्रोटियस (Proteus)

(*c*) होमो हेबिलिस (Homo habilis)

(*d*) क्रोकोडाइल (Crocodile)

120. निरजर्मीकरण (Sterilization) व पाश्चीकरण तकनीक विकसित की–

(*a*) एलेक्जेण्डर फ्लेमिंग ने

(*b*) एडवर्ड जेनर ने

(*c*) गैलन ने

(*d*) लुई पाश्चर ने

ENGLISH

Directions (Q. 121 – 125) : *In each of the following questions, a word is followed by four options.*

Select the option that best expresses the meaning of the given word.

121. Abstemious

(*a*) Realization (*b*) Frugal
(*c*) Temporary (*d*) Day-dream

122. Abjure

(*a*) Kind (*b*) Rumour
(*c*) Admit (*d*) Renounce

123. Loquacious

(*a*) Quiet (*b*) Restless
(*c*) Playful (*d*) Talkative

124. Patrician

(*a*) Noble (*b*) Inscription
(*c*) Deceptive (*d*) Assortment

125. Trenchant

(*a*) Cheerful (*b*) Sharp
(*c*) Transparent (*d*) Collective

Directions (Q. 126 – 130) : *In the following questions, sentences are given with blanks to be filled in with appropriate word (s). Four alternatives are suggested for each question. Choose the correct alternative out of the four given below each sentence.*

126. I complimented him...........his success in the examination.

(*a*) at (*b*) on
(*c*) about (*d*) for

127. Security arrangements have been tightened up in all........... areas.

(*a*) sensible (*b*) sensual
(*c*) sensitive (*d*) sensational

128. The dramatist must cater...........the taste of the audience

(*a*) to (*b*) over
(*c*) into (*d*) for

129. Suitable steps are taken to bring........... the cost of living.

(*a*) up (*b*) over
(*c*) on (*d*) down

130. If I had worked here, I........... very high marks in the examination.

(*a*) scored

(*b*) would score

(*c*) could score

(*d*) would have scored

Directions (Q. 131 – 135) : *In the following questions, some parts of the sentences have errors and some have none. Find out which part of a sentence has an error. The number of that part is your answer. If there is no error then your answer is (d) i.e. No error.*

131. Due to the heavy rains (*a*)/the ship drowned (*b*)/in the middle of the ocean (*c*)/No error (*d*)

132. Death of (*a*)/his only son (*b*)/made Mohan desolate. (*c*)/ No error (*d*)

133. He fell heavily (*a*)/and this caused (*b*)/ him great pain.(*c*)/No error (*d*)

134. When I met him (*a*)/the couple of days back (*b*) / he was writing a new book. (*c*)/No error (*d*)

135. In his old age. (*a*)/a person is likely to get (*b*) / more weak day by day. (*c*)/ No error (*d*)

Directions (Q. 136 – 139) : *In the following questions, four alternatives are given for the idiom / phrase in italics in the sentence. Choose the one which best expresses the meaning of the idiom / phrase in italics.*

136. The old father *brought home* the moral of Unity by asking each of his sons to break the bundle of sticks.

(*a*) emphasised
(*b*) voiced
(*c*) declared
(*c*) suggested

137. He believes in the policy of *making bay while the sun shines*.

(*a*) giving bribes to get his work done
(*b*) seeking advice from one and all
(*c*) helping those who help him
(*d*) making the best use of a favourable situation

138. There is no *hard and fast rule* regarding this subject.

(*a*) rule that is difficult
(*b*) rule that is fast-changing
(*c*) rule that cannot be broken or modified
(*d*) rule that can be broken or modified

139. There was opposition to the new policy *by the rank and file* of the Government.

(*a*) the official machinery
(*b*) the ordinary members
(*c*) the majority
(*d*) the Cabinet members

Directions (Q. 140 – 143) : *In the following questions, sentences are given with blanks to be filled in with an appropriate word(s). Four alternatives are suggested for each question. Choose the correct alternative out of the four.*

140. It is raining .... Do not go out

(*a*) fast
(*b*) soundly
(*c*) strongly
(*d*) heavily

141. When she retired, she handed .... the charge to the Vice-President.

(*a*) out (*b*) across
(*c*) off (*d*) over

142. Statistics .... always my worst subject.

(*a*) were (*b*) is
(*c*) have (*d*) are

143. The bus .... fifty passengers fell .... the river.

(*a*) for; upon
(*b*) over; on
(*c*) of; at
(*d*) with; into

Directions (Q. 144 – 147) : *Choose the correct preposition :*

144. My sister lives...........a large house .... a village a few miles away from Jaipur.

(*a*) at; in (*b*) in; at
(*c*) in; of (*d*) in; about

145. This project will be finished...........two years.

(*a*) about (*b*) in
(*c*) within (*d*) by

146. Roger was infatuated...........a young widow whom he met...........the court.

(*a*) in; with (*b*) with; at
(*c*) with; on (*d*) with; in

147. He was deprived...........his ancestral property.

(*a*) about (*b*) of
(*c*) for (*d*) with

Directions (148 – 150) : *In the following sentences, for each italicised word, four possible choices are given. Choose the word, that best expresses the meaning of the italicised word.*

148. My friend is an *avid* collector of old stamps.

(*a*) uncomfortable

(*b*) satisfied

(*c*) selfish

(*d*) eager

149. The difference, if it exists, is extremely *tenuous*.

(*a*) slight

(*b*) artificial

(*c*) cheap

(*d*) invisible

150. Reading travel brochures *whets* one's appetite for a holiday,

(*a*) discourages (*b*) removes

(*c*) stimulates (*d*) kills

उत्तरमाला

भौतिक विज्ञान

1. (*d*)	**2.** (*b*)	**3.** (*d*)	**4.** (*a*)	**5.** (*d*)	**6.** (*c*)	**7.** (*a*)	**8.** (*d*)	**9.** (*b*)	**10.** (*c*)
11. (*c*)	**12.** (*a*)	**13.** (*c*)	**14.** (*a*)	**15.** (*c*)	**16.** (*d*)	**17.** (*a*)	**18.** (*a*)	**19.** (*b*)	**20.** (*a*)
21. (*b*)	**22.** (*b*)	**23.** (*b*)	**24.** (*c*)	**25.** (*b*)	**26.** (*b*)	**27.** (*a*)	**28.** (*a*)	**29.** (*c*)	**30.** (*b*)

रसायन विज्ञान

31. (*c*)	**32.** (*c*)	**33.** (*a*)	**34.** (*c*)	**35.** (*c*)	**36.** (*c*)	**37.** (*d*)	**38.** (*b*)	**39.** (*a*)	**40.** (*c*)
41. (*a*)	**42.** (*c*)	**43.** (*c*)	**44.** (*c*)	**45.** (*b*)	**46.** (*b*)	**47.** (*a*)	**48.** (*b*)	**49.** (*c*)	**50.** (*c*)
51. (*b*)	**52.** (*a*)	**53.** (*a*)	**54.** (*b*)	**55.** (*a*)	**56.** (*c*)	**57.** (*c*)	**58.** (*d*)	**59.** (*b*)	**60.** (*c*)

जीव विज्ञान

61. (*b*)	**62.** (*a*)	**63.** (*a*)	**64.** (*a*)	**65.** (*b*)	**66.** (*c*)	**67.** (*b*)	**68.** (*b*)	**69.** (*c*)	**70.** (*c*)
71. (*b*)	**72.** (*b*)	**73.** (*b*)	**74.** (*b*)	**75.** (*a*)	**76.** (*b*)	**77.** (*b*)	**78.** (*c*)	**79.** (*b*)	**80.** (*b*)
81. (*b*)	**82.** (*a*)	**83.** (*d*)	**84.** (*d*)	**85.** (*b*)	**86.** (*b*)	**87.** (*c*)	**88.** (*c*)	**89.** (*b*)	**90.** (*b*)
91. (*c*)	**92.** (*c*)	**93.** (*a*)	**94.** (*a*)	**95.** (*c*)	**96.** (*c*)	**97.** (*d*)	**98.** (*c*)	**99.** (*a*)	**100.** (*b*)
101. (*c*)	**102.** (*a*)	**103.** (*d*)	**104.** (*d*)	**105.** (*a*)	**106.** (*a*)	**107.** (*b*)	**108.** (*c*)	**109.** (*d*)	**110.** (*c*)
111. (*b*)	**112.** (*c*)	**113.** (*a*)	**114.** (*d*)	**115.** (*b*)	**116.** (*d*)	**117.** (*b*)	**118.** (*d*)	**119.** (*c*)	**120.** (*d*)

ENGLISH

121. (b) **122.** (d) **123.** (d) **124.** (a) **125.** (b) **126.** (b) **127.** (c) **128.** (a) **129.** (d) **130.** (d)

131. (b) **132.** (a) **133.** (c) **134.** (b) **135.** (c) **136.** (a) **137.** (d) **138.** (c) **139.** (b) **140.** (d)

141. (d) **142.** (b) **143.** (d) **144.** (b) **145.** (c) **146.** (d) **147.** (b) **148.** (d) **149.** (a) **150.** (c)

व्याख्या

7. अनंत तल पर कोण अगर θ है,

तो, $\tan\theta = \mu$

या, $\theta = \tan^{-1}\mu$

8. यहाँ घर्षण बल = वस्तु को नियत वेग में रखने के लिए आवश्यक बल

$F = 60$ N

$m = 20$ किग्रा.

$$\mu = \frac{F}{R} = \frac{F}{mg}$$

$$= \frac{60}{20 \times 9.8} = 0.35$$

9. $V = u + gt$

$= 0 + 9.8 \times 2$

$= 19.6$ m/sec

19. λ = तरंगदैर्ध्य = 500 सेमी.

आवृत्ति = n = 66 कम्पन/से.

अत: $v = n\lambda$

$= 66 \times 500$ सेमी./से.

$= 33000 \times 10^{-2}$ मी./से.

$= 330$ मी./से.

22. यदि मिश्रण का ताप t°C हो, तो पानी में डुबाने पर लोहे के टुकड़े के ताप में कमी $(100 - t)$°C और पानी के ताप में कमी

$= (t - 30)$°C

∴ लोहे के टुकड़े द्वारा पानी को दी गई ऊष्मा

$= 0.5 \times 437 \times (100 - t)$J

पानी द्वारा लोहे के टुकड़े से ली गई ऊष्मा

$= 1 \times 4200 \times (t - 30)$ J

∴ व्यक्त ऊष्मा = प्राप्त ऊष्मा

$\Rightarrow 0.5 \times 437 \times (100 - t)$

$= 1 \times 4200 \times (t - 30)$

$\Rightarrow 218.5 \times (100 - t)$

$= 4200 \times (t - 30)$

$\Rightarrow 21850 - 218.5t$

$= 4200t - 12600$

$\Rightarrow 4418.5t = 147850$

$$\therefore \quad t = \frac{147850}{4418.5} = 33.4°\text{C}$$

अत: मिश्रण का ताप = 33.4°C.

25. यहाँ दिया गया है,

$$r = \frac{h}{\sqrt{\mu^2 - 1}}$$

या, $$4 = \frac{3}{\sqrt{\mu^2 - 1}}$$

या, $$\mu^2 - 1 = \frac{9}{16}$$

या, $$\mu^2 = \frac{9}{16} + 1 = \frac{25}{16}$$

या, $$\mu = \sqrt{\frac{25}{16}} = \frac{5}{4} = 1.25$$

121. "Abstemious" means marked by restraint especially in the consumption of food or alcohol. The word most similar in meaning to the given word is "frugal". "Realization" means the action of realizing. "Temporary" means lasting for a limited time. "Day-dream" means a pleasant visionary usually wishful creation of the imagination.

122. "Abjure" means to renounce upon oath. "Rumour" means talk or opinion widely disseminated with no discernible source. "Admit" means to concede as true or valid. "Kind" means fundamental nature or quality. "Renounce" is the word most similar in meaning to the given word.

123. "Loquacious" means given to fluent or excessive talk. "Talkative" is the word most similar in meaning to loquacious. "Restless" which means continuously moving is negated. "Quiet" means tranquil. "Playful" means frolicsome.

124. "Patrician" means a person of high birth. "Inscription" means the wording on a coin, medal, seal, or currency note. "Deceptive" means misleading. "Assortment" means a collection of assorted things or persons. "Noble" is the word most similar in meaning to the given word.

125. "Trenchant" means sharp. "Transparent" means free from pretense or deceit. "Collective" means denoting a number of persons or things considered as one group or whole. "Cheerful" means full of good spirits.

■■

प्रैक्टिस सेट-9

भौतिक विज्ञान

1. एक दिन में कितने सेकेंड होते है?

(*a*) 86400 (*b*) 84400

(*c*) 82400 (*d*) 88400

2. एक वस्तु आधी दूरी 20 मी/से और आधी दूरी 40 मीटर/सेकेण्ड के वेग से तय करता है। कुल यात्रा के दौरान वस्तु का औसत वेग है–

(*a*) 0 (*b*) 25 मी./से.

(*c*) 30 मी./से. (*d*) 60 मी./से.

3. न्यूटन किसका मात्रक है ?

(*a*) कार्य का (*b*) बल का

(*c*) त्वरण का (*d*) आघूर्ण का

4. यदि मोटरगाड़ी की स्टियरिंग व्हील का व्यास घटा दिया जाए तो उसे घुमाने में ड्राइवर को–

(*a*) अधिक बल लगाना पड़ेगा

(*b*) कम बल लगाना पड़ेगा

(*c*) उतना ही बल लगाना पड़ेगा जितना अधिक व्यास वाले व्हील पर लगाना पड़ता है

(*d*) कोई बल नहीं लगाना होगा।

5. दो वस्तुओं के बीच गुरूत्वाकर्षण बल निम्नलिखित में से किस पर निर्भर नहीं करता है ?

(*a*) उनके बीच की दूरी

(*b*) उनके द्रव्यमान का गुणनफल

(*c*) उनके द्रव्यमान का योग

(*d*) गुरूत्वाकर्षण स्थिरांक

6. जब किसी वस्तु को विषुवत रेखा से ध्रुव की ओर ले जाया जाता है तो उसका भार–

(*a*) बढ़ता है

(*b*) घटता है

(*c*) तेजी से घटता है

(*d*) न बढ़ता है न घटता है

7. स्थैतिक घर्षण का अधिकतम मान है–

(*a*) गतिक घर्षण (*b*) लोटनी घर्षण

(*c*) सीमान्त घर्षण (*d*) सर्पीय घर्षण

8. घर्षण बल विरोध करता है।

(*a*) गति का (*b*) आपेक्ष गति का

(*c*) जड़त्व का (*d*) विरामावस्था का

9. किसी पिण्ड का भार निम्नलिखित में से क्या है ?

(*a*) उसमें द्रव्य की मात्रा है

(*b*) उसके जड़त्व का संकेत करता है।

(*c*) इसका द्रव्यमान है किन्तु भिन्न मात्रकों में मापा गया है।

(*d*) वह बल है जिससे पृथ्वी उसे अपने केन्द्र की ओर खींचती है।

10. अगर किसी पिण्ड की दूरी पृथ्वी के केन्द्र से दुगुनी कर दी जाये तो उसके भार में क्या परिवर्तन होगा ?

(*a*) दुगुना हो जाएगा (*b*) आधा हो जाएगा

(*c*) चौथाई हो जाएगा (*d*) अपरिवर्तित रहेगा

11. H ऊँचाई से मुक्त रूप से गिरते हुए पिण्ड का समय क्या होगा ?

(*a*) $\frac{H}{16}$ (*b*) $\sqrt{\frac{11}{4.9}}$

(*c*) $\frac{11}{49}$ (*d*) $\frac{11}{196}$

12. 60 किग्रा भार का एक आदमी 10 मीटर ऊँचे पेड़ पर एक मिनट में चढ़ जाता है। उस आदमी की शक्ति क्या होगी ?

(*a*) 9.8 वाट (*b*) 98 वाट

(*c*) 98 किलो-वाट (*d*) 9.8 किलो-वाट

13. आइंस्टीन का ऊर्जा समीकरण निम्नलिखित में से कौन-सा है ?

(*a*) $C = Em^2$ (*b*) $E = mc^2$

(*c*) $m = Ec^2$ (*d*) इनमें से कोई नहीं

14. 9 किग्रा. द्रव्यमान का एक बम जो प्रारंभिक अवस्था में स्थिर है, विस्फोट से 3 किग्रा. द्रव्यमान और 6 किग्रा. द्रव्यमान के दो टुकड़ों में बँट जाता है। 3 किग्रा. द्रव्यमान की गतिज ऊर्जा 216 जूल है। 6 किग्रा. द्रव्यमान की गतिज ऊर्जा क्या होगी ?

(*a*) 130 (*b*) 200

(*c*) 180 (*d*) 160

15. 100 ग्राम भार का एक पिण्ड किसी द्रव में पूरा डुबाने पर 100 ग्राम भार द्रव विस्थापित करता है, द्रव में स्वतंत्र छोड़ देने पर–

(*a*) पिण्ड द्रव में नीचे डूबता जाएगा

(*b*) पिण्ड द्रव में पूर्णत: डूबकर तैरेगा

(*c*) पिण्ड द्रव में अंशत: डूबा हुआ तैरेगा

(*d*) द्रव व पिण्ड के घनत्वों की जानकारी बिना कुछ कहा नहीं जा सकता

16. दो वस्तुएँ A और B जिनका द्रव्यमान क्रमश: 31 ग्राम एवं 35 ग्राम है, शुद्ध भौतिक तुला के दो भुजाओं से लटकाई गई है। जब दोनों वस्तुओं को पानी में डुबाया जाता है तो तुला की डंडी संतुलित हो जाती है। यदि A का घनत्व 6.0 ग्राम/सेमी.^{3} हो, तो B का घनत्व क्या होगा ?

(*a*) 3.5 ग्राम/सेमी.^{3} (*b*) 5.1 ग्राम/सेमी.^{3}

(*c*) 7.0 ग्राम/सेमी.^{3} (*d*) 1.4 ग्राम/सेमी.^{3}

17. वर्षा की बूँदें गोल होती है–

(*a*) श्यानता के कारण

(*b*) पृष्ठ तनाव के कारण

(*c*) दोनों

(*d*) इनमें से कोई नहीं

18. चंद्रमा पर वायुमण्डल की अनुपस्थिति का कारण है कि चन्द्रमा के पृष्ठ पर पलायन वेग का मान–

(*a*) वायु के अणुओं के V_{rms} से अधिक होता है।

(*b*) वायु के अणुओं के V_{rms} से कम होता है।

(*c*) वायु के अणुओं के V_{rms} से दोगुना होता है।

(*d*) 11.2 किलोमीटर प्रति सेकेंण्ड होता है जो कि वायु के अणुओं की V_{rms} से अधिक होता है।

19. ध्वनि का एक स्रोत एक सेकेण्ड में 500 बार कम्पन करता है। जितनी देर में स्रोत 10 कम्पन करता है, उतनी देर में तरंग 1 मीटर की दूरी तय करती है। 300 मीटर की दूरी तय करने में तरंग कितना समय लेगी?

(*a*) 6.0 से. (*b*) 1.67 से.

(*c*) 50 से. (*d*) 0.6 से.

20. 100 Hz आवृत्ति की एक तरंग बिन्दु X से बिन्दु Y तक की दूरी 2 सेकेण्ड में तय करती है। X एवं Y के मध्य की दूरी 600 मीटर है। X एवं Y के मध्य कितने पूर्ण तरंगदैर्ध्य समाये होंगे–

(*a*) 1000 (*b*) 300

(*c*) 2000 (*d*) 180

21. किस ताप पर किसी पदार्थ का ताप सेल्सियस और फारेनहाइट मापक्रमों में समान होगा–

(*a*) $-40°C$ (*b*) $40°C$

(*c*) $80°C$ (*d*) $-80°C$

22. पेट्रोल इंजन की दी गई ऊष्मा का लगभग कितना प्रतिशत ऊर्जा यान्त्रिक ऊर्जा में परिवर्तित होता है–

(*a*) 10% (*b*) 25%

(*c*) 35% (*d*) 45%

23. किसी द्रव का वास्तविक प्रसार होगा–

(*a*) आभासी प्रसार - बर्तन का प्रसार

(*b*) आभासी प्रसार + बर्तन का प्रसार

(*c*) बर्तन का प्रसार - आभासी प्रसार

(*d*) आभासी प्रसार $- 2 \times$ बर्तन का प्रसार होगा

24. न्यूटन के रंग वाले थाल द्वारा वर्णवट के रंगों का पुन: संयोजन किस कारण से होता है ?

(*a*) दृष्टिदोष के कारण

(*b*) दृष्टि निर्बन्धता के कारण

(*c*) विचलन के कारण

(*d*) किसी कारण से नहीं

25. यदि $^a\mu_A = 1.5$, $^a\mu_B = 1.3$ एवं $^a\mu_C = 1.0$ हो, तो पूर्ण आन्तरिक परावर्तन की स्थिति पैदा होगी जबकि किरण पथ पर गमन–

(*a*) B से A में होगा (*b*) C से A में होगा

(*c*) C से B में होगा (*d*) A से B में होगा

26. एक बल्ब में 2 मिनट तक 3 ऐम्पियर की धारा से कितना कूलॉम आवेश प्रवाहित होता है ?

(*a*) 400 Coul. (*b*) 360 Coul.

(*c*) 260 Coul. (*d*) 420 Coul.

27. बल्ब के अंदर लगे टंगस्टन तार के वाष्पीकरण को रोकने के लिए बल्ब में भरी जाती है–

(*a*) वायु (*b*) क्लोरीन गैस

(*c*) निष्क्रिय गैस (*d*) इनमें से कोई नहीं

28. एक रेडियो संक्रिय पदार्थ की अर्द्ध आयु 4 महीने हैं। इस पदार्थ की तीन-चौथाई का क्षय होने में कितना समय लगेगा ?

(*a*) 3 महीने (*b*) 4 महीने

(*c*) 8 महीने (*d*) 12 महीने

29. प्राचीन वस्तुओं के आयु निर्धारण में प्रयुक्त रेडिया धर्मिता वाला तत्व है–

(*a*) C-14 (*b*) रेडियम

(*c*) यूरेनियम (*d*) प्लूटोनियम

30. अर्द्धचालक पदार्थों की विशिष्ट चालकता का कारण है–

(*a*) केवल इलेक्ट्रॉन

(*b*) केवल छिद्र

(*c*) इलेक्ट्रॉन एवं छिद्र दोनों

(*d*) इनमें से कोई नहीं

रसायन विज्ञान

31. निम्नलिखित में कौन धातु है ?

(*a*) गंधक (*b*) कार्बन

(*c*) पारा (*d*) जर्मेनियम

32. धोबिया सोडा में भार के विचार से जल की प्रतिशत मात्रा क्या है ?

(*a*) 63% (*b*) 80%

(*c*) 20% (*d*) इनमें से कोई नहीं।

33. 12.25 ग्राम $KClO_3$ को स्थिर भार तक गर्म करने पर S.T.P. पर कितना लीटर ऑक्सीजन प्राप्त होगा ? (K = 39, Cl = 35.5, O = 16)

(*a*) 44.8 लीटर (*b*) 33.6 लीटर

(*c*) 3.36 लीटर (*d*) 67.2 लीटर

34. गैसीय अणु का वास्तविक आयतन नगण्य होता है। यह कथन अनुरूप है

(*a*) एवोगाड्रो की परिकल्पना का

(*b*) गतिज सिद्धांत का

(*c*) बॉयल के नियम का

(*d*) चार्ल्स के नियम का

35. एक गैस का आयतन 25 लीटर है। इसका मान m^3 में होगा

$[\because 1 \text{ m} = 100 \text{ cm}, 1 \text{ cm} = 10^{-2} \text{ m}]$

(*a*) 2.5×10^{-2} m³ (*b*) 25×10^{3} m³

(*c*) 2.5×10^{-3} m³ (*d*) 2.5×10^{-4} m³

36. रेडियो सक्रिय किरणें होती है–

(*a*) दृश्य (*b*) अदृश्य

(*c*) अंशतः दृश्य (*d*) अंधेरे में दृश्य

37. नाभिकीय संलयन की क्रिया से अत्यधिक ऊर्जा उत्पन्न होने का कारण है–

(*a*) द्रव्यमान क्षति (*b*) द्रव्यमान वृद्धि

(*c*) उच्च ताप (*d*) निम्न ताप

38. एक धातु आयन M^+ से 3 इलेक्ट्रॉनों के निकल जाने पर धातु की ऑक्सीकरण संख्या हो जाती है–

(*a*) 0 (*b*) +6

(*c*) +2 (*d*) +4

39. कौन उभयगामी अभिक्रिया है ?

(*a*) $C + O_2 \longrightarrow CO_2$

(*b*) $S + O_2 \longrightarrow SO_2$

(*c*) $H_2 + I_2 \longrightarrow 2HI$

(*d*) $KOH + HCl \longrightarrow HCl + H_2O$

40. श्वास लेने की क्रिया एक अभिक्रिया है–

(*a*) अवकरण (*b*) ऑक्सीकरण

(*c*) अपघटन (*d*) कोई नहीं

41. हेवी स्पार का सूत्र क्या होता है।

(*a*) $CaSO_4 \cdot 2H_2O$ (*b*) FeS_2

(*c*) $BaSO_4$ (*d*) Na_2SO_4

42. फास्फोरस का सबसे स्थायी अपरूप कौन होता है?

(*a*) पीला फास्फोरस (*b*) बैंगनी फास्फोरस

(*c*) लाल फास्फोरस (*d*) इनमें से कोई नहीं

43. द्वितीय आवर्त्त में सबसे बड़े आकार का तत्व है।

(*a*) लिथियम (*b*) फ्लोरीन

(*c*) सोडियम (*d*) ऑक्सीजन

44. कौन एरोमैटिक हाइड्रोकार्बन है-

(*a*) CH_4 (*b*) C_6H_6

(*c*) C_3H_3 (*d*) C_2H_4

45. एल्युमुनियम कार्बाइड पर जल की प्रतिक्रिया से क्या प्राप्त होता है।

(*a*) मिथेन (*b*) इथेन

(*c*) एसिटीलिन (*d*) कोई नहीं

46. सबसे प्रबल अम्ल है–

(*a*) HI (*b*) HCl

(*c*) HBr (*d*) HF

47. सिल्वर ब्रोमाइड अवक्षेप का रंग होता है–

(*a*) उजला (*b*) हल्का हरा

(*c*) हल्का पीला (*d*) काला

48. H_2SO_4 के 0.005 M जलीय विलयन का pH है।

(*a*) 1 (*b*) 0.005

(*c*) 2 (*d*) 0.01

49. मनुष्य के रक्त का pH मान होता है।

(*a*) 3 (*b*) 7.5

(*c*) 12 (*d*) 6

50. वे पदार्थ जो आसानी से नहीं जलते है, कहलाते हैं–

(*a*) दाह्य पदार्थ

(*b*) अदाह्य पदार्थ

(*c*) दाह्य तथा अदाह्य दोनों

(*d*) इनमें से कोई नहीं

51. वे पदार्थ जो आसानी से जलते हैं, कहलाते हैं–

(*a*) दाह्य पदार्थ

(*b*) अदाह्य पदार्थ

(*c*) दहन का अनुपोषक पदार्थ

(*d*) इनमें से कोई नहीं

52. विशिष्ट दर स्थिरांक K वाली प्रथम कोटि की अभिक्रिया के लिए अर्द्ध-आयु किस व्यंजक द्वारा की जाती है?

(आरम्भिक सान्द्रता = a)

(*a*) $\frac{\ln^2}{K}$ (*b*) $\frac{1}{Ka}$

(*c*) $\frac{0.693}{Ka}$ (*d*) $\frac{3}{2Ka^2}$

53. सबसे महत्त्वपूर्ण अकेला कारक जिस पर अभिक्रिया की दर निर्भर है–

(*a*) अभिकारकों का सान्द्रण

(*b*) निकाय का ताप

(*c*) उत्प्रेरक की उपस्थिति

(*d*) अभिकारक की प्रकृति

54. ऐसीटैल्डिहाइड, PCl_5 के साथ अभिक्रिया करके देता है–

(*a*) CH_3CHCl_2 (*b*) CH_2Cl-CH_2Cl

(*c*) CH_3CH_2Cl (*d*) $CH_2Cl-CHCl_2$

55. ऐसी हैल्डिहाइड, जलीय NaOH विलयन के साथ क्रिया करके देता है–

(*a*) 3-हाइड्रॉक्सी ब्यूटेनैल (*b*) 2-हाइड्रॉक्सी ब्यूटेनैल

(*c*) 4-हाइड्रॉक्सी ब्यूटेनैल (*d*) 3-हाइड्रॉक्सी ब्यूटेनैल

56. तनु क्षार की उपस्थिति में ऐसीटैल्डिहाइड के दो अणु संघनित होकर निम्न में से क्या बनाते हैं–

(*a*) ऐल्डोल (*b*) ऐसीटेल

(*c*) मेटाऐल्डिहाइड (*d*) पैराऐल्डिहाइड

57. एण्टीफ्लुओराइड संरचना में ऋणायन–

(*a*) चतुष्फलकीय रिक्ति में होते हैं

(*b*) अष्टफलकीय रिक्ति में होते हैं

(*c*) CCP में व्यवस्थि रहते हैं

(*d*) HCP में व्यवस्थित रहते हैं

58. एक सामान्य घन इकाई कोशिका में विद्यमान परमाणुओं /अणुओं की संख्या होती है–

(*a*) 1 (*b*) 2
(*c*) 3 (*d*) 4

59. $K_4[Fe(CN)_6]$ में आयरन की ऑक्सीकरण संख्या है–

(*a*) + 2 (*b*) + 4
(*c*) + 6 (*d*) + 3

60. समन्वयी यौगिकों में से किसी धातु की समन्वय संख्या है–

(*a*) प्राथमिक संयोजकता के समान
(*b*) प्राथमिक तथा द्वितीयक संयोजकताओं का योग
(*c*) द्वितीयक संयोजकता के समान
(*d*) इनमें से कोई नहीं

जीव विज्ञान

61. निम्नांकित में से कोशिका द्रव्य कार्बनिक पदार्थ के रूप में पाया जाता है–

(*a*) प्रोटीन (*b*) शर्करा
(*c*) जल (*d*) लिपिड

62. मध्य पट्टलिका भाग है–

(*a*) केन्द्रक द्रव्य का (*b*) कोशिका झिल्ली का
(*c*) कोशिका द्रव्य का (*d*) कोशिका भित्ति का

63. गॉल्जीकाय का निर्माण करने वाला कोशिका अंगक (cell organelle) है–

(*a*) ER (*b*) राइबोसोम
(*c*) लाइसोसोम (*d*) उपरोक्त सभी

64. लाइसोसोम (Lysosome) का निर्माण करने वाला कोशिका अंगक (cell organelle) है–

(*a*) ER (*b*) राइबोसोम
(*c*) सेन्ट्रियोल (*d*) गॉल्जीकाय

65. यदि कोशिका की लाइसोसोम गॉल्जी या माइटोकॉण्ड्रिया को घेर लेती है तो इसे कहेंगे–

(*a*) प्राथमिक लाइसोसोम
(*b*) द्वितीयक लाइसोसोम
(*c*) अवशिष्ट काय (residual body)
(*d*) स्वभक्षी रिक्तिका (Autophagosome)

66. कोलेस्टेरॉल, स्टीरॉइड्स, ग्लाइकोजन व ट्राइग्लिसराइड्स के संश्लेषण (synthesis) से संबंधित है–

(*a*) SER (*b*) RER
(*c*) ER (*d*) गॉल्जीकाय

67. ड्रोसोफिला में लिंग निर्धारण का सन्तुलन सिद्धान्त किस वैज्ञानिक ने प्रस्तुत किया था?

(*a*) मॉर्गन ने (*b*) मूलर ने
(*c*) डार्विन ने (*d*) ब्रिजेस ने

68. हॉलेण्ड्रिक जीन्स कहां पाए जाते हैं?

(*a*) माइटोकॉण्ड्रिया में (*b*) बहुपट्टीय गुणसूत्र पर
(*c*) X-गुणसूत्र पर (*d*) Y-गुणसूत्र पर

69. X-गुणसूत्र पर विद्यमान जीन्स कौन से गुण निर्धारित करते हैं?

(*a*) नर अंगों के गुण (*b*) लिंग सहलग्नता
(*c*) प्रजनन अंग (*d*) पुलिंगीकरण

70. DNA को विशिष्ट स्थान से काटने में सहायक एन्जाइम हैं–

(*a*) रेस्ट्रिक्शन एन्जाइम
(*b*) रिवर्स ट्रान्सक्रिप्टेज
(*c*) DNA पॉलिमरेज
(*d*) RNA डिपेनडेन्ट पॉलिमरेज

71. प्रोटीन संश्लेषण का केन्द्र है–

(*a*) राइबोसोम (*b*) केन्द्रक
(*c*) केन्द्रिका (*d*) इनमें से सभी

72. सबसे बड़ा वृक्ष, बीजाण्ड व युग्मक किस समूह में मिलते हैं–

(*a*) एकबीजपत्री (*b*) द्विबीजपत्री
(*c*) टेरिडोफाइट (*d*) जिम्नोस्पर्म

73. सजीव जीवाश्म कौन है?

(*a*) फाइनस (*b*) नीटम
(*c*) गिंगो (*d*) रिक्सिया

74. किसके बीजाणु में क्लोरोप्लास्ट पाया जाता है?

(*a*) यीस्ट (*b*) फुनेरिया
(*c*) ड्रायोप्टेरिस (*d*) राइजोपस

75. एक सामान्य प्रकार के भ्रूणकोष परिवर्धन का अध्ययन सर्वप्रथम किस पौधे में किया गया–

(*a*) कैपसेला (*b*) फ्रिटिलेरिया

(*c*) पॉलिगोनम (*d*) लिलियम

76. एक बीजाण्ड का आन्तरिक अध्यावरण किसमें परिवर्तित होता है–

(*a*) बीजचोल (*b*) टेगमेन

(*c*) भ्रूण (*d*) अन्तःफलभित्ति

77. जब बीजाण्डकाय की किसी भी कोशिका से भ्रूणकोष विकसित हो जावे तो उसे क्या कहते हैं–

(*a*) जनन अपबीजाणुता

(*b*) कायिका अपबीजाणुता

(*c*) अपस्थानिक भ्रूण

(*d*) अपयुग्मन

78. निम्न में से विरल दारुक (Manoxylic wood) किसमें पाई जाती है–

(*a*) साइकस (*b*) पाइनस

(*c*) सूरजमुखी (*d*) मक्का

79. अत्यधिक मृदूतकयुक्त नर्म या ढीली काष्ठ को कहते हैं–

(*a*) रसदारु (Sap wood)

(*b*) विरल दारुक (Manoxylic wood)

(*c*) नरम काष्ठ (Soft wood)

(*d*) सघन दारुक (Pycnoxylic wood)

80. पेट्रो-फसल (Petro-crops) किसे कहते हैं–

(*a*) जो पौधे तेलयुक्त मृदा में उगते हैं

(*b*) जिन पौधों को वृद्धि हेतु तेल की आवश्यकता होती है

(*c*) लेटेक्सयुक्त पौधे जिनमें हाइड्रोकार्बन यौगिक पाए जाते हैं

(*d*) जिन पौधों में पैट्रोल का स्त्रवण होता है

81. सोडियम क्लोराइड के घोल का उपयोग करके एक आलू-परासरणदर्शी द्वारा परासरण को क्यों प्रदर्शित नहीं किया जा सकता, क्योंकि आलू की ऊतक–

(*a*) लवण घोल के लिए अपारगम्य है

(*b*) लवण घोल के लिए पारगम्य है

(*c*) Cl आयन के लिए पारगम्य है

(*d*) Na^+ आयन के लिए पारगम्य है

82. रुई के तन्तुओं द्वारा पानी का अवशोषण कौन-सी प्रक्रिया को प्रदर्शित करता है?

(*a*) बाह्य परासरण

(*b*) केशिकीय (Capillary) प्रभाव

(*c*) अंन्तःपरासरण

(*d*) अन्तःशोषण

83. टोनोप्लास्ट (tonoplast) कैसी झिल्ली है–

(*a*) अपारगम्य (*b*) अर्द्ध पारगम्य

(*c*) वर्णात्मक पारगम्य (*d*) पारगम्य

84. ऑक्सीजन का सर्वाधिक योगदान किसके द्वारा होता है?

(*a*) पादपप्लवक (*b*) घासस्थल

(*c*) शाक व क्षुप (*d*) घने जंगल

85. पारिस्थितिक तन्त्र के अजैविक घटकों में निम्न में से क्या होता है?

(*a*) ऊर्जा प्रवाह

(*b*) उपभोक्ता

(*c*) खनिज चक्रण

(*d*) ऊर्जा प्रवाह तथा खनिज चक्रमण

86. उपभोक्ता स्तर पर संचित ऊर्जा को क्या कहा जाता है–

(*a*) नेट उत्पादकता

(*b*) नेट प्राथमिक उत्पादकता

(*c*) सकल उत्पादकता

(*d*) द्वितीयक उत्पादकता

87. मूंगफली पादप का वानस्पतिक नाम व कुल होता है–

(*a*) सायमोपसिस टेट्रागोनालोबा, फैबेसी

(*b*) ग्लाइसीन मेक्स, फैबेसी-लोटोइडी

(*c*) ऐराकिस हाइपोजिया, फेबेसी

(*d*) ऐराकिस हाइपोजिया, फैबेस-लोटोइडी

88. अशुष्क तेल निम्न में से कौन-सा है?

(*a*) जैतून का तेल (*b*) मूंगफली का तेल

(*c*) अरण्डी का तेल (*d*) उपरोक्त सभी

89. पाइरोलिसिस (Pyrolysis) के फलस्वरूप क्या बनता है?

(*a*) ऐल्कोहॉल

(*b*) चारकोल और गैस

(*c*) चारकोल

(*d*) चारकोल, गैस और तेल

90. इण्टरफेरॉन है–

(*a*) प्रति विषाणु प्रोटीन (*b*) जटिल प्रोटीन

(*c*) प्रति जीवाणु प्रोटीन (*d*) प्रति कैन्सर प्रोटीन

91. हैवरसियन केनाल पाई जाती है–

(*a*) अस्थियों (Bone) में

(*b*) उपास्थियों (Cartilages) में

(*c*) पेशियों (Muscles) में

(*d*) वृक्क (Kidney) में

92. रेखित पेशियाँ (Striated muscles) पाई जाती है–

(*a*) पित्ताशय (Gall bladder) में

(*b*) ब्रोन्काई की भित्ति में

(*c*) फेफड़ों में

(*d*) पांव की पेशियों में

93. मूलरहित दांत (rootless teeth) हैं–

(*a*) जिनमें मूल अनुपस्थित होती है

(*b*) जिनमें केवल एक मूल पायी जाती है

(*c*) जिनमें वृद्धि रुक जाती है

(*d*) जिनमें निरन्तर वृद्धि होती रहती है

94. खरहे के इन्साइजर हैं–

(*a*) एक्रोडोन्ट (acrodont)

(*b*) प्ल्यूरोडोन्ट (pleurodont)

(*c*) थीकोडोन्ट (thecodont)

(*d*) उपरोक्त में से कोई नहीं

95. मनुष्य में पसलियों के बीच कितनी अन्तपर्शुक पेशियों (intercostal muscles) पाई जाती है–

(*a*) 10 जोड़ी (*b*) 11 जोड़ी

(*c*) 12 जोड़ी (*d*) 13 जोड़ी

96. तनुपट (diaphragm) में पाई जाने वाली पेशियां है–

(*a*) रेडियल पेशियां

(*b*) अन्त:अन्तरापर्शुक पेशियां

(*c*) बाह्य अन्तरापर्शुक पेशियां

(*d*) उपरोक्त सभी

97. नब्ज (Pulse) मापने का यन्त्र है–

(*a*) स्फिग्मोमीटर (*b*) स्फिग्मोग्राफ

(*c*) विनट्रोब नलिका (*d*) हीमोसाइटोमीटर

98. सर्वप्रथम रक्त दाब का मापन करने वाला वैज्ञानिक है–

(*a*) हेल्स (*b*) मैल्पीघी

(*c*) विलियम हार्वे (*d*) लेवरेन

99. निकटस्थ कुण्डलित नलिका (Proximal convolu-ted tubule) द्वारा ग्लोमेरुलर निस्पंद के कितने जल का अवशोषण होता है–

(*a*) सम्पूर्ण (*b*) 1/2 भाग

(*c*) 2/3 भाग (*d*) 1/4 भाग

100. ग्लूकोज का पुन: अवशोषण (Reabsorption) नेफ्रोन के किस भाग द्वारा किया जाता है–

(*a*) निकटस्थ कुण्डलित नलिका (Proximal convoluted tubule)

(*b*) दूरस्थ कुण्डलित नलिका (Distal convoluted tubule)

(*c*) हेनले लूप (Henle's loop)

(*d*) संग्रह नलिका (Collecting duct)

101. मेलैटोनिन (Melatonin) हॉर्मोन का स्रावण करता है–

(*a*) पीयूष ग्रन्थि (*b*) पिनियल काय

(*c*) एड्रीनल ग्रन्थि (*d*) हाइपोथेलेमस

102. मेटाक्रोसिस (metachrosis) में सहायक हॉर्मोन है–

(*a*) MSH (*b*) TSH

(*c*) FSH (*d*) LH

103. खरगोश के धूसर द्रव्य (Grey matter) में पाए जाते हैं
(*a*) तन्त्रिका कोशिका काय
(*b*) तन्त्रिका कोशिका व नॉन-मेड्यूलेटेड तन्त्रिका तन्तु
(*c*) मेड्यूलेटेड तन्त्रिका तन्तु
(*d*) उपरोक्त में से कोई नहीं

104. सत्य कथन है–
(*a*) मस्तिष्क में बाहर की ओर धूसर द्रव्य व अन्दर की ओर श्वेत द्रव्य पाया जाता है
(*b*) मेरुरज्जु में बाहर की ओर श्वेत द्रव्य व अन्दर की ओर धूसर द्रव्य पाया जाता है
(*c*) भ्रूणीय अवस्था में मस्तिष्क के बाहर की ओर श्वेत द्रव्य व भीतर की ओर धूसर द्रव्य पाया जाता है
(*d*) उपरोक्त सभी

105. खरगोश के मस्तिष्क में नियोपेलियम (Neopallium) पाया जाता है–
(*a*) प्रमस्तिष्क गोलार्द्ध के पृष्ठ पर
(*b*) प्रमस्तिष्क गोलार्द्ध के अधर पर
(*c*) डाइएनकेफैलोन के पृष्ठ पर
(*d*) डाइएनकेफैलोन के अधर पर

106. क्रेनियम व ऊपरी जबड़े के बीच पृष्ठ व अधर पर सेतु बनाने वाली अस्थियाँ हैं–
(*a*) क्वाड्रेटोजुगल व प्रो-ओटिक
(*b*) ऑक्सीपीटल
(*c*) स्क्वैमोजल व टेरिगॉइड
(*d*) मैक्सिलरी व क्वाड्रेट

107. अपवाहक नलिकाएं (Vasa efferentia) खुलती है–
(*a*) केपट एपिडिडाइमिस (Caput epididymis) में
(*b*) कॉर्पस एपिडिडाइमिस (Corpus epididymis) में
(*c*) कॉडा एपिडिडाइमिस (Cauda epididymis) में
(*d*) कोरपोरा केवरनोसा (Corpora cavemosa) में

108. जरण की घड़ी (clock of Ageing) कहा जाता है:
(*a*) थायरॉइड को (*b*) थाइमस को
(*c*) पीयूष को (*d*) एड्रीनल को

109. डीग्रोथ (Degrowth) होती है जबकि–
(*a*) केटाबॉलिज्म एनाबॉलिज्म से अधिक होता है
(*b*) एनाबॉलिज्म केटाबॉलिज्म से अधिक होता है
(*c*) एपोप्लाज्मिक संश्लेषण, प्रोटोप्लाज्मिक संश्लेषण से अधिक होता है
(*d*) प्रोटोप्लाज्मिक संश्लेषण, एपोप्लाज्मिक संश्लेषण से अधिक होता है

110. किसी दम्पत्ति के नर सन्तान उत्पन्न होती है जब–
(*a*) X गुणसूत्र वाला शुक्राणु अण्डाणु का निषेचन करता है
(*b*) जब Y गुणसूत्र वाला शुक्राणु अण्डाणु का भेदन करता है
(*c*) जब बिना X गुणसूत्र वाला शुक्राणु अण्डाणु का निषेचन करता है
(*d*) उपर्युक्त में से कोई नहीं

111. स्त्रियों में कितने जोड़ी ऑटोसोम्स (autosomes) पये जाते हैं?
(*a*) 21 जोड़ी (*b*) 22 जोड़ी
(*c*) 23 जोड़ी (*d*) 24 जोड़ी

112. आर्थिक रूप से उपयोगी फसलों की इच्छित उपयोगी किस्में पैदा की जाती है–
(*a*) प्राकृतिक वरण द्वारा (*b*) संकरण द्वारा
(*c*) उत्परिवर्तन द्वारा (*d*) जीव उर्वरक द्वारा

113. पादपों की उन्नत प्रजातियाँ तैयार करने हेतु कौन-सी विधि आधुनिक है–
(*a*) वरण (*b*) संकरण
(*c*) अंत:प्रजनन (*d*) प्रोटोप्लास्ट संलयन

114. वीनस गर्डल (Venus girdle) है:
(*a*) मर्टेन्सिया (*b*) प्ल्यूरोब्रेन्किया
(*c*) सेस्टम (*d*) वेनेरस

115. जोइया (Zoea) लार्वा है:
(*a*) बेलेनस का (*b*) क्रेब का
(*c*) यूपेगुरस का (*d*) मछली का

116. उद्‌विकासीय सफलता के लिए उत्परिवर्तन (Mutation) आवश्यक है–

(*a*) कायिक RNA में (*b*) जननद्रव्य DNA में
(*c*) केन्द्रक में (*d*) प्लाज्मा प्रोटीन में

117. कैंसर उत्पन्न कर सकता है–

(*a*) DDT (*b*) ग्लूकोज
(*c*) कोलतार (*d*) ग्लूटैमिक अम्ल

118. मेंढक का जीवन चक्र जैव-विकास का प्रमाण प्रस्तुत करता है, क्योंकि–

(*a*) भ्रूणीय परिवर्द्धन उद्‌विकास के इतिहास को प्रदर्शित करता है
(*b*) भ्रूणीय परिवर्द्धन विकास के इतिहास को प्रदर्शित करता है
(*c*) लार्वा एक जीवित जीवाश्म (living fossil) का उदाहरण है
(*d*) उपर्युक्त में से कोई नहीं

119. मानव का कौन-सा लक्षण विकास की दृष्टि से महत्वपूर्ण है?

(*a*) बड़ी कपालीय गुहा
(*b*) आगे खिसका हुआ महारन्ध्र
(*c*) ऑरथोगैनैथस गुहा
(*d*) इनमें से सभी

120. शरीर में कितने प्रकार के इम्यूनोग्लोब्यूलिन (Immunoglobulin) पाए जाते हैं–

(*a*) दो (*b*) तीन
(*c*) चार (*d*) पांच

ENGLISH

Directions (Q. 121 – 125) : *In each of the following questions, a word is followed by four options. Select the option that best expresses the meaning of the given word.*

121. Disinterested

(*a*) Endorse (*b*) Indifferent
(*c*) Incorporate (*d*) Exclude

122. Circumlocution

(*a*) Hide (*b*) Verboseness
(*c*) Comprise (*d*) Understand

123. Extraneous

(*a*) Passionate (*b*) Embody
(*c*) Foresight (*d*) Foreign

124. Dilapidated

(*a*) Ruined (*b*) Harmless
(*c*) Humble (*d*) Sacrifice

125. Jeopardy

(*a*) Compulsory (*b*) Indict
(*c*) Peril (*d*) Mortal

Directions (Q. 126 – 130) : *In the following questions sentences are given with blanks to be filled in with an appropriate word(s). Four alternatives suggested for each question. Choose the correct alternative out of the four and indicate it as your answer.*

126. A wise man profits ....the mistakes of others.

(*a*) through (*b*) from
(*c*) with (*d*) by

127. My friend has written a..........account of his journey to the Mars.

(*a*) factitious (*b*) factional
(*c*) fictional (*d*) factual

128. Speed is..........essence.

(*a*) in (*b*) for
(*c*) about (*d*) of

129. I was washing my face as the insect .... quietly into the bedroom.

(*a*) crept (*b*) creeps
(*c*) was creeping (*d*) has crept

130. During the recent floods two thirds of our city ....in ruins.

(*a*) are (*b*) were
(*c*) is (*d*) was

Directions (Q. 131 – 135) : *Some part of the sentences have errors and some have none. Find out which part of a sentence has an error and mark the corresponding number in your answer-sheet.*

131. This custom (*a*)/has become down (*b*)/since times immemorial. (*c*)/No error (*d*)

132. This letter will reach him (*a*)/ before he left (*b*)/ for Delhi. (*c*)/ No error (*d*)

133. We stayed for (*a*)/ a short linie (*b*)/ in the hotel. (*c*)/ No error (*d*)

134. Students are prohibited (*a*)/ to bring cycles (*b*)/ into the college. (*c*)/ No error (*d*)

135. Unless you are careful (*a*)/ you are bound to make mistake (*b*)/ in your work. (*c*)/ No error (*d*)

Directions (Q. 136 – 139): *In the following questions, four alternatives are given for the idiom / phrase printed in the sentence. Choose the alternative which best expresses the meaning of the idiom / phrase.*

136. His speech **fell short** on the audience.
(*a*) had no effect
(*b*) moved the audience
(*c*) impressed the audience
(*d*) was quite short

137. I **take exception** to your statement that I am bad tempered.
(*a*) do not agree (*b*) feel unhappy
(*c*) object (*d*) feel angry

138. You need test you look a bit **run down.**
(*a*) ill (*b*) sad
(*c*) depressed (*d*) in poor health

139. On the spur of the moment
(*a*) to act at once
(*b*) to ride a horse in a race
(*c*) to act deliberately
(*d*) to act at the appointed time

Directions (Q. 140 – 143) : *Sentences are given with blanks to be filled in with an appropriate word. Four alternatives are suggested for each question. Choose the correct alternative out of the four.*

140. Ramesh got .... a railway carriage at a wayside station.
(*a*) into (*b*) on
(*c*) at (*d*) between

141. Ruling parties are often internally divided .... sharing power.
(*a*) at (*b*) between
(*c*) on (*d*) for

142. His opponents launched a political .... against him.
(*a*) regimen (*b*) remission
(*c*) regale (*d*) tirade

143. What an .... story! I am not .... enough yet to believe it.
(*a*) incredible/credulous
(*b*) incredulous/credible
(*c*) increditable/believable
(*d*) unbelievable/creditable

Directions (Q. 144 – 147) : *Choose the correct preposition :*

144. The Romantic poets were endowed .... an amazing power .... imagination.
(*a*) with; of (*b*) of; with
(*c*) with; for (*d*) to; of

145. The lives of great men inspire us .... hopes of bright future.
(*a*) to (*b*) with
(*c*) of (*d*) for

146. The habit of telling a lie is quite natural .... man.
(*a*) in (*b*) about
(*c*) to (*d*) for

147. Good health is necessary .... longevity,
(*a*) for (*b*) to
(*c*) in (*d*) about

Directions (148 – 150) : *In the following sentences, for each italicised word, four possible choices are given. Choose the word, that best expresses the meaning of the italicised word.*

148. He is the most *obnoxious* man I know,
(*a*) civilised (*b*) ungrateful
(*c*) careless (*d*) unpleasant

149. I'm *itching* to tell you the news.
(*a*) feel obliged (*b*) feel restless
(*c*) feel satisfied (*d*) feel sickly

150. She gave a *terse* reply.
(*a*) polite (*b*) offensive
(*c*) brief (*d*) lengthy

उत्तरमाला

भौतिक विज्ञान

1. (*d*) **2.** (*c*) **3.** (*b*) **4.** (*a*) **5.** (*a*) **6.** (*a*) **7.** (*c*) **8.** (*b*) **9.** (*d*) **10.** (*c*)
11. (*b*) **12.** (*b*) **13.** (*a*) **14.** (*c*) **15.** (*c*) **16.** (*a*) **17.** (*b*) **18.** (*b*) **19.** (*a*) **20.** (*c*)
21. (*a*) **22.** (*b*) **23.** (*b*) **24.** (*b*) **25.** (*d*) **26.** (*b*) **27.** (*c*) **28.** (*b*) **29.** (*a*) **30.** (*c*)

रसायन विज्ञान

31. (*c*) **32.** (*a*) **33.** (*c*) **34.** (*b*) **35.** (*a*) **36.** (*b*) **37.** (*a*) **38.** (*d*) **39.** (*c*) **40.** (*b*)
41. (*c*) **42.** (*c*) **43.** (*a*) **44.** (*b*) **45.** (*a*) **46.** (*a*) **47.** (*c*) **48.** (*c*) **49.** (*b*) **50.** (*c*)
51. (*a*) **52.** (*c*) **53.** (*d*) **54.** (*a*) **55.** (*a*) **56.** (*a*) **57.** (*c*) **58.** (*a*) **59.** (*a*) **60.** (*c*)

जीव विज्ञान

61. (*a*) **62.** (*d*) **63.** (*a*) **64.** (*d*) **65.** (*d*) **66.** (*a*) **67.** (*d*) **68.** (*d*) **69.** (*b*) **70.** (*a*)
71. (*a*) **72.** (*d*) **73.** (*c*) **74.** (*b*) **75.** (*c*) **76.** (*b*) **77.** (*a*) **78.** (*a*) **79.** (*b*) **80.** (*c*)
81. (*b*) **82.** (*d*) **83.** (*c*) **84.** (*a*) **85.** (*d*) **86.** (*d*) **87.** (*c*) **88.** (*d*) **89.** (*d*) **90.** (*a*)
91. (*a*) **92.** (*d*) **93.** (*d*) **94.** (*a*) **95.** (*b*) **96.** (*a*) **97.** (*a*) **98.** (*a*) **99.** (*c*) **100.** (*a*)
101. (*b*) **102.** (*a*) **103.** (*b*) **104.** (*d*) **105.** (*a*) **106.** (*c*) **107.** (*a*) **108.** (*b*) **109.** (*c*) **110.** (*b*)
111. (*b*) **112.** (*b*) **113.** (*d*) **114.** (*d*) **115.** (*b*) **116.** (*b*) **117.** (*c*) **118.** (*b*) **119.** (*c*) **120.** (*d*)

ENGLISH

121. (*b*) **122.** (*b*) **123.** (*d*) **124.** (*a*) **125.** (*c*) **126.** (*b*) **127.** (*d*) **128.** (*d*) **129.** (*a*) **130.** (*d*)
131. (*c*) **132.** (*b*) **133.** (*d*) **134.** (*c*) **135.** (*b*) **136.** (*a*) **137.** (*d*) **138.** (*d*) **139.** (*a*) **140.** (*a*)
141. (*c*) **142.** (*d*) **143.** (*a*) **144.** (*a*) **145.** (*b*) **146.** (*c*) **147.** (*b*) **148.** (*d*) **149.** (*b*) **150.** (*c*)

व्याख्या

11. $H = \frac{1}{2}gt^2$

$= \frac{1}{2} \times 9.8 \times t^2$

$\therefore \quad t = \sqrt{\frac{11}{4.9}}$

12. शक्ति $= \frac{\text{कार्य}}{\text{समय}}$

$= \frac{60 \times g \times h}{60} = gh$

$= 9.8 \times 10 = 98$ वाट

14. संवेग संरक्षण के नियम से,

$$0 = 3 \times v_1 + 6v_2$$

$$\Rightarrow \frac{v_1}{v_2} = \frac{6}{3} = 2$$

$$\frac{E_1}{E_2} = \frac{\frac{1}{2}m_1v_1^2}{\frac{1}{2}m_2v_2^2}$$

$$= \frac{3}{6} \times \frac{v_1^2}{v_2^2} = \frac{3}{6} \times \left(\frac{2}{1}\right)^2 = 2$$

$$\frac{216}{E_2} = 2$$

$$\Rightarrow E_2 = \frac{216}{2} = 180 \text{ जूल}$$

21. अगर C = F, तो,

$$\frac{F-32}{1800} = \frac{C}{100} = \frac{F}{100}$$

$$\Rightarrow F - 32 = \frac{18F}{10}$$

$$\Rightarrow 10F - 320 = 18F$$

$$\Rightarrow 8F = -320$$

$$\Rightarrow F = \frac{-320}{8} = -40$$

26. $t = 2$ मिनट, $= 2 \times 60 = 120$ से.

I = 3 ऐम्पीयर.

$$\therefore Q = It = 3 \times 120 = 360 \text{ कूलॉम}$$

121. "Disinterested" means not having the mind or feelings engaged. "Endorse" means declare one's public approval or support of. "Indifferent" means having no particular interest or sympathy. "Incorporate" means put or take in (something) as part of a whole. "Exclude" means deny (someone) access to or bar (someone) from a place.

122. "Circumlocution" means the use of an unnecessarily large number of words to express an idea ."Verboseness" means containing more words than necessary. "Hide" means to put out of sight. "Comprise" means to include especially within a particular scope. "Understand" means to grasp the meaning of.

123. "Extraneous" means not forming an essential or vital part. "Embody" means to make concrete and perceptible. "Passionate" means easily aroused to anger. "Foresight" means an act or the power of foreseeing. "Foreign" means situated in improper place in the body and introduced from outside.

124. "Dilapidated" means decayed, deteriorated, or fallen into partial ruin. "Ruined" means to damage irreparably. "Harmless" means free from harm, liability, or loss. "Humble" means not proud or haughty. "Sacrifice" means destruction or surrender of something for the sake of something else.

125. "Jeopardy" means exposure to or imminence of death, loss, or injury. "Compulsory" means mandatory. "Mortal" means subject to death. "Peril" means exposure to the risk of being injured, destroyed, or lost. "Indict" means to charge with a fault or offense.

140. In case of preposition "on" it indicates that the position of an object is defined with respect to a surface on which it rests. Thus with carriage we use "into".

141. Ruling parties are often internally divided on sharing power.

■■

प्रैक्टिस सेट-10

भौतिक विज्ञान

1. 1 पार सेकेंड का मान होता है–

(*a*) 3.24 प्रकाश वर्ष (*b*) 3.20 प्रकाश वर्ष

(*c*) 3.26 प्रकाश वष (*d*) 3.3 प्रकाश वर्ष

2. ऊपर की ओर फेंकी गई वस्तु का त्वरण होता है–

(*a*) धनात्मक (*b*) ऋणात्मक

(*c*) दोनों (*d*) कोई नहीं

3. 12 किग्रा. के पिण्ड पर 3 सेकेण्ड तक कोई बल कार्य करता है और फिर कार्य करना बंद कर देता है। फलस्वरूप पिण्ड अगले 3 सेकेण्ड में 90 मीटर की दूरी तय करता है तो बल का मान बताएँ।

(*a*) 125 N (*b*) 120 N

(*c*) 140 N (*d*) 60 N

4. m द्रव्यमान वाले दो पिण्ड क्रमशः v एवं $4v$ वेंगों से गतिशील है तो उनके संवेगों का अनुपात क्या होगा?

(*a*) 1 : 2 (*b*) 1 : 4

(*c*) $1 : \sqrt{2}$ (*d*) 1 : 16

5. 12 N का बल 4 मी/से^{2} त्वरण उत्पन्न करता है। 10 मी/से^{2} त्वरण उत्पन्न करने के लिए आवश्यक बल होगा–

(*a*) 30 N (*b*) 25 N

(*c*) 20 N (*d*) 15 N

6. एक वस्तु पर 8 N व 12 N के दो बल आरोपित है। इनके परिणामी के न्यूनतम तथा अधिकतम मान क्या हो सकता है ?

(*a*) 5 N व 21 N (*b*) 7 N व 12 N

(*c*) 8 N व 12 N (*d*) 4 N व 20 N

7. आरोपित बल बढ़ाने पर घर्षण बल का मान–

(*a*) घटता है (*b*) अपरिवर्तित रहता है

(*c*) शून्य हो जाता है (*d*) बढ़ता है

8. जब वस्तु गति प्रारंभ करती है तो घर्षण बल का मान–

(*a*) बढ़ जाता है (*b*) घट जाता है

(*c*) अपरिवर्तित रहता है (*d*) नियत हो जाता है

9. भार का S.I. मात्रक है–

(*a*) किग्रा (*b*) न्यूटन

(*c*) न्यूटन-मीटर (*d*) जूल

10. एक वस्तु का द्रव्यमान दुगुना करने से गुरुत्वीय द्रव्यमान हो जाएगा–

(*a*) आधा (*b*) दुगुना

(*c*) चार गुणा (*d*) अपरिवर्तित रहेगा

11. चलती गाड़ी में डब्बे के अन्दर यदि कोई आदमी एक सिक्का उछाले तो पुणः सिक्का उसके हाथ में ही गिरता है क्योंकि–

(*a*) सिक्का भारी होता है

(*b*) सिक्का केवल गाड़ी की गति से प्रभावित होता है।

(*c*) सिक्के पर क्षैतिज एवं गुरुत्वीय दोनों बल साथ-साथ क्रिया करते हैं।

(*d*) सिक्के पर गुरुत्वीय बल शून्य होता है।

12. जब दिए गए कार्य को पूरा करने में लिए गए समय में वृद्धि होती है तब–

(*a*) शक्ति में वृद्धि होती है।

(*b*) शक्ति में ह्रास होता है।

(*c*) ऊर्जा में वृद्धि होती है।

(*d*) ऊर्जा में ह्रास होता है।

13. एक किलोवाट किसके बराबर होता है।

(*a*) 1.30 hp (*b*) 1.56 hp

(*c*) 2.50 hp (*d*) 1.83 hp

14. अंतरिक्ष में रॉकेट में गतिशील व्यक्ति में है–

(*a*) स्थितिज ऊर्जा

(*b*) गतिज ऊर्जा

(*c*) स्थितिज और गतिज ऊर्जा

(*d*) कोई ऊर्जा नहीं

15. एक बर्तन में पारे के ऊपर तेल भरा हुआ है। एक समांग ठोस गोले को जब बर्तन में डालते हैं तो उसका आधा भाग पारे में तथा आधा तेल में डूबा हुआ तैरता है। यदि पारे का घनत्व 13.6 ग्राम/सेमी.^{3} तथा तेल का घनत्व 0.8 ग्राम/सेमी.^{3} हो तो ठोस गोले के पदार्थ का घनत्व क्या होगा ?

(*a*) 6.4 ग्राम/सेमी.^{3} (*b*) 7.2 ग्राम/सेमी.^{3}

(*c*) 12.8 ग्राम/सेमी.^{3} (*d*) 3.3 ग्राम/सेमी.^{3}

16. बर्फ के एक टुकड़े को पानी से भरे बर्तन में धीरे से इस प्रकार डाला जाता है कि जब बर्फ तैरती है तो पानी बर्तन के ऊपरी किनारे तक भरा रहता है। जब सारी बर्फ पिघल जाती है तो पानी का तल–

(*a*) घट जाता है

(*b*) बढ़ जाता है

(*c*) ज्यों का त्यों रहता है

(*d*) पहले घट जाता है फिर बढ़ जाता है

17. घर्षण का ही दूसरा नाम है–

(*a*) पृष्ठ तनाव (*b*) श्यानता

(*c*) दोनों (*d*) कठोरता

18. आदर्श गैस के लिए स्थित ताप पर दाब P तथा घनत्व d में संबंध है–

(*a*) $\frac{P}{d}$ = नियतांक (*b*) $P_1 d_1 = P_2 d_2$

(*c*) $P \propto \frac{1}{d}$ (*d*) इनमें से कोई नहीं

19. नियमित तथा आवर्ती रूप से कंपित वस्तुओं द्वारा–

(*a*) शोर उत्पन्न होता है

(*b*) प्रदूषण होता है

(*c*) सुरीली ध्वनि निकलती है

(*d*) कोई कथन सही नहीं है

20. विद्युत चुम्बकीय तरंग के वेग का मान है–

(*a*) 3×10^{-8} मी./से. (*b*) 3×10^{8} मी./से.

(*c*) 10^{8} मी./से. (*d*) 10^{-8} मी./से.

21. झील के पानी की सतह बर्फ के रूप में जमने जा रही है। पेंदे के पानी का इस क्षण ताप होगा–

(*a*) 0°C

(*b*) 4°C से कम

(*c*) 4°C से अधिक

(*d*) 4°C

22. प्रात: काल की अपेक्षा दोपहर के समय ऊष्मा अधिक आती है, क्योंकि–

(*a*) प्रात: काल सुर्य का ताप कम होता है

(*b*) दोपहर को सूर्य का ताप अधिक होता है

(*c*) दोपहर को सूर्य की किरणें कम दूरी तय करके पृथ्वी पर आती हैं

(*d*) दोपहर को सूर्य की किरणें अधिक दूरी तय करके पृथ्वी पर आती हैं

23. जब 100°C पर 1 ग्राम जल को उसी तापमान पर भाप में परिवर्तित किया जाता है, तब उसके आयतन में परिवर्तन लगभग है–

(*a*) 1 C.C. (*b*) 100 C.C.

(*c*) 1000 C.C. (*d*) 1670

24. चार समान आकार वाले ग्लास में A, B, C एवं D द्रव में रखे हैं जिनके अपवर्त्तनांक क्रमश: 1.33, 1.44, 1.45 एवं 1.48 हैं, तो सबसे गहरा प्रतीत होने वाला ग्लास कौन-सा होगा ?

(*a*) A (*b*) B

(*c*) C (*d*) D

25. यदि हरी घास पर लाल रंग का प्रकाश डाला जाय तो घास दिखाई देगी–

(*a*) हरी (*b*) लाल

(*c*) पीली (*d*) काली

26. यदि R_1 तथा R_2 प्रतिरोध श्रेणीबद्ध हो तो उनका समतुल्य प्रतिरोध होता है–

(*a*) $R = \frac{1}{R_1} + \frac{1}{R_2}$ (*b*) $R = R_1 + \frac{1}{R_2}$

(*c*) $R = R_1 + R_2$ (*d*) $R = \frac{R_1 R_2}{R_1 + R_2}$

27. डायनेमो परिवर्तित करता है–

(*a*) विद्युत ऊर्जा को ध्वनि ऊर्जा में

(*b*) यान्त्रिक ऊर्जा को विद्युत ऊर्जा में

(*c*) ध्वनि ऊर्जा को प्रकाश ऊर्जा में

(*d*) गतिज ऊर्जा को स्थितिज ऊर्जा में

28. किसी परमाणु के नाभिक में कौन-कौन से कण रहते हैं?

(*a*) इलेक्ट्रॉन एवं प्रोटॉन

(*b*) इलेक्ट्रॉन, प्रोटॉन एवं न्यूट्रॉन

(*c*) प्रोटॉन एवं न्यूट्रॉन

(*d*) इलेक्ट्रॉन एवं प्रोटॉन

29. ट्रॉंजिस्टर बनाए जाते हैं–

(*a*) धातु से (*b*) विद्युतरोधी से

(*c*) मिश्रित अर्द्धचालक से (*d*) अधातु से

30. परमाणु बम बनाया जाता है–

(*a*) संलयन अभिक्रिया से

(*b*) विखंडन अभिक्रिया से

(*c*) दोनों से

(*d*) किसी से भी नहीं

रसायन विज्ञान

31. निम्नलिखित में कौन अधातु है ?

(*a*) ताँबा (*b*) लोहा

(*c*) गंधक (*d*) जल

32. 10 ग्राम $CaCO_3$ को गर्म करने पर S.T.P. पर प्राप्त CO_2 गैस का आयतन होगा–

(*a*) 22.4 लीटर (*b*) 2.24 लीटर

(*c*) 0.224 लीटर (*d*) 224 लीटर

33. 5.6 लीटर CO_2(S.T.P.) पर प्राप्त करने के लिए संगमरमर का कितना भार लेना पड़ेगा।

(*a*) 75 ग्राम (*b*) 100 ग्राम

(*c*) 50 ग्राम (*d*) 25 ग्राम

34. अनिश्चितता के सिद्धांत का प्रतिपादन किया था–

(*a*) आइन्स्टीन ने (*b*) हाइजेनबर्ग ने

(*c*) रदरफोर्ड ने (*d*) पाउली ने

35. गैसों के विसरण का नियम किसने प्रतिपादित किया ?

(*a*) चार्ल्स ने (*b*) ग्राहम ने

(*c*) बॉयल ने (*d*) एवोगाड्रो ने

36. अल्फा कण और प्रोटॉन के भारों में अनुपात है–

(*a*) 1 : 4 (*b*) 4 : 1

(*c*) 3 : 1 (*d*) 1 : 3

37. किस पर विद्युत क्षेत्र का प्रभाव नहीं पड़ता ?

(*a*) α-किरणों पर (*b*) β-किरणों पर

(*c*) γ-किरणों पर (*d*) इनमें से कोई नहीं

38. $[CO(CN)_6]^{-3}$ में CO पर आवेश है–

(*a*) –6 (*b*) –3

(*c*) +3 (*d*) +6

39. विद्युत अपघटन एक अभिक्रिया है–

(*a*) वियोजन (*b*) संयोजन

(*c*) विस्थापन (*d*) कोई नहीं

40. अमोनियम सायनेट का यूरिया में समावयवीकरण कौन अभिक्रिया है ?

(*a*) पुनर्विन्यास अभिक्रिया (*b*) उष्माक्षेपी

(*c*) उष्माशोषी (*d*) इनमें से कोई नहीं

41. लोहे में जंग लगने की क्रिया निम्नलिखित में किसके द्वारा उत्प्रेरित होती है।

(*a*) Fe (*b*) O_2

(*c*) Zn (*d*) H

42. निम्नलिखित में कौन पेरिस प्लास्टर को सूचित करता है।

(*a*) $(CaSO_4)_2\ 1/2\,H_2O$

(*b*) $(CaSO_4)_2 \cdot H_2O$

(*c*) $(CaSO_4)_2 \cdot 2H_2O$

(*d*) इनमें से कोई नहीं

43. किसी तत्व की परमाणु संख्या 10 है तो उसका स्थान आवर्त्त तालिका में कहाँ होगा ?

(*a*) IB में (*b*) शून्य में

(*c*) II में (*d*) VIII में

44. प्रोपाइल अल्कोहल का सूत्र है–
(a) C_3H_5OH
(b) C_3H_6O
(c) C_3H_7OH
(d) C_3H_6OH

45. कौन क्षारीय $KMnO_4$ का रंग नष्ट कर देता है।
(a) CH_4 (b) C_2H_6
(c) C_2H_4 (d) CCl_4

46. भूरा लाल गैस है–
(a) I_2 (b) Cl_2
(c) Br_2 (d) F_2

47. अध्रुवीय है–
(a) NaBr (b) KBr
(c) Br_2 (d) HBr

48. शुद्ध जल की मोलरता (Molarity) क्या होती है।
(a) 55.6 (b) 50.0
(c) 100.0 (d) 18.0

49. पाचन क्रिया में मनुष्य के शरीर में जो अम्ल बनता है, उसका pH मान होता है।
(a) 1 (b) 7
(c) 9 (d) इनमें से कोई नहीं

50. दहन के क्रिया के लिए निम्नांकित में कौन सी शर्त आवश्यक है ?
(a) अदहनशील पदार्थ की उपस्थिति
(b) दहन के अपोषक पदार्थ की उपस्थिति
(c) पदार्थ के ज्वलन-ताप की प्राप्ति
(d) इनमें से कोई नहीं

51. ईंधन का उष्मीय मान क्या है ?
(a) एक ग्राम ईंधन का जल तुल्यांक
(b) एक ग्राम ईंधन के ज्वलन से प्राप्त ताप
(c) ताप क्रम जिसपर ईंधन जलता है।
(d) एक कैलोरी ऊर्जा के लिए आवश्यक ईंधन की मात्रा।

52. एक $A + B \rightarrow$ उत्पाद जैसी अभिक्रिया में यह देखा गया कि A की सान्द्रता दुगुनी करने पर अभिक्रिया दर चौगुनी हो जाती है। परन्तु B की मात्रा दुगुनी करने का कोई असर नहीं होता। दर समीकरण कौन-सी है?
(a) दर $= K[A][B]$ (b) दर $= \frac{K}{4}[A]^2$
(c) दर $= K[A]^2[B]$ (d) दर $= K[A]^2[B]^2$

53. एक अभिक्रिया की अर्द्ध-आयु निम्न सूत्र का पालन करती है–

$$t_{1/2} \propto \frac{1}{a^{n-1}}$$

अभिक्रिया की कोटि बताइए–
(a) n – 1 (b) n + 1
(c) n (d) n – 2

54. C_6H_5CHO व NaOH के मध्य की क्रिया को कहते हैं–
(a) ऐल्डोल संघनन (b) कैनिजारो अभिक्रिया
(c) ऑक्सीकरण (d) अपचयन

55. निम्न में से कौन ऐल्डोल संघनन का उदाहरण है?
(a) $2CH_3CHO \xrightarrow{\text{तनु NaOH}} CH_3CH(OH)CH_2CHO$
(b) $2CH_3COCH_3 \xrightarrow{\text{तनु NaOH}} (CH_3)_2COHCH_2COCH_3$
(c) $2HCHO \xrightarrow{\text{तनु NaOH}} CH_3OH$
(d) $C_6H_5CHO + HCHO \xrightarrow{\text{तनु NaOH}} C_6H_5CH_2OH$

56. निम्न में से किसका ऐल्डोल संघनन होता है–
(a) CH_3COCH_3 (b) C_6H_5CHO
(c) CH_2O (d) C_2H_5OH

57. एक कायकेन्द्रित घन इकाई में विद्यमान परमाणुओं/अणुओं की संख्या होती है–
(a) 1 (b) 2
(c) 3 (d) 4

58. एक फलककेन्द्रित घन इकाई कोशिका में विद्यमान परमाणुओं/अणुओं की संख्या होती है–

(*a*) 1 (*b*) 2

(*c*) 3 (*d*) 4

59. निम्नलिखित में से कौन-से संकुल में धातु की ऑक्सीकरण अवस्था शून्य है–

(*a*) $[Pt(NH_2)_2Cl_2]$ (*b*) $[Cr(CO)_6]$

(*c*) $[Cr(NH_2)_3Cl_3]$ (*d*) $[Cr(en)_2Cl_2]$

60. जब अमोनिया को क्यूप्रिक लवण विलयन में मिलाते हैं, तो गहरा नीला रंग निम्न में से किसके बनने के कारण प्राप्त होता है–

(*a*) $[Cu(OH)_4]^{2-}$

(*b*) $[Cu(NH_3)_4]^{2+}$

(*c*) $[Cu(H_2O)_2(NH_3)_2]^{2+1}$

(*d*) $[Cu(H_2O)_4]^{2+}$

जीव विज्ञान

61. एल्यूरॉन कोशा सहायता करती है–

(*a*) भ्रूणपोष में भोजन संचित करने में

(*b*) भोज्य कणों के उपयोग में

(*c*) भ्रूण की रक्षा करने में

(*d*) उपरोक्त सभी में

62. Genophore नाम है–

(*a*) जीवाणु DNA का

(*b*) गोल DNA का

(*c*) DNA के एक द्वि-रज्जुकों का

(*d*) उपरोक्त में किसी का नहीं

63. विषहरण (detoxification) से संबंधित कोशिका अंगक (cell organnelle) है–

(*a*) RER (*b*) SER

(*c*) गॉल्जीकाय (*d*) लाइसोसोम

64. अन्तःकोशिकीय पाचन (intracellular digest-ion) से संबंधित कोशिका अंगक (cell organelle) है–

(*a*) गॉल्जीकाय (*b*) लाइसोसोम

(*c*) राइबोसोम (*d*) ऑक्सीसोम

65. बेकर (Baker) ने गॉल्जीकाय को क्या नाम दिया–

(*a*) लाइपोकॉण्ड्रिया (lipochondria)

(*b*) डिक्टियोसोम (dictyosome)

(*c*) इडियोसोम (idiosome)

(*d*) गॉल्जीसोम (golgisome)

66. ऐसा गुणसूत्र जिसमें सेन्ट्रोमियर का अभाव होता है, कहलाता है–

(*a*) एक्रोसेन्ट्रिक (*b*) मेटासेन्ट्रिक

(*c*) टीलोसेन्ट्रिक (*d*) एसेन्ट्रिक

67. कौन-सा रोग वर्णान्धता के समकक्ष वंशागत है?

(*a*) रतौंधी (*b*) हीमोफीलिया

(*c*) ल्युकेमिया (*d*) मधुमेह

68. डाउन्स सिण्ड्रोम (मंगोलिज्म) में शरीर की प्रत्येक कोशिका में गुणसूत्रों की संख्या कितनी होगी?

(*a*) 45 (*b*) 21-1

(*c*) 47 (*d*) 23-1

69. एक प्रकूट (code) में "वाबलिंग क्रिया" किससे संबंधित है?

(*a*) N_2-बेस की प्रथम स्थिति से

(*b*) N_2-बेस की द्वितीय स्थिति से

(*c*) N_2-बेस की तृतीय स्थिति से

(*d*) एरोमेटिक अमीनो-अम्लों से

70. नॉन-सेंस कोडॉन का कार्य है–

(*a*) प्रोटीन श्रृंखलीकरण का प्रारम्भिकरण

(*b*) m-RNA का निर्माण

(*c*) प्रोटीन श्रृंखलीकरण का समापन

(*d*) उपर्युक्त में कोई नहीं

71. UV किरणें घातक होती हैं, क्योंकि यह क्रियाशीलता खत्म करती है–

(*a*) प्रोटीन की

(*b*) वर्णक की

(*c*) न्यूक्लिक अम्ल की

(*d*) इनमें से सभी की

72. Sago (साबूदाना) प्राप्त किया जाता है–
(*a*) *Calamus ritung*
(*b*) *Meteroxylon rumphii*
(*c*) *Areca catechu*
(*d*) *Phoenix dactylifera*

73. जिम्नोस्पर्म में परागण होता है–
(*a*) प्राणी परागण (Zoophily)
(*b*) वायु परागण (Anemophily)
(*c*) कीट परागण (Entemophily)
(*d*) जल परागण (Hydrophily)

74. ट्रैकियोफाइट्स (Trachaeophytes) में सम्मिलित है–
(*a*) केवल ब्रायोफाइट्स
(*b*) केवल टेरिडोफाइट्स
(*c*) जिम्नोस्पर्म एवं एन्जियोस्पर्म
(*d*) टेरिडोफाइट, जिम्नोस्पर्म एवं एन्जियोस्पर्म

75. अपसंयोजन (Apomixis) शब्द किसने दिया–
(*a*) नवाश्चिन (*b*) विंकलर
(*c*) स्ट्रासबर्गर (*d*) माहेश्वरी

76. अधोभूमिक बीजांकुरण में बीजपत्र हरे क्यों नहीं होते, क्योंकि वे–
(*a*) लवकहीन होते हैं
(*b*) भूमिगत रहते हैं
(*c*) प्रारम्भिक अवस्था में झड़ जाते हैं
(*d*) उनमें एन्जाइम नहीं होते हैं

77. बीजाणु एक बीज नहीं है, क्योंकि वह–
(*a*) अगुणित है
(*b*) भ्रूण एवं भ्रूणपोष रहित है
(*c*) निषेचन से उत्पन्न नहीं होता
(*d*) उपरोक्त सभी

78. लुगदी (Pulp wood) बनाने या औजारों के हत्थे बनाने के लिए किस काष्ठ का उपयोग किया जाता है
(*a*) अन्त: काष्ठ
(*b*) रस दारु (Sap wood)
(*c*) छिद्रित काष्ठ
(*d*) अछिद्रित काष्ठ

79. मक्का के तने के संवहन पूल में स्पष्ट गुहिका (cavity) किस विधि से बनती है–
(*a*) प्रोटोजाइलम के विघटन से
(*b*) प्रोटोजाइलम और उसके पास के जाइलम मृदूतक के विघटन से
(*c*) मेटाजाइलम की भित्तियाँ घुलने से
(*d*) जाइलम मृदूतक के घुलने से

80. वाटर स्टोमेटा (Water stomata) पाए जाते हैं–
(*a*) सभी पौधों में
(*b*) पौधे जिनमें सामान्य स्टोमेटा नहीं होते
(*c*) पौधे जो सूखे क्षेत्र में पाए जाते हैं
(*d*) पौधे जो नम स्थान पर पाए जाते हैं

81. यदि एक कोशिका जो पानी से घिरी हुई है, की स्फीति बढ़ती है, तो भित्ति दाब होगा–
(*a*) घटेगा-बढ़ेगा (*b*) कम होगा
(*c*) बढ़ेगा (*d*) अपरिवर्तनीय होगा

82. एक जलीय पौधे को आसुत जल से भरी परखनली से डालकर बन्द कर देते हैं। परखनली को 24 घण्टे के लिए बाहर रखते हैं तथा पानी की pH को निश्चित अन्तराल पर मापते हैं। निम्न का क्या परिणाम होगा–
(*a*) सूर्योदय से पूर्व pH बहुत कम होती है
(*b*) pH दोपहर में कम होती है
(*c*) सूर्योदय से पूर्व pH बहुत अधिक होती है
(*d*) सूर्यास्त से पूर्व pH बहुत कम होती है

83. गुलाब की दलपुंज का रंग जल में घुलनशील वर्णकों की उपस्थिति के द्वारा होता है, ये वर्णक कहां उपस्थित होते हैं–
(*a*) अन्तराकोशिकी स्थानों में
(*b*) कोशिका द्रव्य में
(*c*) रिक्तिकाओं में
(*d*) केन्द्रक में

84. यदि खाद्य शृंखला में घटक इस प्रकार हों, जैसे–उत्पादक-शाकाहारी-मासाहारी-सर्वोच्च मांसाहारी, तो किस स्तर में सर्वाधिक ऊर्जा होगी?
(*a*) शाकाहारी (*b*) मांसाहारी
(*c*) प्राथमिक उत्पादक (*d*) सर्वोच्च मांसाहारी

85. यदि समुद्र में पादपप्लवक (phytoplankton) नष्ट हो जाएं तो–

(*a*) खाद्य कड़ी पर प्रभाव पड़ेगा

(*b*) कोई प्रभाव नहीं होगा

(*c*) शैवाल वृद्धि के लिए अधिक स्थान मिलेगा

(*d*) प्राथमिक उपभोक्ता अधिक वृद्धि करेंगे

86. एक खाद्य शृंखला में कीटभक्षी नेपिन्थीस (घटकलश पादप)

(*a*) अपघटक (*b*) उत्पादक

(*c*) प्राथमिक उपभोक्ता (*d*) द्वितीयक उपभोक्ता

87. निम्न में से कौन-सा एक वाष्पशील तेल नहीं है?

(*a*) लौंग का तेल

(*b*) यूकेलिप्टस का तेल

(*c*) चन्दन की लकड़ी का तेल

(*d*) मूंगफली का तेल

88. तारपीन का तेल किससे प्राप्त होता है?

(*a*) पाइनस लोन्गीफोलिया (*b*) मीलिया एजाडिरेक्टा

(*c*) यूकेलिप्टस (*d*) उपरोक्त सभी

89. आनुवंशिक अभियांत्रिकी में होता है–

(*a*) जीवाणु DNA पर रेस्ट्रिक्शन, एन्डोन्यूक्लिऐज का प्रयोग तथा नये गुणों का निर्माण

(*b*) DNA को तोड़ना व जोड़ना

(*c*) कृत्रिम DNA स्ट्रेण्ड का संश्लेषण

(*d*) उत्परिवर्तित गुणसूत्रों पर पूर्व कूट को बनाये रखना

90. आनुवंशिक अभियांत्रिकी में उपयोग होता है–

(*a*) ई. कोलाइ व एग्रोबैक्टीरियम

(*b*) माइकोबैक्टीरिया व साल्मोनेला

(*c*) एस्पर्जिलस

(*d*) पेनिसिलियम

91. रुधिर (Blood) किससे मिलकर बना होता है–

(*a*) प्लाज्मा + रुधिराणु (Plasma + Blood cells)

(*b*) प्लाज्मा + RBC (Plasma + RBC)

(*c*) प्लाज्मा + WBC (Plasma + WBC)

(*d*) उपरोक्त में से कोई नहीं

92. सेस्मॉइड अस्थि विकसित होती है–

(*a*) लिगामेण्ट से

(*b*) टेन्डोन्स से

(*c*) उपास्थि से

(*d*) एरियोलर संयोजी ऊतक से

93. खरगोश में इन्साइजर की संख्या होती है–

(*a*) ऊपरी व निचले जबड़े में चार-चार

(*b*) ऊपरी जबड़े में चार व निचले जबड़े में दो

(*c*) ऊपरी जबड़े में दो व निचले जबड़ेमें चार

(*d*) ऊपरी व निचले जबड़े में दो-दो

94. यदि खरगोश का एक ऊपरी इन्साइजर तोड़ दें तो–

(*a*) निचला इन्साइजर भी गिर जाता है

(*b*) ऊपरी इन्साइजर पुनः निकल आता है

(*c*) भूख के कारण खरगोश की मृत्यु हो जाती है

(*d*) खरगोश पर कोई प्रभाव नहीं पड़ता

95. तनुपट (diaphragm) में पाई जाने वाली तन्त्रिका है–

(*a*) इन्टरकॉस्टल तन्त्रिका (*b*) फ्रेनिक तन्त्रिका

(*c*) वेगस तन्त्रिका (*d*) दृक तन्त्रिका

96. डायफ्राम (diaphragm) सहायक है–

(*a*) मूत्र व मल त्याग में (*b*) प्रसव में

(*c*) संवातन में (*d*) उपरोक्त सभी में

97. रक्त दाब मापने का यन्त्र है–

(*a*) रिफग्मोमीटर (*b*) स्फिग्मोग्राफ

(*c*) स्फिग्नोमैनोमीटर (*d*) कायमोग्राफ

98. रक्त वाहिनियों का ट्यूनिका इन्टर्ना (Tunica Interna) का अस्तर किसके द्वारा निर्मित होता है–

(*a*) स्क्वैमस उपकला (*b*) स्तम्भाकार उपकला

(*c*) स्तरित उपकला (*d*) एण्डोथिलियम स्तर

99. हेनले लूप की अवरोही भुजा (Ascending limb) में अस्तर पाया जाता है–

(*a*) शल्की उपकला (Squamous epithelium)

(*b*) घनाकार उपकला (Cuboidal epithelium)

(*c*) स्तम्भाकार उपकला (Columnar epithe-lium)

(*d*) स्यूडोस्ट्रैटिफाइड (Pseudostratified)

100. हेनले लूप की आरोही भुजा (descending limb) में अस्तर पाया जाता है–

(*a*) शल्की उपकला (Squamous epithelium)

(*b*) घनाकार उपकला (Cuboidal epithelium)

(*c*) स्तम्भाकार उपकला (Columnar epithe-lium)

(*d*) स्यूडोस्ट्रैटिफाइड (Pseudostratified)

101. पिट्रूइटिन (Pitressin) है–

(*a*) FSH + LH

(*b*) LTH + LH

(*c*) MSH + मेलैटोनिन

(*d*) ऑक्सीटोसिन + वैसोप्रेसिन

102. पिट्रेसिन (Pitrsssin) है–

(*a*) वैसोप्रेसिन (Vassopressin)

(*b*) ऑक्सीटोसिन (Oxytosin)

(*c*) (*a*) व (*b*) दोनों

(*d*) MSH + मेलैटोनिन

103. खरगोश के मस्तिष्क में कॉर्पस स्ट्राएटम (corpus striatum) पाया जाता है–

(*a*) प्रमस्तिष्क (Cerebral) में

(*b*) सेरीबेलम (Cerebellum) में

(*c*) हाइपोथेलेमस (Hypothalamus) में

(*d*) मेड्यूला (Medulla) में

104. खरगोश के मस्तिष्क में कॉर्पस स्ट्राएटम (Corpus striatum) को जोड़ने वाली संधायिनी (Commis-sure) है–

(*a*) अग्र सन्धायनी (Anterior commissure)

(*b*) अग्र रक्तक जालक (Anterior choroid plexus)

(*c*) मध्य कोमल सन्धायनी (Middle soft commi-ssure)

(*d*) हेबीनूलर सन्धायनी (Hebenular commis-sure)

105. खरगोश के मस्तिष्क में कॉर्पस केलोसम व फोरनिक्स के बीच पाई जाने वाली गुहा है–

(*a*) 1 वेन्ट्रिकल (*b*) II वेन्ट्रिकल

(*c*) मेटासील (*d*) कूट गुहा

106. एक्सिस (Axis) में घूर्णन गति हेतु सहायक प्रवर्ध है–

(*a*) मेटापोफाइसिस (*b*) हाइपोफाइसिस

(*c*) जाइगेपोफाइसिस (*d*) ओडोन्टॉइड प्रवर्ध

107. शुक्राणुओं के परिवहन का सही क्रम है–

(*a*) शुक्रजनक नलिका → वृषण जालक → केपट एपिडिडाइमिस → वुल्फियान नलिका → अपवाहक नलिकाएं

(*b*) शुक्रजनक नलिका → वृषण जालक → अपवाहक नलिकाएं → केपट एपिडिडाइमिस → वुल्फियान नलिका

(*c*) शुक्रजनक नलिका → अपवाहक नलिकाएं → वृषण जालक → केपट एपिडिडाइमिस → वुल्फियान नलिका

(*d*) उपरोक्त में से कोई नहीं

108. 70 वर्ष की उम्र में मस्तिष्क कोशिकाओं की कितनी संख्या मृत हो जाती है–

(*a*) 10% (*b*) 20%

(*c*) 30% (*d*) 35%

109. निम्न में से किस जन्तु में टांग का पुनरुद्भवन (Regeneration) नहीं होता है–

(*a*) सेलामेन्डर (*b*) मेढक का टेडपोल

(*c*) मेएक (*d*) केंकड़े

110. स्त्रियों द्वारा उत्पन्न अण्डों में होते हैं–

(*a*) एक Y गुणसूत्र (*b*) एक X गुणसूत्र

(*c*) दो X गुणसूत्र (*d*) दो Y गुणसूत्र

111. लिंग निर्धारण हेतु जीन-सन्तुलन सिद्धान्त (Genetic balance theory) का प्रतिपादक था–

(*a*) ब्रिज (*b*) मॉर्गन

(*c*) विल्किन्स (*d*) बॉवेरी

112. फसल सुधार की कौन-सी विधि महत्त्वपूर्ण है?

(*a*) वरण संकरण

(*b*) प्रोरित उत्परिवर्तन एवं बहुगुणिता

(*c*) पादप पुरःस्थापन एवं बहुगुणिता

(*d*) उपरोक्त सभी

113. सामान्य नियम के अनुसार अन्तःजनन (Inbreeding) सम्भव है–

(a) एक ही गण के किन्हीं दो सदस्यों के मध्य

(b) एक ही कुल के किन्हीं दो सदस्यों के बीच में

(c) एक ही वंश के किन्हीं दो सदस्यों के बीच में

(d) एक ही जाति के दो सदस्यों के बीच में

114. क्रे फिश (Cray fish) है:

(a) पेलिमोन (Palaemon)

(b) डेफनिया (Daphnia)

(c) साइप्रिश (Cypris)

(d) एस्टेकस (Astacus)

115. कीटों के अण्डे है:

(a) समपीतकी (Homolecithal)

(b) केन्द्रपीतकी (Centrolecithal)

(c) मध्यपीतकी (Mesolecithal)

(d) इनमें से कोई नहीं

116. उत्परिवर्तन (Mutations) सर्वप्रथम देखे गए–

(a) डवनिंग प्रिमरोज में

(b) एनकान भेड़ में

(c) ड्रोसोफिला में

(d) न्यूरोस्पोरा में

117. म्यूटेण्ट (Mutant) है–

(a) जीव जिसमें उत्परिवर्तन हुआ है

(b) रसायन जो उत्परिवर्तन करने में सक्षम हैं

(c) उत्परिवर्तन के पश्चात् DNA से बना m-RNA

(d) उपर्युक्त में से कोई नहीं

118. कीवी (Kiwi) कहाँ पाई जाती है?

(a) इंगलैण्ड (b) न्यूजीलैण्ड

(c) भारत (d) दक्षिण अमेरिका

119. आदि वानर का कौन-सा लक्षण मानव के विकास की दिशा में है?

(a) परिग्राही पूंछ (b) चपटी नाक

(c) 32 दांत (d) हाथ का अंगूठा

120. निम्न में से कौन-सा युग्म नहीं है–

(a) ऑन्कोजीन-काल प्रभावन

(b) इनीसियेशन कारक-अमीनो अम्ल सक्रियण

(c) AIDS वायरस-रिवर्स ट्रांसक्रिप्टेज

(d) उपरोक्त में से कोई नहीं

ENGLISH

Directions (Q. 121 – 125) : *Out of the four alternatives, choose the one which best expresses the meaning of the given word and mark it in the Answer Sheet.*

121. Benevolent

(a) Beneficial (b) Kind

(c) Helpful (d) Supportive

122. Ancestors

(a) Extinct tribes (b) Relatives

(c) Forefathers (d) Old people

123. Embrace

(a) Impress (b) Except

(c) Embarrass (d) Accept

124. Meek

(a) Light-hearted (b) Serious

(c) Submissive (d) Benign

125. Sufficient

(a) Full (b) Complete

(c) Enough (d) Less

Directions (Q. 126 – 130) : *In following questions, sentences are given with blanks to be filled in with an appropriate word(s). Four alternatives are suggested for each question. Choose the correct alternative out of the four and indicate it.*

126. More than twenty years have now passed .... I had my first flight.

(a) when (b) since

(c) while (d) as

127. .... being hard working he is thoroughly honest.

(a) Along with (b) Betimes

(c) Over and above (d) Although

128. Through perseverance and hard work we can keep the...........of liberty burning even during dark and trying times.

(*a*) light (*b*) goal

(*c*) lamp (*d*) flame

129. He became the Governor of a Province ....

(*a*) by and large

(*b*) in course of time

(*c*) at times

(*d*) little by little

130. You're coming to the movie, ...?

(*a*) isn't it (*b*) won't you

(*c*) aren't you (*d*) can't you

Directions (Q. 131 – 135) : *Some part of the sentence have error and some are correct. Find out which part of a sentence has an error and mark the corresponding number in the Answer sheet.*

131. Supposing if (*a*)/it rains what shall (*b*)/ we do? (*c*)/ No error (*d*)

132. The captain long with his team (*a*) / are practicing very hard (*b*) / for the forthcoming match. (*c*) /No error (*d*)

133. It was him (*a*)/ who came running (*b*) / into the classroom. (*c*) /No error (*d*)

134. The capital of Yemen (*a*) /is situating (*b*) / 2190 metres above the sea level. (*c*) No error (*d*)

135. Ram was (*a*)/ senior to (*b*) / Sam in college. (*c*) / No error (*d*)

Directions (Q. 136 – 139): *In the following questions, four alternatives are given for the idiom / phrase printed in the sentence. Choose the alternative which best expresses the meaning of the idiom / phrase.*

136. This is the proper time to *reflect upon* the thoughts of Gandhiji.

(*a*) emulate (*b*) modify

(*c*) turn away from (*d*) consider car

137. The news of the accident came as a **bolt from the blue**.

(*a*) something unexpected

(*b*) something unpleasant

(*c*) something horrible

(*d*) something unexpected and unpleasant

138. When he went to claim insurance for his car, the agent said he **hadn't a leg to stand on.**

(*a*) had been injured in an accident

(*b*) was lame

(*c*) did not have much hope of getting it

(*d*) would have to wait for some lime

139. My father *strained every nerve* to enable me to get settled in life .

(*a*) worked very hard

(*b*) spent a huge amount

(*c*) tried all tricks

(*d*) bribed several persons

Directions (Q. 140 – 143) : *Sentences are given with blanks to be filled in with an appropriate word. Four alternatives are suggested for each question. Choose the correct alternative out of the four.*

140. The art of cooking .... in ancient India.

(*a*) is perfected (*b*) will perfect

(*c*) perfected (*d*) was perfected

141. A number of refugees .... been turned back at the border.

(*a*) are (*b*) has

(*c*) is (*d*) have

142. Take this medicine regularly and you will get rid .... this disease.

(*a*) from (*b*) of

(*c*) over (*d*) at

143. She tries to adjust .... her relations.

(*a*) at (*b*) so

(*c*) with (*d*) for

Directions (Q. 144 – 147) : *Choose the correct preposition :*

144. This man is very respectful...........his superiors.

(*a*) of (*b*) for
(*c*) to (*d*) about

145. I shall-be able to finish this work latest...........next Monday.

(*a*) in (*b*) by
(*c*) within (*d*) during

146. She is good...........Mathematics.

(*a*) at (b) in
(*c*) for (*d*) aboul

147. My mother is an ardent devotee .... Lord Shiva.

(*a*) of (*b*) to
(*c*) for (*d*) about

Directions (148 – 150) : *In the following sentences, for each italicised word, four possible choices are given. Choose the word, that best expresses the meaning of the italicised word.*

148. They are asking a *preposterous* price for the work.

(*a*) unrealistic (*b*) unreasonable
(*c*) low (*d*) absurd

149. He refused to *kow-tow* to the government's wished on this issue,

(*a*) be supportive (*b*) be submissive
(*c*) be defensive (*d*) be helpful

150. It was a *perilous* journey across the mountains.

(*a*) risky (*b*) thrilling
(*c*) deadly (*d*) tiring

उत्तरमाला

भौतिक विज्ञान

1. (*c*)	**2.** (*b*)	**3.** (*b*)	**4.** (*b*)	**5.** (*a*)	**6.** (*d*)	**7.** (*d*)	**8.** (*d*)	**9.** (*b*)	**10.** (*b*)
11. (*c*)	**12.** (*b*)	**13.** (*a*)	**14.** (*b*)	**15.** (*b*)	**16.** (*c*)	**17.** (*b*)	**18.** (*a*)	**19.** (*c*)	**20.** (*b*)
21. (*d*)	**22.** (*c*)	**23.** (*d*)	**24.** (*a*)	**25.** (*d*)	**26.** (*c*)	**27.** (*b*)	**28.** (*c*)	**29.** (*c*)	**30.** (*b*)

रसायन विज्ञान

31. (*c*)	**32.** (*b*)	**33.** (*d*)	**34.** (*b*)	**35.** (*b*)	**36.** (*b*)	**37.** (*c*)	**38.** (*c*)	**39.** (*a*)	**40.** (*a*)
41. (*c*)	**42.** (*b*)	**43.** (*b*)	**44.** (*c*)	**45.** (*c*)	**46.** (*c*)	**47.** (*c*)	**48.** (*a*)	**49.** (*a*)	**50.** (*c*)
51. (*b*)	**52.** (*b*)	**53.** (*c*)	**54.** (*b*)	**55.** (*a*)	**56.** (*a*)	**57.** (*b*)	**58.** (*d*)	**59.** (*b*)	**60.** (*b*)

जीव विज्ञान

61. (*a*)	**62.** (*a*)	**63.** (*b*)	**64.** (*b*)	**65.** (*b*)	**66.** (*d*)	**67.** (*b*)	**68.** (*c*)	**69.** (*a*)	**70.** (*c*)
71. (*d*)	**72.** (*b*)	**73.** (*b*)	**74.** (*d*)	**75.** (*b*)	**76.** (*b*)	**77.** (*d*)	**78.** (*b*)	**79.** (*b*)	**80.** (*d*)
81. (*c*)	**82.** (*a*)	**83.** (*c*)	**84.** (*c*)	**85.** (*a*)	**86.** (*c*)	**87.** (*d*)	**88.** (*a*)	**89.** (*a*)	**90.** (*a*)
91. (*a*)	**92.** (*b*)	**93.** (*b*)	**94.** (*c*)	**95.** (*b*)	**96.** (*d*)	**97.** (*c*)	**98.** (*d*)	**99.** (*a*)	**100.** (*b*)
101. (*d*)	**102.** (*a*)	**103.** (*a*)	**104.** (*a*)	**105.** (*d*)	**106.** (*d*)	**107.** (*b*)	**108.** (*b*)	**109.** (*c*)	**110.** (*b*)
111. (*a*)	**112.** (*d*)	**113.** (*d*)	**114.** (*d*)	**115.** (*b*)	**116.** (*b*)	**117.** (*a*)	**118.** (*b*)	**119.** (*c*)	**120.** (*c*)

ENGLISH

121. (*b*)	**122.** (*c*)	**123.** (*d*)	**124.** (*c*)	**125.** (*c*)	**126.** (*b*)	**127.** (*a*)	**128.** (*d*)	**129.** (*b*)	**130.** (*c*)
131. (*a*)	**132.** (*b*)	**133.** (*a*)	**134.** (*b*)	**135.** (*d*)	**136.** (*d*)	**137.** (*d*)	**138.** (*c*)	**139.** (*a*)	**140.** (*d*)
141. (*d*)	**142.** (*b*)	**143.** (*c*)	**144.** (*b*)	**145.** (*b*)	**146.** (*a*)	**147.** (*a*)	**148.** (*d*)	**149.** (*b*)	**150.** (*a*)

व्याख्या

3. $v = \frac{D}{t} = \frac{90}{3} = 30$ m/s

या $v = u + at$ या $30 = u + at$

या $30 = 0 + 3a$

अतः $a = \frac{30}{3} = 10$ m/s²

$\therefore$ $F = ma = 12 \times 10 = 120$ N

4. मान लें कि संवेग M_1 एवं M_2 है

तब, $\frac{M_1}{M_2} = \frac{mv}{m \times 4v} = \frac{1}{4} = 1:4$

5. द्रव्यमान = $\frac{\text{बल}}{\text{त्वरण}}$

या $m = \frac{12}{4} = 3$ kg

या, 4 मी/से² के लिए बल = 12 N

$\therefore$ 1 मी/से² के लिए बल = $\frac{12}{4}$N

$\therefore$ 10 मी/से² त्वरण के लिए बल

$= \frac{12}{4} \times 10 = 30$ N

6. F_1 व F_2 के परिणामी के न्यूनतम तथा अधिकतम मान क्रमशः $|F_1 - F_2|$ तथा $|F_1 + F_2|$ होते हैं।

अतः $12 - 8 = 4$ N

तथा $12 + 8 = 20$ N

12. शक्ति = $\frac{\text{कार्य}}{\text{समय}}$

$\Rightarrow$ $P = \frac{w}{t}$

चूँकि $P \propto \frac{1}{t}$

अतः समय बढ़ाने पर शक्ति घटती है।

13. 1 किलोवाट = 1000 वाट

$= 1000 \times \frac{1}{746} hp$

[$\because$ 1 hp = 764 W]

$= 1.30\ hp$

■■